国外食品药品法律法规编译丛书

FDA
药理毒理学指南

U0746475

组织编写　药渡经纬信息科技（北京）有限公司

中国医药科技出版社

图书在版编目（CIP）数据

FDA药理毒理学指南 / 药渡经纬信息科技（北京）有限公司组织编写. — 北京：中国医药科技出版社, 2018.1

（国外食品药品法律法规编译丛书）

ISBN 978-7-5067-9187-8

Ⅰ. ①F… Ⅱ. ①药… Ⅲ. ①药理学 – 美国 – 指南 ②药物学 – 毒理学 – 美国 – 指南 Ⅳ. ①R96–62 ②R994.39–62

中国版本图书馆CIP数据核字(2017)第060438号

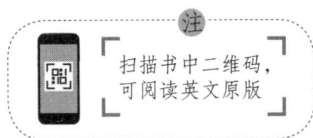

注

扫描书中二维码，可阅读英文原版

美术编辑　陈君杞
版式设计　大隐设计

出版　中国医药科技出版社
地址　北京市海淀区文慧园北路甲 22 号
邮编　100082
电话　发行：010-62227427　邮购：010-62236938
网址　www.cmstp.com
规格　710×1000mm $^1/_{16}$
印张　30
字数　351 千字
版次　2018 年 1 月第 1 版
印次　2018 年 1 月第 1 次印刷
印刷　三河市国英印务有限公司
经销　全国各地新华书店
书号　ISBN 978-7-5067-9187-8
定价　68.00 元

版权所有　盗版必究
举报电话：010-62228771
本社图书如存在印装质量问题请与本社联系调换

国外食品药品法律法规
编译委员会

主 任 委 员 焦　红

副主任委员 徐景和　　吴少祯

委　　　员

王铁汉　柳　军　张　靖　马纯良　李奇剑

王　红　王立丰　王者雄　丁建华　孔繁圃

江德元　于　军　颜江瑛　丁逸方　王小岩

袁　林　段永升　石耀宇

工作委员会

陈　谞　刘　沛　吴利雅　任端平　赵燕宜

陈永法　杨　悦　丁锦希　吕晓华　胡　明

梁　毅　罗文华　郭　薇　康珊珊　樊一桥

濮恒学　蒋　蓉　丁红霞　唐小枚　马爱霞

邵　蓉　唐健元　龚兆龙　傅道田　权鲜枝

本书编委会

主　编　丁红霞　唐小枚

编　委（按姓氏笔画排序）

丁红霞　　刘　恕

苏　晶　　唐小枚

序

　　食品药品安全问题，既是重大的政治问题，也是重大的民生问题；既是重大的经济问题，也是重大的社会问题。十八大以来，我国坚持以人民为中心的发展思想和"创新、协调、绿色、开放、共享"的五大发展理念，全力推进食品药品监管制度的改革与创新，其力度之大、范围之广、影响之深，前所未有。

　　党的十九大再次强调，全面依法治国是国家治理的一场深刻革命，是中国特色社会主义的本质要求和重要保障。法律是治国之重器，良法是善治之前提。全面加强食品药品安全监管工作，必须坚持立法先行，按照科学立法、民主立法的要求，加快构建理念现代、价值和谐、制度完备、机制健全的现代食品药品安全监管制度。当前，《药品管理法》的修订正在有序有力推进。完善我国食品药品安全管理制度，必须坚持问题导向、坚持改革创新、坚持立足国情、坚持国际视野，以更大的勇气和智慧，充分借鉴国际食品药品安全监管法制建设的有益经验。

　　坚持食品药品安全治理理念创新。理念是人们经过长期的理论思考和实践探索所形成的揭示事物运动规律、启示事物发展方向的哲学基础、根本原则、核心价值等的抽象概括。理念所回答的是"为何治理、为谁治理、怎样治理、靠谁治理"等基本命题，具有基础性、根本性、全局性、方向性。理念决定着事物的发展方向、发展道路、发展动力和发展局面。从国际上看，食品药品安全治理理念主要包括人本治理、风险治理、全程治理、社会治理、责任治理、效能治理、能动治理、专业治理、分类治理、平衡治理、持续治理、递进治理、灵活治理、国际治理、依法治理等基本要素。这些要素的独立与包容在一定程度上反映出不同国家、不同时代、不同阶段食品药品安全治理的普遍规律和特殊需求。完善我国食品药品安全管理法制制度，要坚持科学治理理念，体现时代性、把握规律性、富于创造性。

坚持食品药品安全治理体系创新。为保障和促进公众健康，国际社会普遍建立了科学、统一、权威、高效的食品药品安全监管体制。体制决定体系，体系支撑体制。新世纪以来，为全面提升药品安全治理能力，国际社会更加重视食品药品标准、审评、检验、检查、监测、评价等体系建设，着力强化其科学化、标准化、规范化建设。药品安全治理体系的协同推进和持续改进，强化了食品药品安全风险的全面防控和质量的全面提升。

坚持食品药品安全治理法制创新。新时代，法律不仅具有规范和保障的功能，而且还具有引领和助推的作用。随着全球化、信息化和社会化的发展，新原料、新技术、新工艺、新设备等不断涌现，食品药品开发模式、产业形态、产业链条、生命周期、运营方式等发生许多重大变化，与此相适应，一些新的食品药品安全治理制度应运而生，强化了食品药品安全风险全生命周期控制，提升了食品药品安全治理的能力和水平。

坚持食品药品安全治理机制创新。机制是推动事物有效运行的平台载体或者内在动力。通过激励与约束、褒奖和惩戒、动力和压力、自律和他律的利益杠杆，机制使"纸面上的法律"转化为"行动中的法律"，调动起了各利益相关者的积极性、主动性和创造性。机制的设计往往都有着特定的目标导引，在社会转型期具有较大的运行空间。各利益相关者的条件和期待不同，所依赖的具体机制也有所不同。当前，国际社会普遍建立的食品药品分类治理机制、全程追溯机制、绩效评价机制、信用奖惩机制、社会共治机制、责任追究机制等，推动了食品药品安全治理不断向纵深发展。

坚持食品药品安全治理方式创新。治理方式事关治理的质量、效率、形象、能力和水平。全球化、信息化、社会化已从根本上改变经济和安全格局，传统的国际食品药品安全治理方式正在进行重大调整。互联网、大数据、云计算等正在以前所未有的方式改变着传统的生产、生活方式，而更多的改变正在蓄势待发。信息之于现代治理，犹如货币之于经济，犹如血液之于生命。新时期，以互联网、大数据、云计算等代表的信息化手段正在强力推动食品药品安全治理从传统治理向现代治理方式快速转轨，并迸发出无限的生机与活力。

坚持食品药品安全治理战略创新。战略是有关食品药品安全治理的全局性、长期性、前瞻性和方向性的目标和策略。国家治理战略是以国家的力量组织和落实食品药品安全治理的目标、方针、重点、力量、步骤和措施。食品药品安全治理战略主要包括产业提升战略、科技创新战略、行业自律战略、社会共治战略、标准提高战略、方式创新战略、能力提升战略、国际合作战略等。食品药品管理法律制度应当通过一系列制度安排，强化这些治理战略的落地实施。

坚持食品药品安全治理文化创新。文化是治理的"灵魂"。文化具有传承性、渗透性、持久性等。从全球看，治理文化创新属于治理创新体系中是最为艰难、最具创造、最富智慧的创新。

食品药品安全治理文化创新体系庞大，其核心内容为治理使命、治理愿景、治理价值、治理战略等。使命是组织的核心价值、根本宗旨和行动指针，是组织生命意义的根本定位。使命应当具有独特性、专业性和价值性。今天，国际社会普遍将食品药品安全治理的是使命定位于保障和促进公众健康。从保障公众健康到保障和促进公众健康，这是一个重大的历史进步，进一步彰显着食品药品监管部门的积极、开放、负责、自信精神和情怀。

中国的问题，需要世界的眼光。在我国药品安全监管改革创新的重要历史时期，法制司会同中国健康传媒集团组织来自监管机构、高等院校、企业界的专家、学者、研究人员陆续翻译出版主要国家和地区的食品药品法律法规，该丛书具有系统性、专业性和实用性、及时性的特点，在丛书中，读者可从法条看到国际食品药品治理理念、体系、机制、方式、战略、文化等层面的国际经验，期望能为我国食品药品监管改革和立法提供有益的参考和借鉴。

焦 红

2017 年 12 月

编译说明

当今世界，美国医药产业发展优势显著，其研发能力和产品质量控制能力全球领先。美国拥有多家世界一流的制药企业及众多药品专利，美国食品药品管理局（FDA）也是世界公认的食品药品监管权威机构。FDA 在其百余年的监管历程中，积累了大量经验，其所采取的监管模式及颁布的法律法规具有较佳的示范效应。

自 1938 年 FDA 颁布《联邦食品药品和化妆品法》(Federal Food, Drug and Cosmetic Act) 以来，FDA 在食品、药品监管领域逐渐形成了较完善的法律体系。近年来，FDA 陆续出台了一系列药品监管法规、指导意见等，以鼓励医药行业在保障安全性的基础上，健康、快速发展，降低患者的用药风险和成本，提高美国厂商在全球医药制品市场的竞争力，也为相关医药产品在美国进行有效注册指明了方向。

我国医药产业基础薄弱，但发展迅速，目前正处于转型关键期。国家对医药研发的鼓励和支持、人口老龄化现象的加剧、人们对健康的普遍关注等因素为我国医药研发提供了良好机遇。近年来，国内众多有实力的制药企业、高校、科研机构等在药物创新研发中做出了积极努力，取得了丰硕成果。在此背景下，无论是相关企业、研发机构，还是药品监管部门，均有必要了解、学习、借鉴 FDA 关于新药申报注册的相关指导原则，以不断提高我国医药产品的研发水平、产品质量和监管能力，促进我国医药行业的健康、有序、快速发展。

本书在全面汇总、整理 FDA 关于新药申报注册相关药理毒理学方面比较重要的二十五篇指导原则的基础上，对其分别进行了编译。为方便阅读，编译中对指导原则的结构和内容做了如下调整：

第一，FDA 指导原则目的在于为新药申报者提供相关建议，其体现了 FDA 对某一主题的见解，并不具有法律的强制性，除引用了专门法规或法定要求之外，其余仅作建议供行业参考。指导原则中"应该"（should）一词意指"建议"，而非"强制要求"之意。

第二，指导原则的原结构基本予以保留，根据内容分章节略加整理，不影响指导原则内容的完整性和读者的理解。

第三，本书对原指导原则的编号方式进行了调整，原指导原则中的"Ⅰ"对应本书中的"一"；原指导原则中的"A"对应本书中的"（一）"；原指导原则中的"1"对应本书中的"1"；原指导原则中的"a"对应本书中的"（1）"；原指导原则中的"i"对应本书中的"1）"。

据了解，迄今为止，国内尚无对 FDA 关于新药申报注册相关指导原则进行全面翻译的出版物。但是，随着医药行业的不断发展，关注美国医药制品监管法律法规，包括新药申报注册相关规定的专业人士会越来越多，相关翻译出版物也会日益丰富，很可能出现不同出版物术语杂乱、表达各异的现象，影响读者理解。因此，有必要推出规范化的 FDA 关于新药申报注册相关指导原则系列汇编，为医药制品研发、生产部门及审批、监管部门提供规范化的参考资料，深化相关人员对 FDA 法律法规的理解，加速与国际惯例接轨，推动我国医药行业的现代化和国际化进程。

翻译中术语以及专业名词以全国自然科学名词审定委员会公布的名词以及相关法律法规使用的术语为准。药物名称以《中华人民共和国药典》2015 年版《中华人民共和国药典临床用药须知》2010 年版和《中国药品通用名称》现行版为准。本书涉及医药领域相关知识范围较广，受译者团队能力所限，疏漏之处在所难免，敬请广大读者予以指正，以便我们不断改进。

目录

第一章 | 致癌性研究方案提交指导原则[1]

> 本指导原则代表美国食品药品管理局（FDA）对该主题目前的观点。它不会赋予任何人任何权利，也不会约束 FDA 或公众。如果有替代方法能够满足法令法规的要求，您可以采用该替代方法。

一、前言

本指导原则旨在告知申报者，药物审评与研究中心（CDER）在评价动物致癌性研究方案时所依据的信息类型。

二、背景

1997 年的食品及药物管理现代化法案中，重新授予 1992 年的处方药申报者付费法案（PDUFA）权力。PDUFA 重新授权的同时，FDA 制订了特定执行目标（PDUFA 目标），这些项目与临床药物

---

[1] 本指导原则由美国食品药品管理局（FDA）药物审评与研究中心（CDER）审评管理办公室起草。

申请产品的开发和审评相关。[1]PDUFA 的目标总结于 PDUFA 重新授权项目目标与程序文件中，该文件于 1997 年 11 月 12 日由美国卫生及公共服务部（HHS）秘书 Donna E. Shalala 寄给 Senator James M. Jeffords。

该文件明确了涉及特别方案的评估与认可的 PDUFA 目标，根据要求，FDA 将对某些方案和方案有关问题进行 45 天的评估，最终确定申报者提供的信息是否符合科学与法规的要求。动物致癌性研究的方案有资格可进行特别方案评估。[2] 在这些方案进行评估期间，本指导原则旨在告知申报者对于此类评估所需要的信息类型，以促进动物致癌性研究方案的机构审评。

虽然方案提交时不能提供本文件中描述的所有信息，CDER 仍能够对方案进行评估，但不完整的资料将使审评机构在同意方案或建议替代方案设计方面可能极难达到共识。在提供的资料不足的情况下，申报者可能会被告知拟定的方案不能同意。

在设计致癌性研究之前，申报者应研究国际人用药品注册技术要求国际协调会（ICH）指导原则 S1C——药物致癌性研究的剂量选择（1995 年 3 月）及 S1C（R）——药物致癌性研究剂量选择指导原则：关于限制性剂量与相关注意点的增编（1997 年 12 月）。在致癌性研究中，应该按照 ICH 终点指标之一来设定最高剂量。[3] 申报者还应研究 S1B——药物致癌性试验（1998 年 2

---

[1] 临床药物申请定义见联邦食品药品和化妆品法案中 735（1）部分。
[2] 2000 年 2 月，审评机构公布了特别方案评估指导原则草案。一旦最后确定，该指导原则将反映审评机构对提交给 CDER 的具体方案的目前看法。
[3] ICA 终点指标指毒性、剂量－限制性 PD 效应、人体 AUC 的 25 倍暴露量、吸收饱和、最大可能投予剂量（MFD）、限制性剂量。

月），该指导原则提供了物种选择及 2 种物种 /2 年的标准试验的
替代方法。

三、方案提交指导原则

在 CDER，动物致癌性研究方案的审评主要由审评部门负责。审评
部门与 CDER 的致癌性评估委员会（CAC）或 CDER 的执行致癌性
评估委员会（Exec CAC）进行协商。这些委员会提供研究方案的
欠缺性审查意见，CDER 对研究方法（包括研究类型、剂量设定及
其他设计问题）给出意见，委员会提供方案适当性的书面意见。

为促进审评的进行，申报者应至少提前 30 天提交研究方案，并
应以书面形式告知审评机构：致癌性方案即将寄至该机构。应于
预期研究启动前提交致癌性方案及方案的有关问题，以便机构有
充足的时间与申报者进行交流，并于研究开始前解决所有问题。
材料应提交给 CDER 的适当审评部门，并用黑色粗体字标明：用
于特别方案评估，同样也须清楚地标明：致癌性研究方案[1]。

用于特别方案评估的 PDUFA 目标并不适用于正在进行的致癌性
研究的评估申请。CDER 旨在审评正在进行的试研究方案，并提
供及时的审评请求回复。

（一）促进方案审评的重要信息
评估致癌性研究方案的重要信息类型将随拟定的试验方案及测试

---

[1] 2000 年 2 月审评机构发布了特别方案评估指导原则草案。一旦最后确
定，该指导原则将反映审评机构关于提交给 CDER 的特别方案评估信息
的当前看法。

方法而定（参见指导原则最后的表格）。以下讨论的信息并不是对所有研究设计或剂量终点的选择都是必不可少的。但在所有情况下，全面提交下列信息将有助于审评机构对方案的审评。正如 ICH 指导原则 S1C 指出的，申报者应提供剂量选择的根据。

1. 毒理学研究报告中的研究条件应与拟定的致癌性研究的研究条件相同（相同的给药途径、饮食、啮齿动物品系）。可提交未经审核的报告草案（包括汇总表及个体动物数据）。[1] 如果为一个标准的 2 年致癌物生物分析的剂量选择提供依据，通常建议此类研究的周期为 90 天，[2] 因为研究周期缩短，可能适于替代生物分析（见 ICH S1B 和 S1C 中的建议）。

2. 应提供药物在人体及其他种属动物体内的代谢情况，用以评价药物的致癌性。当体内研究的数据无法获得时，可用体外的研究数据（见 ICH S1C 的建议）。[3]

3. 应提供毒代动力学数据，用以评估原药的稳态 AUC（0~24），还应提供剂量范围探寻研究中选定的剂量下人体内的主要代谢物。确定主要代谢物来考察使用 AUC/ 限制性剂量方法的可行性。主要代谢物是指，如果将某代谢物从分析中排除，则物种间的比较比率将发生显著变化。拟定的生物分析研究中，对雄性与雌性

---

[1] 参见药物 I 期临床研究申请（INDs）的内容及格式指导原则，包括研究明确的、治疗用的、生物技术类药品（1995 年 11 月）。

[2] 不考虑剂量设定的方法，在致癌物生物分析中，剂量探索研究对于确保选定的剂量耐受是很重要的。其他信息的存在（例如长期毒性数据），基于长期毒性研究的设计及结果，可能省去剂量探索研究。

[3] 不管采用何种终点来选择剂量，在评估药物的致癌性时，此信息可确保拟选定的试验动物种属可合理地替代人。

动物的数据（点估计及个体动物的数值）应分别进行分析。[1]

4. 人体最大推荐剂量（MRHD）或 MRHD 暴露量没有时采用的其他合适的人体参考剂量所进行的临床试验，应提供原药及主要代谢物的暴露数据 [稳态 AUC（0~24）]。[2] 如果性别之间的药代动力学差异很大，则应将男性与女性的数据分别进行分析，因为根据性别差异可修改研究方案及结论。依据经验，性别差异极少发生。

5. 应提供啮齿类动物在剂量探索试验中的原药及其可行程度下主要代谢物的血浆蛋白结合数据，还应提供在参考剂量下实施的人体临床试验中的原药及其可行程度下主要代谢物的血浆蛋白结合数据。

6. 应总结药物的潜在遗传毒性及其在人体主要代谢物的研究。[3] 原药或其代谢物的遗传毒性阳性结果可排除使用 AUC 比值和限制性剂量的方法 [ICH 指导原则 S1C 及 S1C（R）]，并影响替代分析方法的选择。

---

[1] 此信息通常用于证明根据多种人体全身暴露量、吸收饱和或限制性剂量终点来选定的剂量。不考虑剂量选择终点，此信息用于确定合适剂量的选择，且用于产品标签上。

[2] 在某些情况下，制定致癌性方案的初始阶段 MRHD 还未知，但可用一个替代的参考剂量来测定人体暴露量。例如，一个可行的替代方法可用于测定产生人体毒性的暴露量，则提示研究中不能使用更高剂量。应提交用于比较的人体使用剂量的选择依据。

[3] 根据 ICH 指导原则，此信息通常用于确定人体全身暴露量或限制性剂量终点的合理性。

（二）先前已提交报告的重新提交

如果申报者已经向审评机构提交了对剂量选择终点至关重要的报告，CDER 鼓励申报者重新提交实际报告或至少提交报告总结。根据提交号码及相关数据可以查阅先前提交的报告（而不是重新提交），但提交实际报告或报告总结可加快审评机构对致癌性方案的审评速度。

（三）剂量探索研究中的体重增益递减在测定致癌性研究的最大剂量中的应用

在摄食研究中，当体重增益与食物消耗相当，且此体重效应为剂量选择的唯一依据，申报者应阐明摄食减少并不是适口性问题的结果。这一点至关重要，因为如果药物不适口，选择另外一种给药途径下（如灌胃），可能可以耐受更高剂量，所以说明拟定的给药方式可能并不适用。

（四）剂量探索试验中的剂量选择

根据 ICH 指导原则的建议，选定剂量所产生的效应应明确，且可作为终点。选定的剂量应包括一个不产生明显毒性的剂量。当已知那个剂量低于最大可行剂量时，剂量探索试验中剂量的设定通常不必包括最大可行剂量。当给药方式与其他毒性研究中的方式相同，但明显不耐受或超过其他可接受剂量选择终点，且其他试验中无此类信息，则剂量探索研究中剂量的设定应包括最大可行剂量。

（五）剂量探索及其他毒性研究数据的表示

用于剂量选择的毒性研究结果应以表格的形式提交，且男性与女性的研究数据应分别进行分析。病理组织学研究结果表格应提供研究结果的发生率及严重性信息，这些信息对设定合适的剂量至关重要。临床病理学研究结果表格应提供每个参数的平均值和标准差。研究过程中体重的变化用图形表示。

（六）限制性剂量的应用

当达到一定标准时，ICH 指导原则 S1C（R）支持使用限制性剂量 [1500 mg/（kg·d）]。标准之一为在 1500 mg/（kg·d）的剂量下，啮齿动物的药物及代谢物的暴露量超过在 MRHD 时人体全身暴露量（AUC）的一个数量级。按照本指导原则的目的，CDER 认为如果啮齿动物低于 95% 可信限的 AUC 至少为人体 MRHD 时 AUC 的 10 倍，则已经可以证明药品是安全的。

致癌性生物分析方案评估用的数据类型表格摘要

剂量选择终点	致癌性生物分析方案评估用的数据类型				
	一般毒性信息	遗传毒性	人和动物代谢	动物 AUC[a]（未结合的）	人 AUC[a]（未结合的）
毒性（MTD）	√	A	m	—	—
人体暴露量的倍数（25×）	√	√	√	√	√
药物相关物质的饱和吸收	√	A	m	√	—
MFD	√	A	m	—	—
限制性剂量	√	√	√	√	√
药效学效应	√	A	m	—	—

a：人体内未结合的药物比例比动物体内多，AUC 对未结合药物是至关重要的，但可在其他情况下使用。

√：对替代的或标准的模型剂量选择终点可直到重要的支持作用。

A：对这些剂量选择终点替代模型的选择是重要的。

m：这些终点信息的应用主要用于支持测试模型（种及系）。

—：不适用于此终点。

第二章 | **新药（包括特点明确的，治疗性，生物技术类产品）Ⅰ期临床试验申报资料的内容及格式要求指导原则**

一、前言

随着近期 FDA 成功实现《1992 年处方药申报者付费法案》（PDUFA）审评行动的目标，使自提交上市申请到批准上市的平均时间和中位时间都显著缩短，FDA 已将注意力转向了提高药品开发过程中其他过程的效率，同时不牺牲美国人所期望的药物应具有的长期安全性和有效性的标准。药品临床试验申报（IND）法规中一部分特别值得关注，就是在人体中最开始进行的药物试验的法规（即临床Ⅰ期试验），自 McMahon 委员会成立来，该议题经历两年多积极讨论并受到不同程度关注。

本指导原则阐述在美国将研究药品（包括特点明确、治疗性、生物技术药物）初步用于人体试验时，所需数据和 21CFR 312.22 和 312.23 中所需要报告的数据。当前法规对新药临床试验申请提交的各种数据的数量和程度上要求具有很大的灵活性，这很大程度上取决于研究阶段和拟建的特定人体试验。在某些情况下，这种灵活的程度不受推崇。FDA 认为提供其需要的数据评估拟建的Ⅰ

期临床试验的安全性等方式同时，增加透明度、减少歧义和不一致，以及减少提交的信息量，将有助于加快新药进入临床试验。如果遵守本指导原则，IND 的 Ⅰ 期临床试验的提交资料通常应不超过于 2 至 3 英寸，3 英寸，3 环活页夹（文件夹）装订。

需澄清的重要内容是：①明确意愿去接受毒理学研究汇总总结报告，其根据对已完成的动物研究但未经稽查的毒理学报告草案撰写，旨在初步支持人体试验；②适用于 Ⅰ 期临床试验的具体生产数据。对于本指导原则未覆盖的药品，应查询其他的 FDA 指导文件。另外，可以联系负责产品的中心获得指导。

由于已进行结构确证的治疗性的生物工程类制品和其他生物制品的生产和毒理方面的差异，因此本指导原则仅适用于药物和已进行结构确证的治疗性生物工程类制品。本指导原则未覆盖的产品请与负责相关产品的中心人员联络以获得指导。

本指导原则同时适用于进行 IND 申请的商业及个体研究者。

二、现行的要求和质量管理规范

根据现行法规，以往未在美国批准上市的产品如果希望在美国进行任何使用，首次上市前需向 FDA 提交 IND 申请。目前法规 21CFR 312.22 和 312.23 中包含 IND 申请提交的一般性原则和 IND 申报资料内容和格式的一般要求。

三、当前新药临床申请法规说明

法规要求所提交的 IND 临床 Ⅰ 期试验的申请资料包含以下列举的

几个部分。在适当的情况，在每个部分的标题下方进行了说明。

（一）封面

无说明。

（二）目录

无说明。

（三）介绍说明和总体研究计划

法规反复强调这部分内容应简洁。通常 2~3 页已满足要求。这部分信息是对药物拟开发方案前景进行的预测，以及给予 FDA 预期的申报者需要的帮助。通常申报者进行首次人体试验是试图在早期确定药物药代动力学性质以及可能的早期药效动力学性质。根据这些研究结果制定详细的开发方案。在这种情况下，申报者应在此部分对该方案进行简单说明，不需要制定和撰写详细的开发方案，随着药物进一步的开发，开发方案很可能会有很大程度上的改变。

（四）研究者手册 [21CFR 312.23（a）（5）]

在 ICII 的支持下，已起草完成了关于研究者手册的一般指导原则文件，并且将很快地在联邦文档中（药物临床试验质量管理规范：研究者手册指导原则）公布。申报者应多参考该文件以便获得更多信息。

（五）方案 [21CFR 312.23（a）（6）]

本法规要求提交关于实施的各个临床试验方案的复印件一份。申报者应注意 1987 版中的法规内容发生了更改，具体来说，允许 Ⅰ 期临床试验方案不如 Ⅱ 期或 Ⅲ期临床试验方案那么详细，且

与 Ⅱ 期或 Ⅲ 期临床试验方案相比具有更多的灵活性。这项法规内容更改的原因是因为已经意识到这些研究方案是早期获得经验过程的一部分，其应当能够根据所获得的信息不断地进行修正，该临床开发阶段的主要关注问题是如何安全地开展 Ⅰ 期临床试验。

本法规规定应该提供 Ⅰ 期临床方案中主要内容的临床试验提纲：估计入选受试者数量；阐述安全性排除标准；描述给药方案，包括给药持续时间、给药剂量或用来确定给药剂量的方法。另外，上述方案应详细说明对受试者安全至关重要的研究因素，如：①必要的生命体征和血生化监测；②毒性造成的中止研究或给药剂量调整原则。另外，本法规规定，对关键安全性评价结果没有影响的 Ⅰ 期临床试验设计的修正可以仅仅以 IND 年度报告形式递交给 FDA。

（六）化学、生产和质控信息 [21CFR 312.23（a）（7）]

法规 312.23（a）（7）（i）强调了对生产和质控信息不同程度的性质。虽然在临床试验中的每个阶段均应提交足够的研究信息以保证对研究药物的结构鉴定、质量、纯度和规格进行充分的审评，但作出上述保证而需要递交的资料数量将会因下列因素而发生改变：研究的阶段、建议的研究持续时间、剂型以及其他途径获得的信息量。例如，虽然仅需提交能证明在计划进行的临床试验期间，新原料药和药物制剂的理化参数在可接受范围内的 IND 所有阶段的稳定性数据，但是如果进行超短期试验，那么所提供的稳定性支持数据将非常有限。

已认识到新原料药和剂型制备方法（甚至剂型本身）很可能随研究进展而发生更改，因此，对于在 Ⅰ 期临床的 CMC 初步递交的资料，通常应着重于提供那些可以允许对计划研究的受试者进行安全性评价的信息。根据 CMC 部分，如果确有安全性方面的担忧或数据不足以进行安全性评价时，最好延缓临床试验。

产生担忧的可能原因包括：①由未知或不纯组分制造的产品；②产品化学结构具有已知毒性或极可能具有毒性；③在计划实施的整个试验项目期间，产品不能保持化学稳定性；④产品的杂质特征显示具有潜在的健康危害或未充分确定杂质特征及评估其潜在健康危害；⑤主细胞库或工作细胞库未经过充分鉴定。

另外，临床前试验资料有助于确保人体试验的安全性，因此，申办人应能够建立用于人体试验的制剂与动物毒性研究所用制剂相关性的计划，从而为后续的人体试验提供安全性方面的支持。

以下以数字编排段落中讨论的信息通常应足够用来对 I 期临床试验应用制剂的生产操作规程进行有效的审评。通常还应提交额外信息，以便对制剂大规模生产时的制备工艺进行审评，此部分内容应用于申报 II 期或 III 期临床试验或作为上市申请资料中生产小节的一部分内容。

如果申报者对于潜在大规模 IND 临床试验，或潜在上市申请生产要求，或质量标准等有任何问题，可直接与 CDER 新药化学办公室的相应部门或负责产品的生物制品审评与研究中心（CBER）相应部门进行阐述和讨论。随着药物临床开发的进展，申报者应与 CDER 新药化学办公室的相应部门或负责产品的 CBER 相应部门讨论支持在 II 期和 III 期临床试验安全性所需要的生产数据。

1. 化学和生产介绍

在本小节的开始部分，申报者应说明是否认为：①原料药或制剂的化学性质，或②原料药或制剂的生产过程，显示出潜在的危险信号。如果出现上述信号，那么应对这些潜在的危险信号进行讨论，并阐述为监测此危害所计划采取的措施或对这个（些）信号不予以考虑的原因进行分析。

另外，申报者应介绍临床计划应用的制剂与动物毒理学试验中应用的制剂在化学性质和生产方面的任何差异，此结果为申报者对继续进行计划临床试验而做出的安全性结论提供依据，应讨论这些差异是如何对制剂安全性特征造成影响的。如果两种制剂之间无差异，那么应进行说明。

2. 原料药

应提醒申报者，按照现有法规，可引用现行版 USP-NF 以符合某些要求（适用时）。应以总结报告形式递交原料药相关信息，包括以下条款。

（1）原料药的介绍，包括其理化或生物学特征：应递交简单介绍原料药的资料和用于支持其推荐的化学结构的某些证据。需要清楚的是在早期药物开发阶段，对结构信息的了解程度是有限的。

（2）生产厂商名称与地址：应提交临床试验原料药生产厂商的完整地址（包括街道名称）。

（3）制备原料药的一般方法：应提交生产工艺的简单说明（包括使用试剂、溶剂和催化剂的清单）。通常建议采用常规最有效的方式，即详细的流程图形式呈现相关信息。在评估生物工程类药品或人 / 动物来源提取的药物安全性时，可能会需要提供更多的信息。

（4）原料药的鉴别、规格、质量和纯度可接受的限度和分析方法：简单描述所用试验方法。应该提供基于对临床试验药物简单的数据分析之后得到的预计可接受限度（例如 IR 光谱证明鉴别结果，高效液相色谱法支持纯度水平和杂质特征）。同时建议提交检验报告的复印件。

具体方法取决于原料药的来源和类型（例如动物来源、植物提取物、放射性药物、其他生物技术产品）。在药物开发的初始阶段，通常情况下不需要提交验证数据和已制定的质量标准。然而，对于已经过较好表征的治疗用生物技术产品，在某些情况下需要提交初步质量标准和额外验证数据以确保在 I 期临床试验的安全性。

（5）在毒理学研究和拟定临床试验阶段支持原料药稳定性的信息：应该提交一份关于稳定性研究和用于监测原料药稳定性研究方法的简单介绍。可采用列表的形式提交代表性材料的初步数据。不需要提交详细的稳定性数据和稳定性研究方案。

3. 药物制剂 [21CFR 312.23（a）（7）（iv）（b）]
应当提醒申报者，按照当前法规，引用现行版《美国药典》可以满足某些要求（如适用）。

应该提交药物制剂相关信息的总结报告，包含以下项目。

（1）用于研究性药品生产的所有组分列表，可能包括非活性化合物的合理替代物，既包括这些在制剂中预期出现的组分，也包括这些没有出现在制剂中但是会应用于生产工艺中的组分。

通常应该提交不超过 1 或 2 页书面信息列表。应该引用非活性成分的质量（例如 NF,ACS）。对于新型辅料，可能需要提交额外的生产信息。

（2）适用时，研究性新药物制剂的数量组成，包括研究期间可预测到的任何合理变化：应提交一份对研究性新药物制剂组分的简单总结。大多数状况下，不需要递交组分范围信息。

（3）制剂生产厂商的名称与地址：应提交临床试验药物制剂生产厂商的完整地址（包括街道名称）。

（4）适当时，对产品生产方法和包装步骤进行简要、一般性描述：采用图表介绍方式，提交生产工艺的简要书面介绍，包括对无菌产品的灭菌工艺。建议采用通常最有效的流程图形式对该信息进行呈现。

（5）保证药物制剂鉴别、规格、质量和纯度的可接受限度和分析方法：应提交预计的可接受限度和测试方法简单描述。应根据不同的剂型选择不同的测试方法。例如，对于无菌制剂，应提交无菌和无致热原的检查方法。建议提供临床批次分析合格证书的复印件。在药品开发初期，不需要递交验证数据和已制定的质量标准，但是，对于某些已进行结构确证的治疗性生物技术类产品，应提供适当的生物活性评估结果和初步质量标准。

（6）支持毒理学研究和计划临床试验中原料药稳定性的信息：应提交稳定性研究，用于监测制剂稳定性的（包装在拟定的容器/包装系统中药品）检测方法和贮藏条件的简单描述。可用列表形式提交代表性样品的初步数据，不需要递交详细的稳定性数据或稳定性方案。

4. 对于计划临床试验中使用的所有安慰剂组分、生产和控制的简单一般性描述：[21CFR 312.23（a）（7）（iv）（c）]

应提交图解、列表和简单书面信息。

5. 向每位研究者提供的所有标签和标签说明书的复印件 [21CFR 312.23（a）（7）（iv）（d）]

应递交一份将向计划临床试验研究者提供的模拟或印刷的标签（说明书）样本。按照 21CFR 312.6（a）的要求，研究中的标签内容必须带有"注意"事项声明，该声明内容为："注意：新药 – 按照联邦（或美国）法仅限研究使用"。

6. 分类排除标准的声明或递交环境评估结果 [21CFR 312.23（a）（7）（iv）（e）]

FDA 认为大多数产品均符合分类排除标准的要求。如果申报者认为其研究性产品符合 21CFR 25.24 项下的排除分类标准，那么应递交一份声明，以证明其产品符合排除标准的要求，要求以该依据给予分类排除（向 CDER 提交 IND，请见人用药品申请和补充申请环境评估资料提交行业指导原则，1995 年 11 月）。

（七）药理学和毒理学信息 [21CFR 312.23（a）（8）]

[以下药理学和毒理学指导原则适用于本指导原则覆盖产品 IND 开发的所有阶段]

1. 药理学和药物分布 [21CFR 312.23（a）（8）（i）]

该部分内容应包括（如果已知）：①药物在动物中的药理学作用和作用机制的描述；②药物吸收、分布、代谢和排泄的相关信息。与更详细描述如何提交毒理学数据不同的是本法规未进一步描述如何提交这些数据。通常提供一份总结报告足以符合要求，而不必提供各动物记录或各研究结果。多数情况下，五页或五页以下应足以满足该总结要求。如果并未了解这类信息，则只需简单说明即可。

若上述研究可能对解释安全性问题或辅助毒理学数据评价很重要，那么可能会需要上述信息；但是，潜在有效性信息的缺乏通常不会成为 IND Ⅰ期临床试验推迟的理由。

2. 毒理学：汇总报告 [21CFR 312.23 (a) (8) (ii) (a)]

现有法规要求提供对药物在动物体内和体外的毒理学作用汇总报告。需要的特殊研究取决于药品的性质和人体试验阶段。当种属特异性、免疫原性或其他考虑因素表明药物与许多或所有毒理学模型均无关时，鼓励申报者联系审评机构讨论毒理学试验。

本法规未具体说明 IND 递交资料中所需要的毒理学数据报告性质和开展 IND 需提交的最基本的研究报告性质。本法规未提及关于递交材料是否基于以下几点：①"最终全面的质量保证"的各研究报告；或②早期阶段未经稽查的完整毒理学报告草案。大多数申报者的总结认为：需要提交根据最终全面的质量保证的各研究报告总结资料，从准备撰写未经稽查的已完成研究的毒理学报告草案时间算起，若要完成上述最终全面质量保证的各报告，常常会使 IND 递交资料的时间向后延迟数个月。

另外，虽然本法规未特别要求递交各毒理学研究报告，仅参考对毒理学检查结果进行汇总总结,但是因为 21CFR 312.23(a)(8)(ii)(b) 要求以表格的形式提供完整各研究数据以配合进行详细审评，这促使多数申报者提供各研究的详细报告。

虽然《药物非临床研究质量管理规范》（GLP）和质量保证过程及其原则对维持有效和可信的毒理学研究系统是极为关键的，但是就 FDA 所了解到的，在撰写"最终"全面质量保证的各研究报告（对于确定人体应用是否安全是很重要的）期间，对已完成研究但未经稽查的毒理学报告草稿中的检查结果，进行更改的情况并不常见。

因此，如果 IND 递交时未得到全面质量保证的各研究报告，那么可递交基于已完成动物研究但未稽查的毒理学草稿报告总结的毒理学结果汇总报告。该汇总报告应反映申报者对动物研究的评价结果，申报者以其为依据判定拟开展的人体研究是安全的。预计在最终审评和质量保证稽查期间，对形成上述判定依据但未稽查的报告草稿可能会进行微小的修正。按照要求，应向 FDA 提供完整的毒理学研究报告；在人体研究开始后 120 天内（将动物研究结果作为安全性结论的一部分依据时），按照要求应向 FDA 提交各研究报告，作为最终全面质量保证的文件形式报告。这些最终报告介绍中应包括汇总报告中所有更改。在未发生变化的状况下，应该在最终全面质量保证报告前明确说明。

如果汇总报告是根据未经稽查的报告草稿撰写，那么在人体研究开始后 120 天内，申报者应提交更新的最终全面质量保证研究报告，标明最终完整质量保证的汇总报告与初期汇总报告所递交信息之间的所有差异。如果未发现任何差异，应在汇总报告更新时予以说明。

另外，根据 21CFR 312.32 的要求，在撰写最终的、全面质量保证的各研究报告期间，如果发现了任何会影响受试者安全性的新结果，必须将该结果报告给 FDA。

通常，10~15 页正文和附加的表格（需要时）应足以符合汇总报告的要求。在判定人体试验安全的情况下，汇总报告应表明申报者对已完成动物研究的观点。采用可视化数据显示法（如柱形图、茎叶图、直方图或实验室检测结果随时间的分布图）将便于描述这些试验的检查结果。

总结文件应与 IND 递交资料保持同期准确性，即自申报者作出拟定人体试验是安全的判定结论起，若从已完成动物研究中获知新信息或新的检查结果时，应对 IND 递交的资料进行更新，另外还应将新信息归纳到递交的总结中。

对已完成的动物研究毒理学检查结果进行汇总总结，以支持拟定的人体试验的安全性，其通常应包括以下信息。

（1）简单介绍试验设计和试验进行中出现的任何违背设计的情况。另外，还应包括试验实施日期。研究方案的参考文献和方案修正可满足部分信息的要求。

（2）系统呈现从动物毒理学和毒代动力学研究中得到的发现。如果某些检查结果被有经验专家认为可能是造成人体危害的信号，这些检查结果应被着重标记出来。总结中这部分格式可采用"系统审评"方式：（如 CNS、心血管、肺、胃肠道、肾、肝、生殖泌尿、皮肤、造血和免疫系统）。如果产品对某一特殊身体系统的影响还未进行评估，那么应说明原因。如果认为任何已记录的毒理学"信号"均未显示会对人体造成危害，那么应提供原因。另外，申报者应注明上述结果是否已在研究者手册中进行了讨论。

（3）评价动物安全性数据和得出其安全性支持开始拟定人体试验

结论的工作人员身份和资格。该工作人员应在综述报告上签字，以证明该综述准确反映了已完成研究中得到的动物毒理学数据。

（4）应提供一份声明，说明进行动物研究的地点和供检查的研究记录保存地址，以备将来进行检查。

（5）根据21CFR 312.23（a）（8）（iii）的要求，提供一份宣言，表示各研究者完全遵守《药物非临床研究质量管理规范》（GLP）要求而进行研究；或者研究未完全遵循上述法规状况下，简单说明不执行的原因，并提供申报者对不执行可能对结果所造成影响程度的观点。

注释：（3）（4）和（5）中介绍的信息可能会作为汇总报告中的一部分或作为下述完整数据列表中的一部分

3. 毒理学 – 完整数据列表 [21CFR312.23（a）（8）（ii）（b）]

对于支持拟定的临床试验安全性的各动物毒理学研究，申报者应递交一份完整的数据列表，以便进行详细审评。该列表应包括对这些试验中每只动物的各数据点（包括实验室数据点）的列表清单以及这些数据点的总结表格。为了能够说明这些列表清单内容，还应与列表清单一起提供以下文件：①对研究的简单（通常为数页）介绍（即技术报告或包含方法介绍的摘要）；②一份研究方案和修正方案的复印件。

4. 毒理学 – GLP 资格证 [21CFR 312.23（a）（8）（iii）]

见上文中的第三节（七）–2–（5）内容。

5. 对说明事项影响的监测

在该新程序的前两至三年结束时，FDA 会汇总和检查早期和后期动物研究单个报告存在差异的案例，以确定此类差异是否对进行人体试验安全性造成的实质差异。根据上述结果，再检验以本方法报告 IND 毒理学研究结果的适用性。

（八）研究性药物以往人体使用经验 [21CFR 312.23（a）（9）]

按照现有法规的要求，仅既往在人体中有使用经验的研究药物需提供本信息。如果之前未有人体使用经验，那么应在递交资料中给予说明。

如果之前曾有人体使用经验，那么应在总结报告中对此用药经验给予报告。按惯例不需要递交各研究报告。

（九）21CFR 312.23（a）（10），（11）and（b），（c），（d），and（e）

没有说明。

参考文献

[1] 食品药品管理局,药品审评与研究中心,"IND 过程和审评程序"（MAPP xxxx.x）,政策和程序手册，1995 年 11 月。

[2] 人用药物注册技术要求国际协调会：药物临床试验质量管理规范：研究者手册指南。

第三章 | 新药（包括性质非常明确的，治疗用的，生物技术类产品）Ⅰ期临床试验申报资料的内容及格式要求指导原则[1]提问与回答

> 本指导原则代表美国食品药品管理局（FDA）对该主题目前的观点。它不会赋予任何人任何权利，也不会约束 FDA 或公众。如果有替代方法能够满足法令法规的要求，您可以采用该替代方法。

一、前言

本指导原则旨在阐述在提交非质量保证报告或是根据非质量保证数据撰写的报告以后，申报者应何时提交最终全面的质量保证的毒理学报告和（或）何时更新发生的变更。

在 1995 年 11 月，美国食品药品管理局（FDA）发布了一份题为《新药（包括性质非常明确的，治疗性生物技术类产品）Ⅰ期临床试验申请（INDs）的内容和格式》（Content and Format of

---

[1] 本指导原则由药品审评与研究中心（CDER）以及生物制品审评与研究中心（CBER）、审查管理办公室、药理学和毒理学部起草。

Investigational New Drug Applications（INDs）for Phase 1 Studies of
Drugs, Including Well- Characterized, Therapeutic, Biotechnology-
Derived Products）的官方指导原则。该指导原则规定：

在递交新药临床试验申请时，如果没有获得最终全面的质量保证
的各项研究报告，那么可提交基于已完成的动物研究的但未经稽
查的毒理学草稿报告撰写毒理学总结报告。按照要求，应向 FDA
提供完整毒理学报告；按照要求，在人体试验开始后的 120 天内
应向 FDA 提交各项研究的报告，作为最终全面的质量保证的报告
文件。

如果总结报告是根据未经稽查的报告草稿撰写的，那么在人体试
验开始后的 120 天内，申报者应提交更新的最终全面质量保证的
总结报告。[1]

申报者常对于 120 天开始的时间有些混淆，到底是临床试验开始
后 120 天，还是提交毒理学研究报告后 120 天。

问：若申报者需要在 120 天内更新总结报告，那么 FDA 如何界定
这 120 天的开始时间？

答：FDA 是根据收到含有毒理学信息总结报告接收单的日期（即
收到 IND 申请单的邮戳日期）来计算 120 天的开始时间。如果申
报者此时没有提供更新的最终全面的质量保证研究报告，申报者

---

[1] 见指导原则三 -（七）-（2）部分，毒理学：综合整理。

应按照 FDA 的要求提供最终全面的质量保证研究报告，并对任何研究结果的变更进行更新。总之，新药申请需要提供最终全面的质量保证的研究汇总报告。

FDA 认为申报者在递交毒理学综合报告后的 120 天内有充裕的时间完成一份最终全面的质量保证的研究报告。并且 FDA 认为一般在自最初的 30 天期限（或在已有的 IND 方案提交后）之后临床试验即可开展，实际上，120 天期限的目的是鼓励根据未经稽查的毒理学报告制定的临床试验方案更早的提交来推动临床试验的启动。

第四章 | 医学影像学药物和生物制剂的开发指导原则[1]

本指导原则代表美国食品药品管理局（FDA）对该主题目前的观点。它不会赋予任何人任何权利，也不会约束 FDA 或公众。如果有替代方法能够满足法令法规的要求，您可以采用该替代方法。如果您想要讨论该替代方法，请联系负责执行本指导原则的 FDA 工作人员。如果您不能确认合适的 FDA 工作人员，请拨打原文标题页所列号码。

一、前言

该指导原则是下述三部指导原则其中之一，旨在辅助医学影像制剂和生物制品（医学影像学制剂）的开发者计划和协调临床试

---

[1] 本指导原则由美国食品药品管理局药品审评与研究中心的医学影像学和放射性药物处和治疗学研究和审查办公室联合起草。

验并且准备、提交研究性新药申请（INDs），新药申请（NDAs），生物制品许可申请（BLAs），仿制药申请（ANDAs）和 NDAs 或者 BLAs 的补充文件。这三部指导原则分别是：第一：安全评价实施；第二：临床适应证和第三：临床试验的设计、分析和阐述

医学影像学制剂通常是和其他药物、生物制品一样受相同的法规所约束。但是，因为医学影像学制剂被单独用来诊断和监控疾病和健康状况而不是来治疗疾病，所以医学影像学制剂发展计划可以定制来显示其特殊用处。特别地，这部指导原则讨论了我们医学影像学制剂安全评估实施的建议。

包括本指导原则在内的 FDA 指导原则文件中，并不具有法律强制性。相反，指导原则表述了 FDA 对一个主题当前的看法，应该作为一种建议，除非引用特定的规章或者法定要求。"应该"这个词在 FDA 的指导原则中意味着建议或者推荐做某些事，但不是必须要求。

此文件的最后提供诊断影像医学的常用术语解释。

二、适用范围—医学影像制剂的类型

本指导原则讨论的医学影像制剂为应用于体内，可以通过各种各样不同的形式来进行诊断或监测的制剂，例如 X 光照相术，计算机断层扫描（CT），超声波成像，核磁共振成像（MRI）和放射性核素成像。这部指导原则并不适用于这些药剂的体外诊断或者

治疗用途的开发。[1]

医学影像学制剂可以被分为至少两大类，对比试剂和诊断用放射性药物。

（一）造影剂

在本指导原则中，造影剂是一种通过增加机体临近区域信号强度的相对差异来改善组织、器官和生理过程的可视化医学影像学制剂。对比试剂的种类包括（但不局限于），①用于 X 光照相和计算机断层扫描的含碘化合物；②在核磁共振成像中应用的与不同分子和微粒（例如钆离子，铁离子和锰离子）相结合的顺磁性金属离子（例如超顺磁氧化铁）；③在超声诊断中应用的微气泡、微顶体和相关的微粒。

（二）诊断用放射性药物

本指导原则中所述诊断用放射性药物是指：① 用于临床诊断或监测人类疾病或疾病表现使用的制品，它会显示出不稳定核的自发衰变，同时伴随着核粒子或光子的发射；②任何拟用来制备该制

---

[1] 本指导原则不适用于那些不能给患者诊断、治疗、预防或预后带来益处或不能提供其他临床有用信息的研究药物开发。根据 21CFR361.1. 的 361.1（a）部分包括用于研发的放射性药物，当研究用的放射性药品［定义见 21CFR310.3（n）］在特定条件下用于研究受试者以期获得有放射活性标记的药品代谢或人类生理学、病理生理学或生物化学的基本信息时，通常被认为是安全有效的。然而，如果放射性药品用来进行直接治疗、诊断或类似目的的安全性和有效性的人体试验，或者放射性药品对人体有药理学作用，就必须进行新药临床研究申请。FDA 正在制定一份有关基于 S361.1 确认何时需要进行放射性药品研究的指导原则。认识到了影像学制剂作为治疗药物研究辅助手段的潜在性，本指导原则中的一些原则可能适用于该类研究。鼓励这些影像学制剂研究的申办方与医学影像和放射性药物部门联系以便获得有关影像学制剂开发的相关建议。

品的非放射性试剂盒或核素发生器。[1] 正如 FDA 制定的诊断和监测体内放射性药品法规的前言部分中所述，管理机构解释了该定义，包括了由自发衰变导致的不稳定原子核重建和随后核粒子或光子发射的一类制品（63 FR 28301 at 28303；1998 年 5 月 22 日）

诊断用放射性药物通常是放射性药品或生物制品，通常这类制品包含与配体或载体结合的放射性核素。[2] 这些制品应用于核医学检测过程，包括平面显像、单光子发射计算机断层成像（SPECT）、正电子发射断层成像（PET）或与其他辐射检测探针结合。

用于成像诊断用放射性药物通常有两种不同的成分。

（1）能够在体内被检测到的放射性核素部分（如锝 99m，碘 123，铟 111）。放射性核素通常是物理半衰期相对短的放射性原子，其发射出有足够能量穿透患者组织肿块的放射性衰变光子。然后这些光子能够被用成像装置或其他检测器检测到。

（2）非放射性核素部分常常是一个有机分子，例如碳水化合物，脂类，核酸，肽类，小分子蛋白或抗体。该部分可以种结合放射性核素并将放射性核素运送到机体特定部位。

随着科技的进步，新出现的产品可能不符合这些传统分类（例如光学成像剂、磁共振波谱制剂、联合造影剂和功能成像制剂）。然而，可预见的是本文中讨论的总体原则能够应用于这些新的诊

---

[1] 21CFR315.2 和 601.31.
[2] 在本指导原则中，术语配体和载体是指诊断用放射性药物的整个非放射性核素组分。

断试剂。这些产品的开发者应该与合适的审评部门取得联系以便获得对于产品开发的建议。

三、医学影像学制剂安全性评价的总体考虑

（一）与安全相关的医学影像学制剂特征

以下各章节着重讨论医学影像学制剂的具体特性，并对安全性评估给予更多关注。医学影像学制剂的特性包括它的放射性吸收剂量、质量剂量、给药途径、给药频率、生物分布，以及在血清、全身和重要器官中的生物、物理、有效半衰期。[1]

1. 质量剂量

一些医学影像学制剂可以低质量剂量给药。例如，诊断用放射性药物的单次施用的质量剂量可以很低，因为先进的仪器通常能够检测含量相对较低的放射性核素（例如用于心肌灌注显像的放射性药物）。当医学影像学制剂的给药是量效曲线的最低点时，发生与剂量相关不良事件的可能性就会比较小。

2. 给药途径

一些医学影像学制剂的给药途径能减少系统性不良事件发生的可能性。例如用于胃肠道放射检查的医学影像学造影剂（硫酸钡）可以通过插管经口给药，或直肠给药。在胃肠道正常的患者体内，许多这样的产品不会被吸收，所以发生系统不良事件的可能性就很小。通常非放射性造影剂给药剂量非常大，因此会产生同治疗

---

[1] 还可请见21CFR315.6获得安全性评价相关信息。正如三-（一）-1-（4）节中所述，当一种医学影像学制剂不具备这些特殊特性时，需进行完整的标准安全性评价

药物相同的安全性问题。因此，非放射性药品通常应像治疗药物一样进行临床安全评估。

3. 使用频率

许多医学影像学制剂，包括造影剂和诊断用放射性药物，并不被频繁给药或只作为单剂量给药。因此，与需要患者重复服药的药物相比，这类医学影像学制剂出现与长期服药或者药物蓄积相关的不良事件的可能性较低。因此，对于这样的单次使用药物的非临床开发通常可以省略长期（即 3 个月或更长），重复给药的安全性研究。在临床使用中可能需要对单个患者重复给予医学影像学制剂（例如用于监测疾病进展），进行重复剂量研究（14 至 28 天的持续时间），用以评估其安全性。

4. 给药频率

生物医学影像制剂通常具有免疫原性，间歇或重复给药后产生的抗体会改变这些制剂（包括潜在的免疫相关制剂）的药代动力学、生物分布、安全性和（或）影像学特征。因此在计划进行生物医学影像制剂重复给药的研究中，推荐结合药代动力学数据、人抗鼠抗体（HAMA）、人抗人源化抗体（HAHA），或人抗嵌合抗体（HACA）水平以及全身生物分布影像以评估该影像制剂在重复给药后的生物分布改变情况。通常动物模型的免疫原性研究价值有限，所以我们建议在申请此类生物医学影像制剂许可证之前应获得评估该制剂重复给药结果的人体临床数据。

5. 生物、物理及有效半衰期

诊断用放射性药物常使用具有较短物理半衰期或可被迅速排出体外的放射性核素。诊断用放射性药物的生物、物理和有效半衰期常被纳入放射性计量学评估[1]，同时需要对放射性核素的分布、排泄过程的动态规律以及衰变模式有所了解。我们建议在计划进行诊断用放射性药物的相应安全性和剂量学评估时，将其生物、物理及有效半衰期列入考虑范围。

（二）非临床安全性评估具体实施

我们建议在制定一种制剂的非临床开发策略时应基于以下几点：合理的科学原则、该制剂独特的化学性质（例如其成分、代谢物及杂质的化学性质）和该制剂的预期用途。由于各种制剂的唯一性，我们鼓励申报者在提交 IND 申请前以及药物开发过程中随时向我们进行咨询。推荐的非临床试验的数量和类型部分取决于开发的阶段、对该制剂或其药理学分类的了解、计划用途、适用患者人群等因素。如果确定该制剂不需要进行非临床药理学和毒理学研究，并且提供相应的证明材料，则可以根据 21CFR 312.10 规定免除这些研究。

在下文的讨论中，我们对药物制剂和生物制剂做出了区分。参考了现有的生物制剂的具体指导原则，此处就不赘述了 [三 －
（ 二 ）－2]。

1. 非生物药物非临床安全性评价

（1）提交 IND 申请所需进行的非临床试验的时间安排：建议应合理安排非临床试验的时间，以便于适时地展开临床试验（根据非

---

[1] 生物半衰期是人或动物通过生物清除来去除所给予药物的一半剂量所需的时间。有效半衰期是人或动物放射性核素活性下降至 1/2 时所需（为生物清除和放射衰减的综合结果）的时间。物理半衰期是某一特定放射性物质原子中的一半被分解为另一种核形式所需的时间

临床试验的结果进行适当的安全性监测）以及减少动物和其他资源不必要的使用。[1] 表 4-1 中总结了医学影像学制剂的非临床试验推荐的实施时间。

（2）造影剂：由于造影剂产品的特征（例如，可变的生物半衰期）和使用的方式，我们建议这类制剂的非临床评估经过以下修改会变得更有效：

● 通常可以免做在动物体内长期（即大于 3 个月）、重复给药毒性研究（在体内长期存留的制剂除外，例如大于 90 天）。
● 通常可以免做啮齿类动物长期致癌性研究。[2]
● 根据 312.23（a）（8）（ii）（a）的要求，生殖毒性研究通常仅仅需要评估大鼠和兔子体内胚胎和胎儿毒性以及在其他短期毒性研究中对生殖器官毒性。[3] 如果确定不需要进行该生殖毒性研究，并且提供充分的论证，则可以根据 312.10 的规定批准免除该项研究。

建议展开相关研究产品大剂量及体积（特别是静脉注射给予含碘造影制剂）给药产生的影响，渗透压影响，含钆、锰和铁的复合物（通常为 MRI 造影剂）潜在的转移金属化，组织或细胞蓄积对器官功能（特别是如果药物拟用于对患病器官系统造影时）的潜在影响，超声微泡制剂的化学物理和生理作用（例如融合、聚集、贴壁和空腔效应）。

---

[1] 请参见 M3 支持药物进行临床试验的非临床安全性研究。本文中所引用的该指导原则和所有其他指导原则均可在 FDA 网站上获得：http://www.fda.gov/cder/guidance/index.htm。

[2] 可能建议进行致癌性试验的条件总结在下述这指导原则中：S1A 药物长期啮齿类动物致癌性研究的必要性。

[3] 请参见指导原则 S5A 药物生殖毒性检测和 S5B 药物生殖毒性检测：雄性生育力毒性补充。

表 4-1　提交 IND 申请非生物制剂的非临床试验的时间安排

研究类型	Ⅰ期临床试验前	Ⅱ期临床试验前	Ⅲ期临床试验前	NDA 前
安全药理学研究	药物拟进行检测的主要器官[1]和器官系统			
毒代动力学研究 药代动力学研究	参见 ICH 指导原则			
扩展的单次给药毒性研究	扩展的急性单次给药毒性研究[2]			
短期（2~4 周）重复给药毒性研究		重复给药毒性		
特殊毒性研究	基于给药途径的刺激性、血液的相容性、蛋白质的絮凝反应、给药失误和血管外溢、根据需要来进行			
辐射计量学	如果可行			
遗传毒性研究	体外研究[4]	完成一组标准研究		
免疫毒性研究			根据分子结构、生物分布形式、同类药物相关性的担忧、临床和非临床指征决定是否需要	

（续表）

研究类型	I 期临床试验前	II 期临床试验前	III 期临床试验前	NDA 前
生殖和发育毒性研究			需要或获得豁免④	
药物相互作用				根据需要进行
基于研究结果的其他研究				根据需要进行

①参见 S7A 人用药物安全药理学研究指导原则和 S7B 人用药物延迟心室复极化（Q-T 间期延长）潜在作用的非临床安全药理学评价指导原则（注意 S7B 允许对所有要求的研究进行阶段性评价）。

②参见化学药物急性毒性研究技术指导原则。

③当进行了重复给药的毒性研究但未进行单次给药毒理研究时，最初的人体试验剂量选择将很可能是基于重复给药的毒性研究中所获得的未观察到的不良反应剂量（NOAEL）来确定。这种最初人体试验用剂量更适合于选择质量剂量，且低于基于单次给药急性毒性研究结果的人体剂量选择的结果。

④参见本文件第三-（二）-1-（3）部分放射药物制剂讨论。

（3）诊断用放射性药物制剂（非生物制剂）：由于诊断用放射性制剂的性质和它们的使用方法，建议经过下文的修订后对这类药物的非临床安全性评估将会更有效：

● 通常可以免做动物体内长期、重复给药毒性研究。

● 通常啮齿类动物长期致癌性研究可以免做。

● 当进行充分的科学合理性论证之后，生殖毒性研究可以豁免。[1]

● 非放射性成分应开展遗传毒性研究，因为应该将非放射性成分

---

[1] 请参见 P35 脚注 1。

遗传毒性从放射性核素中单独识别出来。如果能提供充分的科学合理性论证，遗传毒性研究可以豁免。[1]

建议应对诊断用放射性药物进行特殊安全性考虑包括放射性标记部分和非标记部分的质量计量进行的验证，质量，毒性强度和未标记部分与受体之间的作用的评价；与受体或酶结合的分子潜在的药理学和生理学作用的评价，以及最终处方中所有成分的毒性的评估。（例如辅料、还原药、稳定剂、抗氧剂、螯合剂、杂质和残留溶剂）。建议特殊安全性考虑包括粒径分析（含有颗粒的产品）和聚集和沉淀造成的不稳定性评估。 如果确认单个成分存在特殊毒理学担忧或者如果缺少该成分的毒理学数据，我们也建议对该组分进行检测。

2. 生物制品非临床安全性评估

很多生物制品会引起比较明显的非临床问题，如免疫原性和种属特异性。建议参照以下审评机构的文件以获得有关生物医学显像剂临床前评估的指导原则：

● S6 生物技术类药物临床前安全性评估；

● 人用单抗体药物生产和检测考虑要点；

● 应鼓励申报者在需要时向合适的审评部门咨询额外的信息。

---

[1] 请参见指导原则 S2A 药物注册相关遗传毒性试验的特殊内容和 S2B 遗传毒性：一组标准的遗传毒性试验。

四、临床安全性评价

根据 FDA 食品、药品化妆品法案 [21 U.S.C. 355（d）] 505（d）项的要求，FDA 不能批准新药申请除非已经进行了充分试验证明申请药物在申请的说明书规定的、推荐的或建议条件下使用是安全的。[1] 所有药物都有风险，包括药物固有性质、给药过程、患者反应和错误的诊断信息有关的风险。错误的诊断信息包括不准确的结构、功能、生理或者生物化学信息。假阳性或假阴性诊断结果，导致做出不合适诊断和治疗的信息。及时发现如果风险比较小，在所有药物开发过程中也必须依照法案 505 项要求获得药品有效的证据。尽管曾建议对相对安全的药物可以不再要求证明其有效性，该法规的要求仍不能免除。FDA 在决定是否批准新药上市前（例如 NDA 或 BLA），会权衡申报药物获益和风险比。

（一）Ⅰ类和Ⅱ类医学影像学制剂

医学影像学的特殊特征有利于进行更有效的临床安全性研究。本指导原则介绍了两种一般类型的医学影像学制剂：Ⅰ类和Ⅱ类。我们建议对这两类制剂采用不同程度的临床安全性监测和评估。一般来说，对于Ⅰ类制剂的临床安全性评估相对简单。相反，建议对Ⅱ类制剂在其整个开发过程中，临床试验时进行标准的临床安全性评估。这种分类将有助于申报者了解和分辨上述特征，而这些特征也是审评机构在评价医学影像学制剂潜在安全性时最为关注的。

FDA 将根据动物实验的安全范围标准和已完成的Ⅰ期试验结束时初步人体临床的结果来判断哪些医学影像学制剂属于Ⅰ类。

---

[1] 对于生物许可申请的批准而言，基于公共卫生署法案（42U.S.C.262）中 351 一节，所申请药物需证明安全性。

1. Ⅰ类医学影像学制剂

Ⅰ类医学影像学制剂通常有以下三个特征：

●该类医学影像学制剂应满足下述安全范围考虑或临床应用考虑
[分别参见（二）–1和（二）–2项]。

●医学影像学制剂不属于生物制品。[1,2]

●医学影像学制剂并不主要发射 α 或 β 粒子。

值得注意的是根据安全范围标准[见四 –（二）项]，相比于服
药剂量较高的医学影像学制剂，人体给药剂量较低的制剂（例如
诊断用放射性药物）更有可能被归为Ⅰ类。[3] 有一个例外很重要，
有些医学影像学制剂很可能具有免疫原性（例如生物制品），例
如很低的质量剂量下发生药理学反应或者医学影像学制剂造成与
剂量无关的不良反应（例如特异性药物反应）。

建议对医学影像学制剂在所有临床试验阶段实施标准的临床安全
性评估，但是建议在后续的人体试验中应减少对Ⅰ类制剂在人体
安全性监测。

例如，人体安全性监测仅限于记录不良反应和仅监测易发生毒性

---

[1] 生物医学影像学制剂[如放射标记细胞、单克隆抗体类、单克隆抗体
类片段；请参见21CFR600.3（h）来获得生物学制剂的定义]具有导致免
疫性反应的潜在性。由于重复或间断性给药后抗体的产生可改变这些制
剂的安全性、药代动力学和生物学分布，因此我们将生物医学影像学制
剂视为第Ⅱ类药物。

[2] 也可参见生物制剂获得许可的不良反应报告要求的最终规定（59 FR
54042; October 27, 1994）。

[3] 例如，经过批准的 PET 药物符合Ⅰ类药物的标准。

的特殊器官和组织（例如在动物研究中发出毒性的器官，或者医学影像学制剂蓄积的器官，通常有肝脏和肾脏）

如果对医学影像学制剂是否属于 I 类有任何疑问，鼓励与 FDA 相关部分进行讨论。随着产品的开发过程医学影像学制剂应归属于 I 类还是 II 类可能会发生改变。例如，即使一个制剂最初被认为属于 I 类，随后确定安全性方面的担忧，而后将其归为 II 类制剂进行后续相关产品开发。

2. II 类医学影像学制剂

II 类医学影像学制剂通常是不符合 I 类标准的医学影像学药物或生物制品。所有生物制品都被归为 II 类制剂，除非申报者证明其产品不具有免疫原性。

在动物研究或人体试验中给予临床拟用剂量的相似剂量时，医学影像学制剂表现出生物学活性，则应考虑将该类制剂归为 II 类。[1]

对于 II 类医学影像学制剂来说，标准的临床安全性评估应该包括患者症状、体征、临床实验室检查（例如血液化学、血液学、凝血特征、尿液分析等）、其他检查（例如适当的心电图检查）和不良反应等一系列的评估。根据动物试验结果或者医学影像学制剂已知的化学或药理学性质判断可能会产生特定毒性，建议适当时对该制剂进行额外的专门的安全性评估（如免疫学评估，肌酸激酶同工酶）。

---

[1] 第 II 类诊断用放射性药物还可以包括已知具有生物学活性作用的放射性核素和载体。该组包括在高于以往应用的放射剂或质量剂量下应用的放射性核素和载体且曾有记录显示导致了不良反应。

临床监测的时间不能提前决定，应有足够长的时间来确定其可能造成的影响，尽管会晚于药代动力学分析预测结果。如果认为一些标准临床安全性评估是不必要的，应跟审评部门进行讨论。建议申报者在这些研究开始之前，向 FDA 寻求在临床试验中对临床安全性监测方案的意见。

（二）Ⅰ类或Ⅱ类的考虑

1.安全范围的考虑

出于安全范围的考虑，如果非临床试验和初始人体试验与下文所述条件一致，该医学影像学制剂应归为Ⅰ类。

（1）非临床结果：出于安全范围的考虑被归为Ⅰ类的医学影像学制剂，建议在下文所述的非临床试验评估中，应充分记录该制剂的安全范围。[1]

建议在适合的动物种属中进行扩大急性单次给药毒性试验中未观察到不良反应的剂量（NOAEL）[2] 至少要比人体使用的最大剂量高出 100 倍（100×）。并建议这项扩大急性单次给药毒性试验应在医学影像学制剂应用于人体试验之前完成 [参见三 –（二）–1 项]。

---

[1] 另外，影像学制剂应该满足初始人体试验结果中所描述的条件 [请参见四 –（二）–1–（2）]。

[2] 在该指导原则该章节的Ⅰ和Ⅱ类内容中，未观察到不良反应剂量（NOAEL）是在动物试验中未产生不良反应的最大质量剂量（请参见治疗药物在健康志愿者临床试验中安全起始剂量估算统一方法指导原则，A Harmonized Approach to Estimating the Safe Starting Dose for Clinical Trials of Therapeutics in Healthy Volunteers）。

建议在合适的动物种属中进行安全药理学研究中的 NOAEL 至少要比人体试验中拟用的最大剂量高出 100 倍（100×）。并建议这类安全药理学研究应在该医学影像学制剂应用于人体试验之前完成 [参见三 –（二）–1 项]。

我们建议在适合动物种属中展开的短期、重复给药毒性试验的 NOAEL 至少要比人体试验中拟用的最大剂量高 25 倍（25×）。[1] 短期、重复给药毒性试验的目的是评估过量给药方案的影响。这种给药方案能够揭示在少量患者中进行试验未检测到的反应，提示在临床试验中检测的反应，以及揭示可能在敏感人群中发生的反应。该医学影像学制剂的短期、重复给药毒性试验应早于人体试验或者与早期人体试验同时进行，但是我们建议在 II 期临床试验开始之前应完成。

要确定这些安全范围，建议应在合理设计和执行的试验中评估 NOAELs，并对其进行适当的调整。 适当的调整是指比较动物和人的最高质量剂量，应根据一些因素例如体格大小（如比表面积）进行合理的修正；此外，可根据动物和人（如口服药物的吸收差异）药代动力学和毒代动力学可能的差异进行的调整。[2]

推荐应根据三 –（二）–1 项所述， I 类医学影像学制剂也应展开其他非临床毒理学研究，如遗传毒性研究、生殖毒性研究、刺激

---

[1] 短期、重复给药毒性试验可能会发现与医学影像学制剂或其代谢产物蓄积相关的毒性反应。另外，即使不能预期这些蓄积（如具有较短半衰期的非代谢性医学影像学制剂），短期、重复给药毒性试验也可能会发现由重复给予毒性药物而导致的毒性反应，其可能均低于扩大急性单次给药毒性试验的检测阈值。
[2] 例如，如果药物清除基于的是反映血流量的生理功能，则建议应采用体表面积标度。

性研究和药物药物相互作用研究。具体细节及时间顺序参见三 –
（二）–1 项。

①额外考虑：即使某医学影像学制剂 NOAELs 略低于前文所述倍
数，FDA 仍将该制剂归为 I 类。除此之外，FDA 也会考虑其他方面，
如这个 NOAELs 与上文所述的倍数到底有多接近；已知的化学特
征相似且药理学特征相关的医学影像学制剂的安全性信息量；观
察到的动物毒性的性质；在初始人体试验过程中是否发生了不良
反应及其性质等 [参见四 –（二）–1– ②项]。

②非临床试验使用的处方：推荐在非临床试验中用于确定安全范
围所使用的处方应与拟用于临床试验和上市销售的处方完全相同。
应详细说明临床试验和非临床试验使用的处方的任何差异以便确
定对非临床试验是否充分。制剂的改变很容易改变药物药代动力
学、药效动力学或安全性特征，这对"桥接"研究将有所帮助。[1]

建议申报者在研究开始之前与 FDA 讨论他们的方案。因为在某
些情况下，将拟用的临床制剂数倍于上述最大人体给药剂量对动
物给药不可行也不实际（动物的给药体积可能会过多）。在这种
情况下，可以使用备用方案，例如将每天的质量剂量分开（分早、
晚给药）；或者使用浓度更高的处方；或者使用可行的日最大质
量剂量给药。

（2）最初人体试验结果：除了上文所述的非临床试验考虑因素以
外，在判断某医学影像学制剂是否归为 I 类时，FDA 也考虑以下
几个方面：

---

[1] 请参见指导原则 S7A 人体药物的安全药理学研究。

●在医学影像学制剂的初始人体使用期间是否确定了安全问题，该临床试验必须是设计合理的研究，且包含了充分并记录在案的标准临床安全性评价结果。可将在初始人体临床试验中确定的但并不是通过动物研究结果预测的任何不良事件均视为显著问题（无论严重与否）。对于在人体试验中任何事件出现的不良事件，我们都将进行一项风险评估，以确定是否将该制剂重新归为Ⅱ类。风险评价将包括检查不良事件的类型、频率、严重程度以及该药物已知的药理学特性产生的可能原因。例如，某一特定药物类别的安全性特征可能已非常明确，那么一种常见的非严重不良事件（如头痛）的出现将不会引起特别的担忧。然而，如果是在某种药物类别中该药物含有不同粒径的微粒，相同不良事件的发生可能是微循环出现障碍的一种信号。

●建议在Ⅰ期临床试验中进行放射性药物的人体药代动力学研究，以便收集有关放射性药物在人体的分布信息。这些数据将有助于对人体非临床试验动物种属间的暴露量进行充分的比较，并可对动物安全性数据相关性进行更有意义的评价（如毒代动力学）。

2. 临床应用方面考虑

另一种用来划分Ⅰ类制剂的方法是充分记录广泛未产生安全性信号的临床前使用情况。这意味着在充分的安全监测条件下，该制剂临床给药剂量下未产生人体毒性或不良事件（以及活性，如适用），且已进行充分的记录。建议应该对用于不良事件监测的方法进行记录。对于药物临床安全性确立而言，文献资料的参考价值可能有限，因为大多数发表的研究均侧重于有效性，几乎没有涉及安全性评价的描述。

在药物开发的任何阶段都可以根据临床使用的考虑将某抑制剂认
定为 I 类制剂（例如满足了本章所规定的全部条件后）。

（三）所有诊断用放射性制剂放射安全性评估

1. 一般考虑

IND 申办方应提交充分的动物或人体试验数据，以便在该药人体
给药后对全身和主要器官的放射吸收剂量进行合理计算 [21CFR
312.23（a）（10）（ii）]。至少应提供文献确立的标准拟人体模型
的全部器官和组织的放射吸收剂量的估计值 [例如，内照射辐射
吸收剂量（MIRD）核医学科学协会]。对于诊断用放射性制剂而
言，建议提供依据国际放射保护委员会在其 ICRP 第 60 期期刊
中的规定对有效剂量进行计算（该数值对治疗用放射性药物而言
不具意义）。

如果一个诊断用放射性制剂是为儿科用药而开发的，则需要提供
拟用该制剂所有年龄组患者的放射吸收剂量，可依照文献中确立
的标准拟人体模型来提供（如新生儿、1 岁、5 岁、10 岁和 15 岁）。

建议采用标准化方法来计算诊断用放射性制剂的内照射辐射吸收
剂量，如 MIRD 委员会和 ICRP 描述的吸收分数方法。

建议对用于评价放射安全性的方法学进行详细说明，包括所使用
的人体模型参考依据。需要提供绘制时间 – 活性曲线所应用的数
学公式和放射吸收剂量估算值，并同时提供对所有假设的详细描
述；进一步列出并提交样本计算和所有相关假设。应该详述在放
射量计算中应用的躯体、器官或组织模型的参考依据，特别是正
在进行测试的新模型。如果在计算放射剂量时应用软件程序，建

议提供:①代码的全面描述,包括官方名称,版本号和计算机平台;②代码的文献引文;③该代码输出的复印件,最好能显示出用户输入数据及模型的选择的所有信息。

建议确定、评价以及适当的管理在放射性药物给药期间和给药后患者和健康护理工作人员产生的安全性危害。

2. 靶器官和组织放射吸收剂量的计算

对于已经确定的与诊断制剂共同使用(标记用)的放射性核素而言(如 Tc-99m,In-111),建议根据 MIRD 人体模型规定的一般病例来确定下述各项结果。

●放射性出现明显蓄积的组织和器官。

●放射性在这些组织中蓄积的量,以给药活性的百分比来表示。

●在这些组织中观察放射活性蓄积的次数。建议从源区对放射活性蓄积或清除的每个时相进行两次或更多次观察。如果在某一区出现快速蓄积且显示成非指数清除,则 2~3 个时间点可能就足以表现其动力学特征。如果清除呈双时相,则推荐在每个时相期间至少进行 2 个时间点的观察,以充分地表现生物动力学特征。应对放射性活性在这些组织中的蓄积及自这些组织清除的动力学行为进行描述。常显示为蓄积和清除的生物半衰期,尽管也可以应用其他参数来表示。

●这些源组织或器官中放射性药物蓄积活性的时间积分。在该指导原则中,时间积分是指由 MIRD 委员会在各种发表文献中的定义为"蓄积活性"或"滞留时间"。

●时间积分计算方法的描述。计算应主要基于药物在源器官中的蓄积和动力学行为。建议对用于计算时间积分的方法进行详细说明（如数值积分、回归分析或房室模型分析）。还建议，对于指定源区的时间－活性曲线的终端部分如何积分加以描述（如假定最后数据点后仅出现物理衰减，通过 2 个或更多后期数据点来估算生物清除速率，或者持续至无穷大时间的拟合函数）。

描述这些源区的时间积分是如何与剂量转换因子结合来计算所有靶区的放射吸收剂量。如果进行人工计算，则需提供剂量转换因子来源的详细说明，并提供所有计算的复印件。如果采用的是电子数据表格，建议提供电子数据表格的打印件和电子复印件，以验证所应用的公式。如果应用的是计算机程序，则要求提供代码和版本号的完整描述，并提供代码输入和输出的相关记录。

如果是用于诊断制剂标记的是一种新的放射性核素，则可以遵循相同的原则并提供相同的信息。如果想获得这些计算方法的相关指导原则，建议申报者向相应的审评部门进行咨询。

3. 最大辐射吸收剂量

给予人体受试者的放射性物质的量在实际上应该操作可行，并为医师评价提供充分诊断性检查的最小放射性吸收剂量。

建议计算中应该包括产品中可能存在的所有可能的放射核素污染物导致的放射吸收剂量。

当代谢或排泄诊断用放射性药物的重要器官发生病变时，建议进行计算以预测放射量的潜在变化。例如，肾功能不全可导致单肾或双肾出现显著的低清除药物蓄积（因此导致肾脏和邻近器官放射剂量较高），和（或）其放射活性大部分将通过肝胆系统来清除（反之亦然）。

在进行放射量计算时应该考虑不同患者间抗原或受体质量差异可能导致放射量的变化。例如，一个肿瘤可能导致一种肿瘤抗原特异性诊断用放射性药物在一个靶器官的放射吸收剂量大于预期值（为了进行剂量计算，可将未出现转移的原发肿瘤视为其发生器官的一部分，且可将其放射性与该器官的放射性进行相加）。

应提供用于推导每个器官时间放射性曲线和放射吸收剂量的估计值所应用的数学公式，并同时提供所设定假设的完整介绍。建议列出样本计算和所有相关假定。

进行放射吸收剂量的计算时应假定诊断用放射性药物为新鲜标记物（说明放射活性的最大量），具有最长的有效期（允许采用放射活性衰减产物蓄积的上限）。这些计算应：

● 包括研究过程中 X 线照射造成放射吸收剂量（即只在本研究中发生，而其他情况不会产生）。在进行剂量计算时应将随访研究的可能性纳入考虑。

● 给予的放射性药物表示为 mGy/MBq 和 rad/mCi。

● 放射性药物的典型给予量以 mGy 和 rad 来表示。

● 以表格的形式来说明包括靶组织或器官以及在上文四 –（四）–1 项中列出器官的各自放射吸收剂量。

术语解释

有效剂量：体内所有组织和器官内的加权当量剂量的总和，表示为 $E = \sum WT HT,R$，这里的 WT 表示权重。在 1990 年由国际放射保护委员会对有效剂量做如下定义，可使部分身体部位的辐射风险转换为全身性辐射风险的剂量。

质量剂量：给予该受试者的配体或载体的质量或重量（包括放射性核素）。

未观察到不良反应剂量（NOAEL）：在某个动物种属试验中未观察到不良反应的最高放射吸收剂量。

未观察到反应剂量（NOEL）：在某一动物种属中未检测到任何反应的最高放射吸收剂量。

放射吸收剂量：每单位质量的吸收能量。这是放射保护中的基础放射量剂量定量。其单位为 Joule/kg，特定名称为 gray（Gy）。过去常用的定量单位是 rad，这里 1 Gy = 100 rads。

重复给药毒性研究：对在超过 24 小时的给定时间段内重复给予的药物所产生的毒性进行评价的一项研究。重复给药毒性研究评价了扩大给药剂量方案下的药物作用。通常在最后一次给药日后处死所有的动物；然而有些设计也设定一个恢复期来评价这些反应的可逆性。有时研究也会包括一个中期处死，旨在检测少数几次给药后可能出现的反应。

安全药理学研究：评价一种物质对暴露水平相关的生理功能产生

的潜在非预期的药效学反应的一项研究。

特殊毒理学研究：当药物固有性质或其应用方式产生了潜在性担忧时；或当药品或相关产品先前非临床和临床试验结果提示特殊毒理学担忧时而进行的一项研究。例如进行的旨在评价潜在错误给药或外渗反应的一项局部刺激性研究。

标准/扩大的急性毒性研究：用于评价某种药物在单剂量给药后所产生的毒性的一项研究。在不超过24小时的时间段内由于药物的大体积或高浓度而因此可能会对剂量分成几次给药。与标准急性毒性研究相比，一项扩大的急性毒性研究包含了更多的毒性评价项目。

第五章 | 健康成年志愿者首次临床试验药物最大推荐起始剂量的估算指导原则[1]

本指导原则代表美国食品药品管理局（FDA）对该主题目前的观点。它不会赋予任何人任何权利，也不会约束 FDA 或公众。如果有替代方法能够满足法令法规的要求，您可以采用该替代方法。如果您想要讨论该替代方法，请联系 FDA 负责执行本指导原则的工作人员。如果您不能确认合适的 FDA 工作人员，请拨打原文标题页所列号码。

一、前言

本指导原则着重概述了推算新分子实体在人体中开展首次临床试验的最大推荐起始剂量（maximum recommended starting dose, MRSD）的过程和词汇表，推荐选择 MRSD 的标准化过程。旨在

---

[1] 本指导原则由美国食品药品管理局药品审评与研究中心（CDER），新药办公室起草。

确保受试志愿者的安全。

本指导原则的目的是：①制定讨论起始剂量的统一术语；②提供了推算人体等效剂量（human equivalent dose，HED）的通用的换算系数；③描述了无论预期的临床使用如何，健康成年志愿者MRSD选择的策略。以流程图的形式展示根据动物研究数据计算和确定MRSD这一过程（参见附录E）。

包括本指导原则在内的FDA所有指导原则文件均不具有法律强制性。相反，指导原则描述了机构针对一个主题的当前观点看法，可视为一种建议，除非引用特殊的法律法规。应该（Should）一词在FDA指导原则中的意思是建议或推荐，而不是必须要求。

二、背景

本指导原则中确认的程序是关于如何在一种新化学药物或生物制品已完成动物研究并开始临床试验时，确定健康成年志愿者中的MRSD。本指导原则不涉及在生理浓度下使用的内源性激素和蛋白（例如重组凝血因子）或预防性疫苗。本指导原则中描述的过程主要适用于拟全身暴露的药品；不涉及临床试验中剂量递增或最大允许剂量。

本指导原则中描述过程运用的给药剂量，观察到的毒性和运算方法计算MRSD可使用替代方法，主要强调动物的药代动力学和模型而不是给药剂量（Mahmood等人。2003；Reigner和Blesch 2002）。在有限的情况下，动物的药代动力学数据能够有助于确

定临床初始剂量。[1] 然而在大部分新药临床申请中，无法获得充分
动物数据详情来构建科学的有效性药代动力学模型，其模型的主
要目的是准确计算 MRSD。

在临床起始剂量下应当避免毒性反应。但应选择能够快速达到 I
期临床试验的目标（例如对药物耐受性、药效学或药代动力学特
点的评估）的剂量。在确定 MRSD 时，应当考虑所有相关的临床
前数据，包括化合物的药理活性剂量，化合物完整的毒理学特点
以及药物的药代动力学（吸收、分布、代谢和排泄）方面的信息。
通常选择低于 MRSD 的剂量开始临床试验，尤其适用于达到某些
临床试验的目的。

三、运算方法概述

附录 E 中列出了选择 MRSD 时推荐的使用程序，本节对这一程序

---

[1] 如果原型药物在两种或多种动物种属血浆中的浓度是在毒性暴露浓度
范围以内或者很多倍，可以建立能够预测人体给药剂量和浓度的药代动
力学模型并在预先未获得人体数据的情况下推测人体安全血药浓度范
围。虽然以此为目的建立的定量模型相对简单，但是在估算安全起始剂
量时，以下几点提示该方法可能存在许多困难。通常，在新药临床研究
的起始阶段，存在着许多不确定性包括动物的毒性以及人和动物的药代
动力学和代谢的可比性：①药物在人体的生物利用度和代谢与在动物体
内有显著的差别；②毒性的产生机制不明（例如毒物在外周室的蓄积）；
和（或）③毒性可能来自于一个结构未知的代谢产物，而不是原型药物。
因此，根据药代动力学模型（根据血浆中原型药物）估算起始剂量需要
进行多种未经测试的假设。在需要用到极少数基本假设这种特征情况下，
可以采用最有效的模型估算人体起始剂量。例如，静脉给药的大分子蛋
白质（例如人源化的单克隆抗体）从循环系统中清除是通过内吞作用而
不是代谢，对血细胞可产生快速并可检测的影响，分布容积仅限于血浆
容积。在这些情况下，异速生长、药效学模型有助于确定预测与非人灵
长类动物安全血浆药物浓度相关的人体 mg/kg 剂量。即使这些情况表明
不确定因素（例如人与动物的受体敏感性或密度的差异）可以影响人体
药理学和毒理学结果，本指导原则中描述的安全系数依旧是有必要的。

进行介绍。在后面的章节将对主要内容 [即在受试动物种属中确定未观察到不良反应的剂量水平（NOAEL）、NOAEL 换算为人体等效剂量（HED）、最适合动物种属的选择、安全性系数的应用] 做了详细的讨论。此外，对算法需要修改的情况也进行了详细的讨论。这一算法拟用于全身给药的药物。局部应用、鼻腔内、组织内和腔室内给药途径以及植入的出库剂型可能有其他考虑，但可采用类似的原理。

计算 MRSD 的过程应当在分析毒性数据之后开始。虽然只有 NOAEL 直接用于计算 MRSD 的运算过程，但其他数据（暴露量 / 毒性反应关系、药理学数据或相关药物以往的临床用药经验）可影响最适合的动物种属，换算系数和安全性系数的选择。

应当确认每种受试动物的 NOAEL，然后采用相应的换算系数换算为 HED。对于多数全身给药的药物，这一换算应根据体表面积对剂量标准化。虽然在没有其他资料的情况下体表面积换算是估算同等暴露量的标准方法，但某些情况下根据其他参数外推的剂量可能更为恰当。应根据具体情况下已有的数据做出决定。体表面积标准化和动物量外推到人仅需要研究中每个动物种属的 NOAEL 除以相应的体表面积换算系数（BSA–CF）这一步换算。这个换算系数是一个无单位数值，它没有按每个动物种属的 mg/kg 剂量换算成人的 mg/m^2 剂量，而是相当于 mg/m^2 基础上得到动物 NOAEL。得到的数值成为人体等效剂量（HED）。得出最低 HED 的动物被称为最敏感的动物。

当信息提示某种动物对于评价人的风险相关性更大（以及被认为是最适合的动物），无论这种动物是否最敏感，这种动物的 HED 将被用于随后的计算。这种情况更适用于生物药，其中许多药物与人体靶蛋白有很高的选择性，而在毒性试验常用的动物中反应性有限。在这种情况下，应当在设计毒理研究之前展开体外结合和功能研究以选择合适的、相关的动物（详见 ICH 指导原则 S6- 生物技术药品的临床前安全性评价[1]）。但如果在被认为相关性不大的动物种属中观察到严重的毒性反应，那么在确定选择哪种动物种属来计算 HED 时，应当将这些毒性反应考虑在内。例如在一个特殊情况下，即使根据药理学活性数据大鼠被认为是最相关的动物，但仍选择犬作为计算 HED 的动物，因为犬中有无可检测的心脏病变。此外，如果根据某种动物与人体在某一治疗类别上的毒性反应的历史比较，得出的结论是该动物种属中剂量限制性毒性反应对于人体风险评价的价值有限（即剂量限制性毒性具有种属特异性），那么认为这种动物对于某种药物而言是不适合作为毒性反应模型的。在这种情况下，这种动物中获得的数据不应当用于推导 HED。如果没有其他信息指导选择用于评价人体风险的最适合的动物，则制定最敏感的动物为最适合的动物，使用最小 HED 会得到最保守的起始剂量。

应当将一个安全系数用于 HED，以保证人体初始计量不会导致不良反应。人体对药物毒性作用的敏感性可能大于动物模型中所预测的敏感性、不同动物中生物利用度可能有差异、所测试的动物模型不能评价人体所有可能的毒性反应，使用安全系数时应当考虑以上可能性。例如，人的视觉障碍或疼痛（例如严重头疼）可以是显著的剂量限制毒性反应，而在动物研究中可能检测不出来。

---

[1] 我们实时更新指导原则。为保证您获得的为最新版本的指导原则，请访问 CDER 指导原则网站，网址为 http://www.fda.gov/cder/guidance/index.htm。

通常，考虑使用的安全系数应至少为 10。MRSD 由 HED 除以安全系数而得出的。动物研究中观察到安全性问题或试验设计有缺陷时应该增大安全系数，因此进一步降低 MRSD。另外，药理学类别（有广泛深入的人体临床经验和临床前经验且性质非常明确的药物类别）方面的信息可以降低安全性担忧并作为降低默认安全系数的级别和增加 MRSD 的基础。虽然低于 MRSD 的剂量可以作为实际的起始剂量，但本指导原则中描述的程序将推算出推荐的最大起始剂量。这种算法得出 MRSD 以 mg/kg 为单位，这是 I 期试验中常用的给药方法，但如果需要时，本指导原则中提供的方程式和换算系数（表 5-1 第 2 列）能将最终的剂量单位换算为 mg/m^2。

如前所述，就健康成年志愿者中首次临床试验为目的,HED 通常应当根据动物 NOAEL 计算出来。如果 HED 是根据其他效应指数，如药理活性剂量（PAD），那这一例外情况应当在计算起始剂量的描述中明确规定。

本指导原则的其他部分具体描述了推荐的程序的每一步以及每一步的推理。

四、第 1 步，未观察到不良反应剂量的确定

确定 MRSD 的第 1 步是审核和评价现有的动物研究数据，以确定每项研究中的 NOAEL。NOAEL 有几种定义，但选择起始剂量时，使用以下定义：与对照组相比未使不良反应显著增加的最高剂量水平。在这种情况下，确定 NOAEL 时应当考虑有生物学意义的不良反应（即使没有统计学意义）。当 NOAEL 是从适合的动物研究中推导出来时，则它是一个被普遍接受的安全性基准，并可作

为在健康（或无症状）志愿者中确定新药合理、安全的起始剂量
的起始点。

NOAEL 不等同于未观察到反应剂量（NOEL），后者指任何效应，
而不只是不良反应，尽管在有些情况下两者等同。与 NOEL 不同，
NOAEL 是指在动物中观察到的某些反应可能是可以接受的药效
学作用，并不会产生安全性担忧。NOAEL 也不应当与观察到不
良反应的最低水平（LOAEL）或最大耐受剂量（MTD）混淆。后
面两个概念都是基于不良反应的发现，一般不会用作在健康成年
志愿者中确定安全的起始剂量的基准 ["水平"一词指剂量，一般
以 mg/kg 或 mg/（kg·d）为单位]。

首次人体试验的 IND 缺少人体体内数据或对药物代谢动力学的
规范、比较的数据。全身水平或暴露量（即 AUC 或 C_{max}）的测
定不能用于设定人体安全的起始剂量，必须依赖于从充分控制且
严格实施的毒理研究所得到的剂量和观察到的毒性反应数据来设
定人体安全的起始剂量。但在有些情况下，与毒性反应相关的生
物利用度、代谢产物特点和血浆药物浓度等非临床数据可以影响
NOAEL 的选择。例如，药物吸收在不产生毒性反应的剂量就达
到饱和，在这种情况下，应当使用最低饱和剂量而不是最大（无
毒性）剂量来计算 HED。

在非临床毒理研究中基本上有 3 种发现可用于确定 NOAEL：
①明显的毒性反应（例如临床症状、大体病变和显微镜下病变）；
②毒性反应的替代标志物（例如血清肝酶水平）；③过度的药效
作用。虽然不同类型药物的不良反应的性质和程度可以有很大的
差异，并且在许多情况下专家对一种反应的特征是否能判为不良
反应持不同意见，但是，使用 NOAEL 作为健康志愿者中剂量设

定的基准应该受到负责任的研究者的认可。作为一个通用的原则，在以确定 NOAEL 为目的的非临床的毒性研究中发现的毒性反应，如果在健康志愿者进行临床 I 期试验初次给药后出现是不能接受的。

五、第 2 步，人体等效剂量的计算

（一）根据体表面积计算

相关动物中的 NOAEL 被确定以后，应当将 NOAEL 换算成 HED。应确定将动物剂量外推到人体等效剂量最适合的方法。如果将剂量按照体表面积标准化（即 mg/m^2），在动物中全身给药的药物的毒性终点（如 MTD），通常被认为在不同种属之间有很好的换算关系（EPA 1992; Lowe and Davis 1998）。这一假设主要是根据 Freireich 等人（1966）和 Schein 等人（1970）的研究结果作出的。上述研究者报告，对于抗肿瘤药物，如果剂量标准化为相同的给药方案并以 mg/m^2 表示，则致使 10% 啮齿类动物死亡的剂量（LD_{10}）和非啮齿类动物的 MTD 均与人 MTD 有很好的相关性。尽管随后的分析显示当剂量标准化为 W0.75 而不是 W0.67（固有的体表面积标准化系数）时，不同动物之间该类药物 MTD 的换算（Travis and White 1988；Watanabe 等人 1992）是最好的，但体表面积标准化仍然是根据动物剂量估计 HED 的普遍接受的的做法。

一项研究分析了异速生长指数对动物剂量换算为 HED 的影响（附录 A）。根据此分析结果，考虑到校正体表面积可导致更保守的起始剂量估计值从而提高临床安全性这一事实，可以得出如下结论，即：在健康成年志愿者首次临床试验中，应将基于体表面积换算系数（即 W0.75）使 NOAEL 剂量换算为 HED 这一方法始终用于起始剂量的选择。尽管如此，在某些情况下，使用不同的剂量标准化方法可能是恰当的，例如：直接将人体剂量等同于以 mg/kg

表示 NOAEL。当把动物剂量换算成 HED 而不使用体表面积换算
的方法时，应当提供充分的理由证明该方法的合理性和实用性。
下文介绍了证明直接以 mg/kg 剂量换算合理性的依据，以及其他
标准化方法同样适用的实例。

虽然按体表面积标准化是不同动物间外推剂量的一种恰当的方
法，但并不总是使用相同的系数将 mg/kg 剂量换算成 mg/m² 剂量。
假设体表面积标准化是估计 HED 的一种合理的方法，那么对于
每个动物种属而言用于换算剂量的系数应当标准化。由于体表面
积随 W0.67 而变化，因此换算系数取决于所研究的动物的体重。
然而，为说明体重影响实际 BSA-CF 的分析显示，一个标准系数
可以在人和动物很广泛的体重范围内提供一个合理的 HED 估计
值（附录 B）。因此表 5-1 中显示的换算系数和除数被推荐为不
同动物间 NOAEL 剂量换算的标准值 [当没有其他数据（如 AUC）
供比较或者其他数据不适合比较时，这些换算系数也适用比较其
他毒性终点（例如生殖毒性和致癌性）的安全性阈值]。

表 5-1　根据体表面积将动物剂量换算为人体等效剂量

种属	将 mg/kg 表示的动物剂量换算成 mg/m² 剂量乘以 k_m	将 mg/m² 表示的动物剂量换算成 mg/kg 表示的 HED[1]，则	
		动物剂量除以	动物剂量乘以
人	37	----	---
儿童（20 kg）[2]	25	----	---
小鼠	3	12.3	0.08
仓鼠	5	7.4	0.13
大鼠	6	6.2	0.16
白鼬	7	5.3	0.19
豚鼠	8	4.6	0.22
兔	12	3.1	0.32
犬	20	1.8	0.54
猴子[3]	12	3.1	0.32
狨猴	6	6.2	0.16

（续表）

种属	将 mg/kg 表示的动物剂量换算成 mg/m² 剂量乘以 k_m	将 mg/m² 表示的动物剂量换算成 mg/kg 表示的 HED[①]，则	
		动物剂量除以	动物剂量乘以
松鼠猴	7	5.3	0.19
狒狒	20	1.8	0.54
微型猪	27	1.4	0.73
小型猪	35	1.1	0.95

[①]假定人体重为 60 kg。对于未列出的种属重或体重超出标准范围的种属，HED 可以按照以下公式计算：

HED = 动物剂量（mg/kg）×（动物体重 kg/ 人体重 kg）$^{0.33}$。

[②]提供这一 k_m 值仅作为参考，因为健康儿童罕有成为 I 期试验的志愿者。

[③]例如短尾猴、恒河猴和桩尾猴。

（二）使用 mg/kg 换算的依据

表 5-1 中用于把动物 NOAEL 换算成 HED 的系数，是基于假设动物间剂量按体表面积标准化后 1：1 换算而得。但有时候根据体重换算 [即设定 HED（mg/kg）=NOAEL（mg/kg）] 可能更适合。如考虑对某一药物按照 mg/kg 换算，现有数据应当显示不同动物种属间 NOAEL 的 mg/kg 剂量相似。当可以满足以下参数时，使用 mg/kg 外推至 HED 比使用 mg/m² 法更为适宜。值得注意的是对小鼠、大鼠和犬，按照 mg/kg 换算得到的 HED 比默认的 mg/m² 方法得到的值分别高 12、6 和 2 倍。如果不能满足以下条件，应继续用 mg/m² 法计算 HED 的方法，以便得出一个较为安全的 MRSD。

1. 不同受试种属动物间 NOAEL 的 mg/kg 剂量相似（适用于使用与计划的首次临床试验相关的给药方案的研究）。但需要注意的是仅仅由于生物利用度的差异，不同种属间可获得以 mg/kg 为单位的相似的 NOAEL。

2. 如果不同动物的毒理研究中只有 2 个 NOAEL，则必须具备以下条件之一：

● 药物为口服给药并且剂量受局部毒性限制。胃肠道（GI）房室重量按 W0.94 换算（Mordenti 1986）。胃肠容量确定药物在胃肠中的浓度。于是药物的毒性反应按照 mg/kg（W1.0）换算是合理的。

● 药物在人体的毒性（作为一个特例）依赖于某暴露参数，而不同动物之间这一参数与 mg/kg 表示的剂量密切相关。例如，人体反义核苷酸全身给药所产生的补体激活被认为取决于 C_{max}（Geary 等人 1997）。对于某些反义药物，在各种非临床种属之间 C_{max} 与 mg/kg 表示的剂量相关，在这种情况使用 mg/kg 换算是有充足理由的。

● 对于某一药物来说，其他药理学和毒理学终点在不同种属之间也可按药物的 mg/kg 剂量换算。这些终点的例子包括 MTD、最低致死剂量（LLD）和药理活性剂量。

● 血浆药物浓度（C_{max} and AUC）和 mg/kg 表示的剂量之间有极大的相关性。

（三）种属间不按 mg/m^2 换算的其他例外
对于以下类别的药物不建议按照 mg/m^2 换算。

1. 剂量受局部毒性反应限制的其他给药途径的药物（例如局部、鼻内、皮下、肌内给药）。

2. 给药至解剖隔室但随后很少分布至隔室外的药物。例如鞘内、膀胱内、眼内或胸膜内给药。这些药物应当按照隔室体积和药物的浓度进行标准化。

3. 血管内给药的 $M_r > 100\ 000$ 道尔顿的蛋白。这些药物应当按 mg/kg 进行标准化。

六、第 3 步，最适合动物种属的选择

在从与计划人体试验相关的所有毒理研究中的 NOAEL 确定 HED 之后，接下来是选取一个 HED 用于推算 MRSD。这一 HED 应当从最适合的动物种属中选择。在没有种属相关性数据的情况下，一般认为最敏感的动物种属（即 HED 最低的种属）是推算健康成年志愿者试验 MRSD 最适合的动物。

可影响选择最适合的动物种属而不是默认的最敏感动物种属的因素包括：①动物种属间药物吸收、分布、代谢和排泄（ADME）的差别；②特定动物模型可更好地预测人体毒性反应的同类药物研究经验。对于某些生物制品（例如人体蛋白），最适合的动物种属选择需要考虑这些产品独有的各种性质。动物种属是否表达相关受体或表位等因素可以影响动物的选择 [更多详情请参见 ICH 指导原则 S6 生物技术药品的临床安全性评价（S6 Preclinical Safety Evaluation of Biotechnology–Derived Pharmaceuticals ）]。

在确定某一新药人体首次给药的 MRSD 时，并不确定该药物在人体的吸收、分布和清除参数；但根据体外研究可以获得想比较的代谢数据。当动物体内代谢产物特点和 HED 均有很大差异时，这些可比较的体外代谢数据尤其相关。以往同类药物研究经验表明某一特定的动物模型可能更适合评价某一特定类别药物的安全

性。例如在评价磷硫酰反义药物非临床安全性时，猴被认为是最适合的动物种属，因为猴出现与人相同的剂量限制毒性反应（例如补体激活），而啮齿类动物则不出现。对于这类药物，MRSD 通常是根据猴中 NOAEL 的 HED 来确定，而不论这一 HED 是否低于啮齿类动物的 HED，除非在啮齿类动物中观察到新反义药物的独特的剂量限制毒性。

七、 第 4 步，安全系数的应用

一旦确定了最适合动物种属 NOAEL 的 HED，换一个安全系数则会被用来给出一个安全范围，以保护接受临床初始剂量的受试者。安全系数考虑到了毒性研究从动物推测到人体毒性时由于以下因素的存在而导致的可变性：①由于人与动物相比对药理活性的敏感性增强所带来的不确定性；②检测动物中某些毒性反应的难度（如头疼，肌痛、精神障碍）；③受体密度或亲和力的差异；④无法预期的毒性反应；⑤种属间药物的 ADME 差异。这些差异可以通过降低由所选定动物 NOAEL 推算的 HED 来对人体初始剂量而进行调节。

实际上，临床试验的 MRSD 应当通过动物 NOAEL 推算 HED 除以安全系数而确定。通常使用的默认的安全系数是 10。这是公认值，但如下所述，安全系数应该在现有数据的基础上进行评价。

并非所有情况下安全系数是 10 都是合适的。当有理由认为某些担忧增加时，这一安全系数应当加大；而现有数据确保安全性增加而担忧减少时，这一安全系数可减小。这一安全系数可以看作一个浮动标尺，用于平衡有助于消除对健康志愿者损害的数据和那些表明对健康志愿者会有损害的数据。安全系数增减的程度通常是取决于根据所有数据而做出的一个判断。求值程序有必要对实际应用的安全系数不是 10，特别是低于 10 时的情况进行明确说明。

（一）增大安全系数

以下情况提示安全方面的担忧，可能需要增大安全系数。在这些情况下，MRSD 是将 HED 除以一个大于 10 的安全系数计算得出的。如果评价非临床安全性数据发现有以下任何一个担忧，则需要增大安全系数。如果发现多个担忧，安全系数应相应地增大。

● 斜率大的剂量反应曲线。在最适合的动物中或多种动物中显著的毒性反应呈现出斜率大的剂量反应曲线时，提示对人的风险较大。

● 严重毒性反应。性质上严重的毒性反应或对器官系统 [例如中枢神经系统（CNS）] 的损害，提示对人的风险增加。

● 不可检测的毒性反应。不可检测的毒性反应可包括动物中发现的不容易用临床病理标志物检测的组织病理学的改变。

● 无先兆症状的毒性反应。如果动物中显著毒性反应的发生不能可靠地与先兆症状相关联，则在人体试验中可能难以知道何时达到毒性剂量。

● 变化较大的生物利用度。在几种动物种属中生物利用度变化大、生物利用度较差，或者用于推算 HED 的受试动物种属中生物利用度较差，提示有较大可能低估人体毒性反应。

● 不可逆的毒性反应。动物中不可逆毒性反应提示对人体试验受试者有可能造成永久性伤害。

●不明原因死亡率。不能以其他参数预测的死亡增加了担忧的程度。

●产生效应的剂量或血浆药物浓度有很大的差异。如果在不同动物种属间或某种动物的不同个体间，产生毒性反应的剂量或暴露水平有很大差异，那么在人体预测某个毒性剂量的能力降低，可能需要更大的安全系数。

●非线性药代动力学。当血浆药物浓度的升高与剂量不呈相关关系时，则预测人体与剂量相关毒性的能力降低，可能需要更大的安全系数。

●剂量－反应数据不足。研究设计不佳（例如剂量组不够、给药间隔宽）或给药组内不同动物反应有很大的差异，可能致使难以描述剂量－反应曲线特征。

●新的治疗靶点。以往未在临床上评价过的治疗靶点可能会增加依赖非临床数据来支持人体安全起始剂量这种方法的不确定性。

●实用性有限的动物模型。某些类别的治疗性生物制品具有非常有限的动物间交叉反应性，或有明显的免疫原性，或其作用机制在（非人）动物与人之间被认为不一致，在这种情况下，任何动物研究中得到的安全性数据在应用范围和可解释性方面可能都非常有限。

（二）降低安全系数
在某些情况下安全系数小于 10 可能是恰当的。这些情况下的毒理试验在实施和设计方面都应当是最经得起考验的。在大多数情况下，采用该方法的候选药物应当是性质非常明确的一类药物。在这类药物中，药物应当按照相同的途径、方案和给药持续时间；应当有相似的代谢特征和生物利用度；并且应当在包括人在内的所有的试验动物中有类似的毒性反应特征。当药物引起的毒性反应易于监测、可逆、可预测并显示中度至轻度的剂量 – 反应关系，并且毒性反应在所受试动物种属间一致时（在性质上以及对剂量和暴露量进行了适当的换算后），也可以使用较小的安全系数。

如果 NOAEL 所依据的毒理研究的给药持续时间比在健康志愿者中所计划的临床给药时间要长时，使用小于 10 的安全系数是合理的。在这种情况下，较大的安全范围应当运用到 NOAEL 中，因为此时暴露的持续时间大于临床上推荐的时间，这都是假定毒性反应是累积的，而且与突然升高的药物治疗浓度无关（例如低血压），并且也不发生在重复给药研究的早期。

八、第 5 步，药理学活性剂量的考虑

PAD 的选择取决于许多因素，并且因药物的药理学类别以及临床适应证的不同而有显著的差别；因此，PAD 的选择超出了本指导原则的范围。然而，一旦 MRSD 被确定，将 MRSD 与从恰当的药效学模型中推导的 PAD 进行比较是很有价值的。如果 PAD 来自体内研究，HED 可以使用根据 BSA–CF 估算来的 PAD 推导出来。这一 HED 值应当与 MRSD 直接进行比较。如果药理学 HED 低于MRSD，基于实际或科学的原因而降低临床起始剂量是有必要的。此外对于某些类别的药物或生物制品（例如血管扩张剂、抗凝剂、单克隆抗体或生长因子），毒性反应可能是过度的药理学作用引发的。这些情况下，PAD 可能是一个比 NOAEL 更灵敏的提示潜

在毒性的指标，因此可能需要降低 MRSD。

九、总结

本文为确定健康成年志愿者中新药临床试验的最大推荐起始剂量
的提供策略。总之，来自相关动物研究的 NOAEL 在通常情况下
应当用表 5–1 中介绍的标准系数换算为 HED。使用可靠的科学
判断，安全系数应当应用于来自最适合动物的 HED，从而得出
MRSD。这一过程意味着确定推荐起始剂量的上限，通常较低的
起始剂量比较合适。本指导原则中描述的计算过程应当促进申报
者和审评的一致性。

参考文献

[1] Boxenbaum, H and C DiLea, 1995, First–Time–in–Human Dose
Selection: Allometric Thoughts and Perspectives, Journal of Clinical
Pharmacology, 35:957–966.

[2] Burtles, SS, DR Newell, REC Henrar, TA Connors, 1995, Revisions
of General Guidelines for the Preclinical Toxicology of New Cytotoxic
Anticancer Agents in Europe, European Journal of Cancer, 31A:408–
410.

[3] Contrera, JF, AC Jacobs, RP Hullahalli, M Mehta, WJ Schmidt,
and JA DeGeorge, 1995, Systemic Exposure — Based Alternative to
the Maximum Tolerated Dose for Carcinogenicity Studies of Human
Therapeutics, Journal of American College of Toxicology, 14:1–10.

[4] EPA, 1992, A Cross–Species Scaling Factor for Carcinogen Risk Assessment Based on Equivalence of Mg/Kg0.75/Day, Federal Register, 57:24152–24173.

[5] Freireich, EJ, EA Gehan, DP Rall, LH Schmidt, and HE Skipper, 1966, Quantitative Comparison of Toxicity of Anticancer Agents in Mouse, Rat, Hamster, Dog, Monkey, and Man, Cancer Chemotherapy Reports, 50:219–244.

[6] Geary, RS, JM Leeds, SP Henry, DK Monteith, and AA Levin, 1997, Antisense Oligonucleotide Inhibitors for the Treatment of Cancer: 1. QUESTION Pharmacokinetic Properties of Phosphorothioate Oligodeoxynucleotides, Anti–Cancer Drug Design, 12:383–393.

[7] Lowe, MC and RD Davis, 1998, The Current Toxicology Protocol of the National Cancer Institute, in K Hellman and SK Carter (eds.) , Fundamentals of Cancer Chemotherapy, pp. 228–235, New York: McGraw Hill.

[8] Mahmood, I, MD Green, and JE Fisher, 2003, Selection of the First–Time Dose in Humans: Comparison of Different Approaches Based on Interspecies Scaling of Clearance, 43 (7) :692–697.

[9] Mordenti, J, 1986, Man Vs. Beast: Pharmacokinetic Scaling in Mammals, Journal of Pharmaceutical Sciences, 75:1028–1040.

[10] Reigner, BG and KS Blesch, 2002, Estimating the Starting Dose for Entry into Humans: Principles and Practice, European Journal of Clinical Pharmacology, 57:835–845.

[11] Schein, PS, RD Davis, S Carter, J Newman, DR Schein, and DP
Rall, 1970, The Evaluation of Anticancer Drugs in Dogs and Monkeys for
the Prediction of Qualitative Toxicities in Man, Clinical Pharmacology
and Therapeutics, 11:3–40.

[12] Spector, WS (ed.) , 1956, Handbook of Biological Data, pp. 175,
Philadelphia: W.B. Saunders Co.

[13] Stahl, WR, 1967, Scaling of Respiratory Variables in Mammals,
Journal of Applied Physiology, 22:453–460.

[14] Travis, CC and RK White, 1988, Interspecies Scaling of Toxicity
Data, Risk Analysis, 8:119–125.

[15] Watanabe, K, FY Bois, and L Zeise, 1992, Interspecies
Extrapolation: A Reexamination of Acute Toxicity Data, Risk Analysis,
12:301–310.

[16] International Conference on Harmonisation Guidances.

[17] ICH guidance for industry S6 Preclinical Safety Evaluation of
Biotechnology–Derived Pharmaceuticals.

[18] ICH guidance for industry S3A Toxicokinetics: The Assessment of
Systemic Exposure in Toxicity Studies.

[19] ICH guidance for industry M3 Nonclinical Safety Studies for the
Conduct of Human Clinical Trials for Pharmaceuticals .

术语解释

b：异速生长指数。

体表面积换算系数（BSA–CF）：根据不同的体表面积，将某一动物种属剂量（mg/kg）转换为人体中相同程度的反应的剂量（也被称为人体等效剂量）的系数；体表面积 – 换算系数是受试种属的体表面积与人体平均体表面积之比。

人体等效剂量（HED）：能预期在人体试验中得到与动物研究相同程度的反应的剂量。在本指导原则中，正如与申报者讨论的那样，HED 通常指应用于 NOAEL 的人体等效剂量。当参照非 NOAEL 的人体相当的剂量时（例如 PAD），申报者应该明确、醒目的注明此用法。

K：由于动物身体形状不同造成不同种属间表面积 – 体重比差异校正用的一个无量纲系数。

k_m：mg/kg 剂量转换为 mg/m^2 剂量所用的系数。

可观察到不良反应最小剂量（LOAEL）：在某受试动物种属中产生不良反应最小的剂量。

最大推荐起始剂量（MRSD）：在临床试验中推荐使用的最大起始剂量。在健康成人志愿者的临床试验中，MRSD 被预测不会产生不良反应。剂量的单位（例如 mg/kg 或 mg/m^2）随研究领域而异。

最大耐受剂量（MTD）：毒性试验中未产生不可接受毒性的最高

的给药剂量。

未观察到不良反应剂量（NOAEL）：与对照组相比，在某受试动物种属中不会产生明显毒性反应的最高剂量。确定 NOAEL 时应当考虑有生物学意义的不良反应（即使没有统计学意义）。

最大无反应剂量（NOEL）：在受试动物种属中不会产生任何反应的最高剂量。

药理学活性剂量（PAD）：在受试动物种属中能具有预期的药理学活性的最低给药剂量。

安全系数（SF）：将 HED 除以该系数以得到 HED 到 MRSD 之间的安全范围。

W：体重（单位：kg）。

附录 A

异速生长指数对换算 HED 的
影响分析

为确定异速生长指数对动物给药剂量换算为 HED 的影响展开了一项分析。可以根据体重和异速生长指数（b）推导出动物给药剂量转换成 HED 的公式（见附录 C）。

HED = 动物 NOAEL × ($W_{动物}/W_{人}$)(1–b)

按照惯例，以 mg/m^2 标准化的 b 值为 0.67，但是许多试验（包括原始 Freireic 数据）表明当 b = 0.75 时，MTDs 在种属间的换算关系较好。跨部门药代动力学小组建议在致癌性研究中可采用 W0.75 计算种属间外推剂量（EPA 1992）。

然而，没有数据表明 NOAEL 换算成 HED 的最佳方法。在一定动物和人体重范围内，换算系数通过（ $W_{动物}/W_{人}$)$^{0.33}$ 或者 0（ $W_{动物}/W_{人}$)$^{0.25}$ 计算得到，用来评价采用 b = 0.75 代替 b = 0.67 对起始剂量的选择的影响。结果见表 5–2。

对于体格较小的种属，如小鼠、大鼠，当异速生长指数为 0.75 时，对换算系数的影响很大。然而，小鼠一般不用于毒理学研究以支持首次人体临床试验。另外，有证据显示当给药剂量按照 mg/m^2 标准化时，大鼠和人的血药浓度 – 时间曲线下面积相关性较好（Contrera 等人 1995）。

由此得出结论：基于体表面积换算系数（即 $b = 0.67$），将 NOAEL
剂量换算为 HED 这一方法应始终用于健康志愿者首次试验起始
剂量的选择，因为：①按照 mg/m^2 标准化广泛应用于所有毒理学
和药代动力学科研团队，②按照 mg/m^2 标准化提供一个更为保守
的换算方法；③没有数据表明有比换算 NOAELs 更好的方法，以
及；④ CDER 在根据 mg/m^2 设定安全起始剂量方面具有丰富的经
验，而且也很容易计算。

表 5-2　异速生长指数对换算系数的影响[①]

种属	体重范围[②]（kg）	换算系数[③]			0.75 和 0.67 的比值
		标准值	$b = 0.67$	$b = 0.75$	
小鼠	0.018~0.033	0.081	0.075	0.141	1.88
大鼠	0.09~0.40	0.162	0.156	0.245	1.57
兔	1.5~3	0.324	0.33	0.43	1.30
猴	1.5~4	0.324	0.37	0.47	1.27
犬	6.5~13.0	0.541	0.53	0.62	1.17

[①]换算系数 = $(W_{动物} / W_{人})^{(1-b)}$
[②]人的体重范围在 50~80 kg 之间（110~176 lb）。
[③]根据整个动物体重范围和人体重范围计算的平均换算系数。

以下为异速生长指数对 HED 计算影响的分析总结：

当异速生长指数从 0.67 变成 0.75，会对小的啮齿类动物的换算系
数产生巨大的影响。对小鼠的换算系数只差几乎两倍。

根据指数为 0.75 换算的剂量将会导致起始剂量产生更严重、更多
的潜在毒性。

可获得的有限数据提示用于抗肿瘤制剂种属之间外推标准化的
MTDs 的最准确的异速生长指数为 $b = 0.75$，但是没有数据显示在

较宽范围的治疗药物种类中种属之间外推 NOAEL 具有更好的方法。在药物研发团队中,采按 mg/m² 计算是大多数所能接受的方法。

●除非证据是相反的, 应根据 b =0.67 计算 HED (即根据与 mg/m² 的关系得到的标准换算系数)。

●在检测的体重范围内, 体重对 HED 的计算没有显著的影响。

附录 B

体重对推算 HED 的影响分析

mg/kg 剂量精确的换算成 mg/m^2 剂量取决于受试种属的实际体重
（和体表面积）。一个普遍的剂量换算公式为：

$$mg/m^2 = k_m \times mg/kg$$

其中 $k_m = 100/K \times W^{0.33}$，其中每个种属的 K 值是唯一的（Freireich
等人 1966）。

或者 $k_m = 9.09 \times W^{0.35}$ 在此公式中对于每个种属唯一的 K 值是不
需要的（Boxenbaum，DiLea 1995；Burtles 等人 1995；Stahl 1956）。

k_m 对于任何一个种属都不是恒定不变的，但是在同一种属中随动
物体重的增加而增加。

k_m 值的增加是非线性的，但随着 $W^{2/3}$ 的增加成比例性增加。例
如大鼠体重从 100g 到 250g 的 k_m 值从 5.2 变为 7.0。严格来说，k_m
值为 6 仅适用于参考体重为 150g 的大鼠。出于标准化和实践的
目的，对于每个种属推荐使用固定的 k_m 系数。在同一种属中不
同的体重对于采用 k_m 系数将动物给药剂量转换为 HED 的影响
进行的分析。在一定的体重范围内 k_m 系数的计算公式为 $k_m = 100/K \times W^{0.33}$。在表 5-3 中，参考体重的旁边展示了工作体重范围。
使用标准 k_m 值计算的 HED 的范围与根据精确动物体重得到的 k_m

计算的 HED 值相比差异不会超过 ±20%。在毒理学研究中，考虑到剂量分离通常用于推算 NOAEL，此差异相对较小，因为通常是 2 倍。例如，假设大鼠的 NOAEL 为 75mg/kg，大鼠的平均体重是 250g，250g 的大鼠的 k_m 值为 7.0。

人的 HED = 75 × （7/37）=14 mg/kg。

使用大鼠标准 k_m 值 6 计算

人的 HED = 75 × （6/37）=12mg/kg

使用标准 k_m 值 6 计算的 HED 和使用精确的 k_m 值 7 计算的 HED 偏差在 15% 以内。如表 5-3 中所示，计算 k_m 系数的体重包括很宽的范围，其中名义上的整数换算系数将会在计算系数 20% 以内。工作体重范围包括预计用于支持人用起始剂量的主要实验的动物体重。

表 5-3 根据体表面积动物给药剂量换算为人体等效剂量

种属	参考体重（kg）	工作体重范围[①]（kg）	体表面积（m²）	将 mg/kg 剂量转换成 mg/m² 剂量乘以 k_m	按 mg/kg 将动物给药剂量转换成按 mg/kg 人体等效剂量[②]	
					动物给药剂量除以	动物给药剂量乘以
人	60	—	1.62	37	—	—
儿童[③]	20	—	0.80	25	—	—
小鼠	0.020	0.011~0.034	0.007	3	12.3	0.081
仓鼠	0.080	0.047~0.157	0.016	5	7.4	0.135
大鼠	0.150	0.080~0.270	0.025	6	6.2	0.162
白鼬	0.300	0.160~0.540	0.043	7	5.3	0.189
豚鼠	0.400	0.208~0.700	0.05	8	4.6	0.216
兔	1.8	0.9~3.0	0.15	12	3.1	0.324

（续表）

种属	参考体重（kg）	工作体重范围[1]（kg）	体表面积（m²）	将 mg/kg 剂量转换成 mg/m² 剂量乘以 k_m	按 mg/kg 将动物给药剂量转换成按 mg/kg 人体等效剂量[2]	
					动物给药剂量除以	动物给药剂量乘以
犬	10	5~17	0.50	20	1.8	0.541
猴[4]	3	1.4~4.9	0.25	12	3.1	0.324
绒猴	0.350	0.140~0.720	0.06	6	6.2	0.162
松鼠猴	0.600	0.290~0.970	0.09	7	5.3	0.189
狒狒	12	7~23	0.60	20	1.8	0.541
微型猪	20	10~33	0.74	27	1.4	0.730
小型猪	40	25~64	1.14	35	1.1	0.946

[1]对于在特定范围内的动物体重，60kg 的人以标准 k_m 值计算得到的 HED 与基于精确的动物体重的 k_m 值计算的 HED 差异不会超过 ±20%。
[2]假设人体重 60kg。不在列表中或者体重超出标准范围的动物种属来说，人体等效剂量可以通过公式：HED= 以 mg/kg 表示的剂量 ×（以 kg 表示的动物体重 / 以 kg 表示的人体重）$^{0.33}$ 计算。
[3]k_m 值仅供参考，因为健康的儿童很少成为临床 I 期试验的志愿者。
[4]例如食蟹猴、猕猴、恒河猴和桩尾猴。

对于非临床安全性研究使用的典型动物种属，表 5-3 中也列出在特定参考体重的动物体表面积（单位：m²），例如，400g 的豚鼠体表面积大约为 0.05 m²。这些数值来自于公开发表的用不同研究方法测得的体表面积。这种类型的数据的汇编可以在已发表参考文献中找到（Spector 1956）。

对于超出表 5-3 中工作体重范围的动物体重，或者不在表中的动物种属，一个替代方法可用于计算 HED。在这些情况下，可以使用以下公式：

$$HED= 动物给药剂量（mg/kg）\times [动物体重（kg）\div 人体重（kg）]^{0.33}$$

例如，假设研究中使用的兔的体重是 4.0kg，NOAEL 确定为 25 mg/kg。4.0kg 已超出表 5–3 中提示的兔的工作体重范围 0.9~3.0kg。

HED=25 mg/kg×（4.0÷60）$^{0.33}$=25×（0.41）=10mg/kg

或者，如果使用标准换算系数计算 HED：

HED = 25 mg/kg ÷ 3.1 = 8.1 mg/kg

HED 值为 10mg/kg 比采用标准换算系数计算的 8.1mg/kg 高 25%。例如，假设研究中使用的兔的体重是 4.0kg，NOAEL 确定为 25mg/kg。4.0kg 已超出表 5–3 中提示的兔的工作体重范围 0.9~3.0kg。

当将 HED 的 mg/m^2 剂量反推回 mg/kg 剂量时，也要考虑人体大小的范围。为了检验动物和人两者的体重对换算系数的影响，可采用异速生长原则。种间生物学参数通常与功效函数相联系，Y =aW^b 其中，W 为体重，b（异速生长指数）为对数做图的斜率，logy = b×logW+C。采用代方法（附件 C），可根据一个特定异速生长指数的人和动物的体重推导出动物给药剂量换算为 HED 的公式。对于将以 mg/kg 表示的动物的 NOAEL 转化成以 mg/kg 表示的 HED，其公式为：

HED = 动物 NOAEL×（W$_{动物}$/W$_{人}$）$^{(1-b)}$

由于认为体表面积可以根据异速增长指数(b)等于 0.67 进行换算，可以考察动物和人体重如何影响换算系数（W$_{动物}$/W$_{人}$）$^{0.33}$。

换算系数根据一定范围内的动物体重和 50~80 kg 范围内的人体体重计算得出。表 5-4 中列出计算结果。第二列是结合了 50~80 kg 范围内的人体体重，用于计算换算系数的动物体重范围。第三列和第四列表示所选列换算系数的极值。第五列表示推荐的标准换算系数。第六列表示换算系数的极值与标准换算系数的差异百分比。最后，第七列表示使 60kg 人的转换系数在标准系数的 20% 以内的动物体重范围。表 5-5 以表格的形式说明在整个大鼠体重范围内 ±10% 和 ±20% 的间隔。

表 5-4 体重对人体等效剂量换算的影响[1]

A	B	C	D	E	F	G
		换算系数[3]			% 偏差极值[5]	±20% 范围[6]
种属	动物体重范围[2]（kg）	sm 动物 lg 人	lg 动物 sm 人	标准[4]	来自标准	60 kg 人（kg）
小鼠	0.018~0.033	0.060	0.089	0.081	−22%	0.015~0.051
大鼠	0.090~0.400	0.106	0.213	0.162	−35%	0.123~0.420
兔	1.5~3.0	0.269	0.395	0.324	+22%	1.0~3.4
猴	1.5~4.0	0.319	0.435	0.324	+34%	1.0~3.4
犬	6.5~13.0	0.437	0.641	0.541	−19%	4.7~16.2

[1] 换算系数 =（$W_{动物}/W_{人}$）$^{0.33}$
[2] 人体重范围为 50~80 kg（110~176 lb）
[3] 以 mg/kg 表示的 HED 等于以 mg/kg 表示的动物给药剂量乘以该值。
[4] 见表 5-1。
[5] 第三列或第四列所列的极值。
[6] 当设定人体重为 60kg，的使计算的转换系数在标准系数的 20%（第五列）以内的动物体重范围。

表 5-5 使体表面积给药剂量换算系数在标准系数 (0.16) 的
10% 和 20% 以内的人和大鼠体重

体重对 BSA-CF 的影响							
HED = 动物 NOAEL·(W~动物~/W~人~) exp (1-b), b = 0.67 (按照 mg/m² 换算)							
标准换算为 mg/kg = 0.162			± 10%	0.146~0.178			
			± 20%	0.130~0.194			
大鼠体重 (kg)	人体重 (kg)						
	50	55	60	65	70	75	80
0.090	0.124	0.120	0.117	0.114	0.111	0.109	0.106
0.100	0.129	0.125	0.121	0.118	0.115	0.113	0.110
0.110	0.133	0.129	0.125	0.122	0.119	0.116	0.114
0.120	0.137	0.132	0.129	0.125	0.122	0.119	0.117
0.130	0.140	0.136	0.132	0.129	0.126	0.123	0.120
0.140	0.144	0.139	0.135	0.132	0.129	0.126	0.123
0.150	0.147	0.142	0.138	0.135	0.132	0.129	0.126
0.160	0.150	0.146	0.141	0.138	0.134	0.131	0.129
0.170	0.153	0.149	0.144	0.141	0.137	0.134	0.131
0.180	0.156	0.151	0.147	0.143	0.140	0.137	0.134
0.190	0.159	0.154	0.150	0.146	0.142	0.139	0.136
0.200	0.162	0.157	0.152	0.148	0.145	0.141	0.138
0.210	0.164	0.159	0.155	0.151	0.147	0.144	0.141
0.220	0.167	0.162	0.157	0.153	0.149	0.146	0.143
0.230	0.169	0.164	0.159	0.155	0.152	0.148	0.145
0.240	0.172	0.166	0.162	0.157	0.154	0.150	0.147
0.250	0.174	0.169	0.164	0.160	0.156	0.152	0.149
0.260	0.176	0.171	0.166	0.162	0.158	0.154	0.151
0.270	0.179	0.173	0.168	0.164	0.160	0.156	0.153
0.280	0.181	0.175	0.170	0.166	0.162	0.158	0.155
0.290	0.183	0.177	0.172	0.168	0.164	0.160	0.157
0.300	0.185	0.179	0.174	0.179	0.165	0.162	0.158
0.310	0.187	0.181	0.176	0.171	0.167	0.163	0.160
0.320	0.189	0.183	0.178	0.173	0.169	0.165	0.162
0.330	0.191	0.185	0.180	0.175	0.171	0.167	0.163
0.340	0.193	0.187	0.181	0.177	0.172	0.169	0.165
0.350	0.194	0.188	0.183	0.178	0.174	0.170	0.167
0.360	0.196	0.190	0.185	0.180	0.176	0.172	0.168
0.370	0.198	0.192	0.187	0.182	0.177	0.173	0.170
0.380	0.200	0.194	0.188	0.183	0.179	0.175	0.171

（续表）

体重对 BSA–CF 的影响						
HED = 动物 NOAEL·（ W$_{动物}$/W$_人$ ） exp （ 1–b ）, b = 0.67（ 按照 mg/m^2 换算 ）						

标准换算为 mg/kg = 0.162	± 10%	0.146~0.178	
	± 20%	0.130~0.194	

大鼠体重（ kg ）	人体重（ kg ）						
	50	55	60	65	70	75	80
0.390	0.202	0.195	0.190	0.185	0.180	0.176	0.173
0.400	0.203	0.197	0.191	0.186	0.182	0.178	0.174
0.410	0.205	0.199	0.193	0.188	0.183	0.179	0.175
0.420	0.207	0.200	0.194	0.189	0.185	0.181	0.177
0.430	0.208	0.202	0.196	0.191	0.186	0.182	0.178
0.440	0.210	0.203	0.197	0.192	0.188	0.183	0.180
0.450	0.211	0.205	0.199	0.194	0.189	0.185	0.181
0.460	0.213	0.206	0.200	0.195	0.190	0.186	0.182

以下为分析的结论：

标准换算系数 ±20% 的区间内包括了一个较宽范围的动物和人的体重。

考虑到人体重的差异较大，通常没有必要担心同一动物种属内体重的偏差对 HED 计算的影响。

如果在毒理学研究中遇到动物体重极值情况，您可以使用（ W$_{动物}$/W$_人$ ）$^{0.33}$ 计算准确的换算系数。

附录 C

种间换算系数
$(W_a/W_h)^{(1-b)}$ 的推导

功效函数（mg）= aW^b

$$\log(mg) = \log(a) + b\log(W) = bC\log(W) + c$$

根据人和动物的体重，以 mg/kg 表示的动物给药剂量，求算以 mg/kg 表示的 HED：

使 H = 人给药剂量 mg/kg

A = 动物给药剂量 mg/kg

W_h = 人体重

W_a = 动物体重

对于动物　$\log(mg) = \log(a) + b \cdot \log(W_a) = b \cdot \log(W_a) + c$

替换成 mg　$\log(A \cdot W_a) = b \cdot \log(W_a) + c$

求 c　$c = \log(A \cdot W_a) - b \cdot \log(W_a)$

$\qquad = \log(A) + \log(W_a) - b \cdot \log(W_a)$

$\qquad = \log(A) + (1-b)\log(W_a)$

同样对于人 $c = \log(H) + (1-b)\log(W_h)$

等于两个公式　$\log(A) + (1-b)\log(W_a) = \log(H) + (1-b)\log(W_h)$

求 $\log(H)$　$\log(H) = \log(A) + (1-b)\log(W_a) - (1-b)\log(W_h)$

$\qquad = \log(A) + (1-b)[\log(W_a) - \log(W_h)]$

$\qquad = \log(A) + \log[(W_a/W_h)^{(1-b)}]$

$$\log(H) = \log[A \cdot (W_a/W_h)^{(1-b)}]$$

求 H $\qquad$ H = A $\left(W_a / W_h \right)^{(1-b)}$

例如，采用 mg/m^2 标准化（b = 0.67），根据以 mg/kg 表示的大鼠 LD_{10} 预测以 mg/kg 表示的人体 MTD= $LD_{10} \cdot \left(Wa/W_h \right)^{0.33}$

同样，根据体表面积换算得到的动物 NOAEL 计算以 mg/kg 表示的 HED：HED = NOAEL $\cdot \left(W_a/W_h \right)^{0.33}$。

附录 D

动物给药剂量换算为人体等效剂量的计算实例

本附件提供了根据标准化系数推算 HED 的具体计算方法实例。

表 5–1 和表 5–3 提供了 mg/kg 表示的动物或人给药剂量换算成以 mg/m^2 表示的给药剂量的标准化换算系数。如果动物和人体给药剂量均以 mg/m^2 表示，表 5–1 和表 5–3 也列出以 mg/kg 表示的动物给药剂量换算为以 mg/kg 表示的等同于动物给药剂量的人体给药剂量的换算系数。以 mg/kg 表示的人体给药剂量指 HED。

案例 1：转换为 mg/m^2 表示的 HED

动物或人体给药剂量从 mg/kg 换算为 mg/m^2，将 mg/kg 表示的给药剂量乘以换算系数，表示为 k_m（质量常数）。k_m 系数的单位为 mg/m^2；它等于以 kg 表示的体重除以体表面积 m^2。

公式： $mg/kg \times k_m = mg/m^2$

犬以 30 mg/kg 给药转换剂量为： $30 \times 20 = 600 \ mg/m^2$

人以 2.5 mg/kg 给药转换剂量为： $2.5 \times 37 = 92.5 \ mg/m^2$

案例 2：分两步转换为 mg/m^2 表示的 HED

动物的特定给药剂量转换为 HED，如案例 1 中描述的，您可以用 mg/kg 表示的给药剂量乘以该种属的 k_m 系数来计算以 mg/m^2 表示的动物给药剂量。以 mg/m^2 表示的给药剂量除以人体 k_m 系数，就可以反推出以 mg/kg 表示的人体给药剂量。

公式：（动物 mg/kg 剂量 × 动物 k_m）÷ 人 k_m= 人 mg/kg 剂量

犬给药剂量为 15 mg/kg 时计算出的 HED：

（15 × 20）÷ 37=300mg/m^2 ÷ 37 = 8mg/kg

案例 3：一步转换为 mg/kg 表示的 HED：

案例 2 中的计算可以通过将两步结合的方式进行简化。HED 可以通过动物给药剂量直接除以人 / 动物 k_m 系数比（表 5–1 第 3 列）或乘以动物 / 人 k_m 系数（表 5–1 第 4 列）的计算而得。

除法

NOAEL	计算	HED
	mg/kg ÷ [k_m 人 /k_m 动物]	
犬给药剂量 15 mg/kg	15 mg/kg ÷ 1.8 =	8 mg/kg
大鼠给药剂量 50 mg/kg	50 mg/kg ÷ 6.2 =	8 mg/kg
猴给药剂量 50 mg/kg	50 mg/kg ÷ 3.1 =	16 mg/kg

乘法

NOAEL	calculation	HED
	mg/kg × [kmanimal/ kmhuman]	
犬给药剂量 15 mg/kg	15 mg/kg × 0.541 =	8 mg/kg
大鼠给药剂量 50 mg/kg	50 mg/kg × 0.162 =	8 mg/kg
猴给药剂量 50 mg/kg	50 mg/kg × 0.324 =	16 mg/kg

附录 E

健康成人全身给予药物最大推荐起始剂量的选择

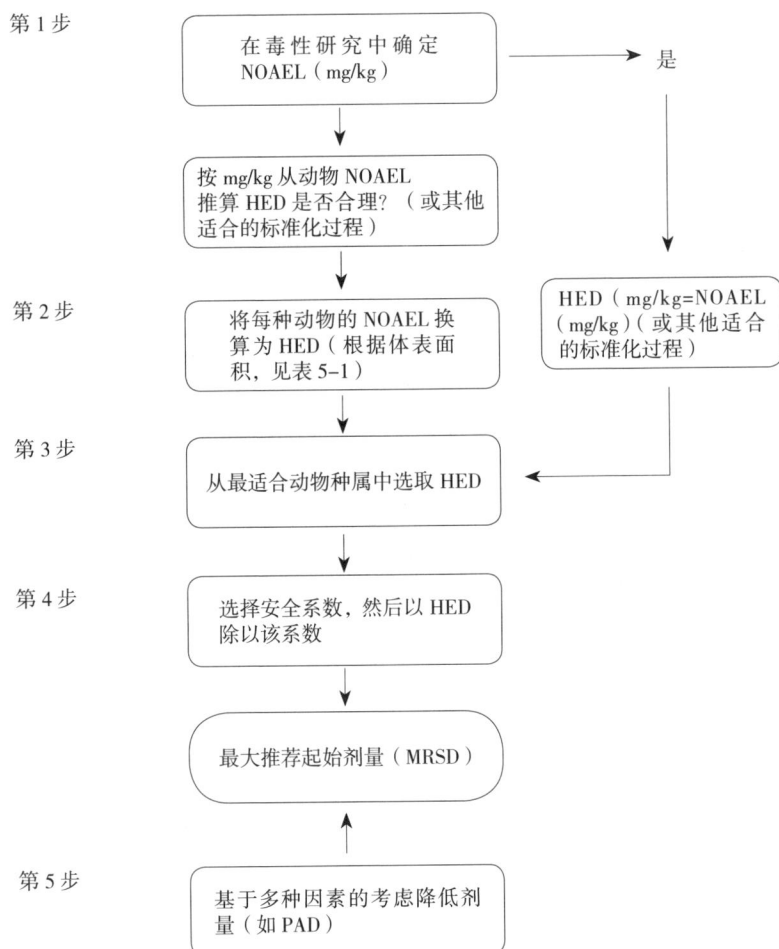

第 1 步

在毒性研究中确定 NOAEL（mg/kg）

→ 是

按 mg/kg 从动物 NOAEL 推算 HED 是否合理？（或其他适合的标准化过程）

第 2 步

将每种动物的 NOAEL 换算为 HED（根据体表面积，见表 5-1）

HED（mg/kg=NOAEL（mg/kg）（或其他适合的标准化过程）

第 3 步

从最适合动物种属中选取 HED ←

第 4 步

选择安全系数，然后以 HED 除以该系数

最大推荐起始剂量（MRSD）

第 5 步

基于多种因素的考虑降低剂量（如 PAD）

第六章｜探索性 IND 试验
指导原则[1]

本指导原则代表美国食品药品管理局（FDA）对该主题目前的观点。它不会赋予任何人任何权利，也不会约束 FDA 或公众。如果有替代方法能够满足法令法规的要求，您可以采用该替代方法。如果您想要讨论该替代方法，请联系 FDA 负责执行本指导原则的工作人员。如果您不能确认合适的 FDA 工作人员，请拨打原文标题页所列号码。

一、前言

本指导原则旨在阐明：根据研究用新药（IND）申请（21CFR 312），当计划新药进行人体探索性试验时（包括密切相关的药物或治疗用生物制品的研究），所需要的临床前及临床方法，以及

---

[1] 本指导原则由药品审评与研究中心新药办公室制定。本指导原则涵盖了管理和预算办公室根据 1995 年削减文书工作法案（44 U.S.C. 3501-3520）审评的信息收集条款。根据 OMB 控制号．0910-0014，本指导原则中收集的信息已获得批准。

药学信息等。现行条例对需要与 IND 申请一起提交的数据要求有很大的灵活性，应根据拟定的研究内容、拟定的具体人体试验方案及预期的风险而定。FDA 认为，申办人没有充分利用此灵活性，在 IND 中经常提供比法规所要求的更多的支持信息。本指导原则旨在阐明，当计划在人体中进行有限的早期探索性 IND 试验时，需要考虑的生产控制、临床前试验及临床方法。

本指导原则中，探索性 IND 试验指以下描述的临床试验：

● 在 I 期早期进行的临床试验；

● 涉及非常有限的人体暴露，且无治疗或诊断目的（如筛选研究、小剂量研究）。

通常启动一个临床药物的开发项目，首先进行传统的剂量递增、安全性及耐受性研究；而探索性 IND 试验是在上述研究之前进行的。在探索性 IND 试验中，给药时间应有限（如 7 天）。本指导原则适用于新药及生物制品 I 期早期的临床试验，用以评估药物或生物制品进一步开发的可行性。[1]

包括本指导原则在内的 FDA 所有指导原则文件均不具有法律强制性。相反，指导原则描述了监管机构对某一问题的当前观点，应当仅视其为建议，除非引用了具体的法令法规要求。应当（Should）一词在 FDA 指导原则中的意思是建议或推荐，而不是必须。

---

[1] 需要特别指出的是，本指导原则只适用于由 CDER 管理的药物和特点明确的某些生物制品（如重组药用蛋白和单克隆抗体）。本指导原则并不适用于人类细胞或组织产品、血液及血液蛋白制品、疫苗或按仪器管理的产品。

二、背景

在 2004 年 3 月的关键路径报告中[1]，FDA 说明，为减少开发不可能成功候选产品的时间及资源消耗[2]，应使用新型工具在早期辨别出此类无开发前景的化合物。本指导原则描述一些 I 期早期探索性的方法，这些方法与管理要求一致，同时维持了受试者保护，并且这些方法所需的资源较少，使申报者更有效率地开发有前景化合物。

（一）传统的 I 期方法

通常在药物开发过程中，为发现最有进一步开发前景的候选化合物，需要合成大量的分子。通常这些分子结构具有相关性，但很多重要方面可能不同。应用体外测试模型可以筛选出有开发前景的候选化合物，因为这些模型可检测化合物与受体的结合、对酶活性的影响、毒性作用或其他体外药理学参数；并且这些体外测试通常只需要较少量的化合物。通过早期测试没有被筛除的候选化合物，需要准备较大量用于有效性和安全性的动物试验。一项 IND 申请通常需要选择一个候选化合物并进行人体试验，多数情况下首先在健康志愿者中进行试验。

在进行临床试验前，必须向 FDA 提交 IND 申请，其中包括依据动物研究中获得的药理学结果和毒理学数据，推测在临床试验中预期产生的所有风险信息 [21CFR 312.23（a）（8）]。这些基本的安全性试验通常在鼠和犬中进行。这些研究旨在确定临床试验的

---

[1] 新的医疗产品在关键路径上的创新或停滞、挑战与机遇（2004 年 3 月）。
[2] "一个新的药用化合物进入 I 期试验，通常表示已经完成了 10 年以上的临床前筛选及评价；而进入 I 期试验的药品最后能上市的几率估计只有 8%。" 关键路径报告，2004 年 3 月。

起始安全剂量、了解毒性作用的可能靶器官、估计临床剂量及毒性剂量间的安全范围、预测药代动力学及药效动力学参数。这些早期试验通常需要较高的资源投入，在化合物合成、实验动物、实验室分析及时间上投入的资本较大。如果进行临床评估后发现候选化合物不可被接受，这样投入的大量资源被浪费——进入临床试验阶段的新分子实体（NME）中少于 10% 的 IND 可提交上市申请（NDA）。此外，动物试验并不总能预测人体情况，一些可能有效的候选化合物可能由于资源受限而不能进行开发。

根据拟定的研究目标、拟定的具体人体试验及预期风险，现行法规授予任何 IND 申请在需要提交的数据量方面很大的灵活性。FDA 认为申报者没有充分利用此灵活性。因此，一些有限的、Ⅰ期早期研究，比如本指导原则中所描述的研究，申报者经常提供比要求的更多的支持性临床前数据库。

根据单一 IND 申请（21CFR 312），本指导原则介绍了计划进行人体探索性 IND 试验时需要考虑的临床前及临床方法，以及 CMC 信息，包括密切相关的药物或治疗用生物制品的研究。

（二）探索性 IND 方法

探索性 IND 通常包括非常有限的人体暴露，且无治疗或诊断意图。这样的研究可达到一系列有用的目标。例如，一项探索性 IND 试验可帮助申报者。

●决定在非人体试验系统中观察到的作用机制在人体是否同样可观察到（如结合特性或酶抑制作用）；

●提供药代动力学（PK）重要信息；

●依据 PK 或药效学（PD）特性，从与人体内特定治疗靶标作用的一系列候选物中选择最有潜力的先导化合物；[1]

●应用不同的影像技术可探索药物的生物分布特性。

无论研究目的如何，探索性 IND 试验能帮助在早期阶段识别出有前景的候选化合物继续开发，并去除那些没有前景的候选物。因此，在识别有前景的药物过程中，探索性 IND 可减少受试者数量及资源浪费，包括候选物的用量。本指导原则中讨论的研究包括在有限的时间内有限受试者服用有限剂量范围的药物。

相对于传统的 IND 试验而言，现行法规对探索性 IND 的临床前试验要求方面提供了更大的灵活性。然而，申报者在递交本指导原则所指的研究时，并没有充分利用此灵活性。申报者通常提供比要求更多的支持性信息。由于探索性 IND 试验的给药剂量为亚药理剂量，或预期能产生药理作用但无毒性作用的剂量，因此，与传统 I 期试验相比，对人体产生的潜在风险更小，例如试图确定最大耐受剂量的研究。与探索剂量限制性毒性的传统 I 期临床试验比较，探索性 IND 试验的潜在风险较小，因此，与传统 IND 试验相比，启动人体有限的探索性 IND 试验时需要较少或不同的临床前数据。[2]

---

[1] 本指导原则中，候选物或候选制剂是用于 IND 的早期探索性研究的药物或生物制品。不同于 FDA 的其他一些指导原则，本指导原则不区分制剂和原料药。
大部分指导原则中提到的药品是指最终制剂（如片剂、胶囊、溶液），通常含有活性药物成分，但不一定必须含有非活性成分，或虽不含有活性成分但可作为安慰剂。原料药通常是指在诊断、治愈、缓解、治疗或预防疾病，或影响机体结构或功能时提供药理活性或其他直接作用的成分。
[2] 通常，儿科患者、怀孕或哺乳妇女不能进行这些类型的试验。

FDA 希望这种 I 期早期探索性 IND 试验方法能适用于多种不同的研究模式。虽然本指导原则探索了几种有潜力的方法，但也可提出其他方法。FDA 认为，与关键路径的意见一致，阐明 FDA 对支持早期人体试验需要多少以及何种测试，将会有助于新产品进入临床试验，加快产品开发。

尽管探索性 IND 可用于任何适应证的产品开发过程，但对于申报者来说，考虑应用此探索性 IND 方法进行治疗严重疾病药物的开发至关重要。由于探索性 IND 可更快速并更准确地识别出有开发前景的候选化合物，因此在开发治疗严重或危机生命疾病的药物或生物制品时，探索性 IND 可成为一个非常重要的组成部分。患有严重疾病并无满意治疗的患者参与治疗意向性试验时，FDA 先前曾明确说明这样研究可有适当的灵活性。[1]

三、IND 申报内容

进行任何类型的人体试验前，申请人必须向 FDA 提交一定类型的信息进行 IND 申请（21CFR 312.23 IND 内容及格式）。IND 申请的主要目的为确保受试者不会受到不必要的伤害。必须提交的主要信息包括：

●临床开发计划信息；

● CMC 信息；

●药理学及毒理学信息；

---

[1] 亚部分 H 可加速治疗严重或危机生命新药的批准。也可参见 FDA 指导原则中快速通道药物开发项目－指定、开发及申请审查。

● 候选物或相关化合物先前的人体经验（如果有）。

以下部分重点讨论前三点。由于本指导原则提出的探索性 IND 试验将是首次人体试验，因此先前的人用经验不相关，不做讨论。有共同的主题，而研究内容不同时，探索性 IND 试验需要的信息也不同，比传统的 IND 试验具有更大的灵活性。

（一）临床信息

1. 概述和一般研究计划

传统性新药临床申请（IND）描述了拟临床试验项目的基本原理，并讨论了临床试验可能结果。在此讨论的探索性 IND 试验着重于局限的单个研究或一组研究，以及在得到研究结果前不能制定进一步开发的计划。因此，建议探索性 IND 申请说明选择某化合物（或多个化合物）的理由及在单一试验或相关试验中对其研究的依据，因为这表明了在该阶段对总体开发计划的所有已知信息。这部分还应明确指出在完成拟定研究后将撤回 IND 申报[1]。

2. 研究类型

潜在有用的研究设计包括单剂量和多剂量研究。单剂量研究中，给有限数量的受试者（健康志愿者或患者）服用低于药理学活性剂量[2]或药理学活性剂量。如微小剂量研究常常是单剂给予小剂量药物，目的是收集药代动力学信息或进行影像学研究，或

---

[1] 在随后的传统 IND 中，将说明该 IND 试验被撤消或无效。
[2] 如果一个化合物先前已有人体研究，结果已经发表，则在基础研究中，可给予已知对人体无药理学活性剂量的放射性标记物，而无需进行 IND 申请。在机构审查委员会（IRB）和放射活性药物研究委员会的监督下进行这些基础研究（21CFR 361.1）。

二者兼有。

重复给药的临床试验可设计药理学或药效学终点。探索性 IND 研究应限制给药时间（如 7 天）。对于探索性 IND 进行的剂量递增研究，设计给药方案旨在考察药效学终点而非确定耐受性的限度。

（二）化学、生产和控制信息

21CFR 312.23（a）（7）（i）法规强调：在 IND 申请进程中，需在药物开发不同阶段提交各个阶段的化学、生产和控制（CMC）信息。虽然在临床试验项目各阶段应提交充分的信息以确保研究候选药物的鉴别、规格、质量、纯度和效价等，但所需信息量会随着研究阶段、建议的研究周期、剂型以及已获得信息量的不同而改变。为了进行探索性 IND 申请，可将下述 CMC 信息汇总成报告提交给 FDA，以便其进行必要的安全性评估。

申报者应在探索性 IND 申报资料的开始部分声明候选药物的化学性质或生产工艺是否对人体有潜在风险（如在临床前研究中发现的相关化合物已知风险）（§312.23）。若有，应讨论这些潜在风险，并说明拟进行的监测措施。

FDA 正在起草指导原则，以逐步符合目前药品生产管理规范（cGMP）的条例规定。一旦最终发布，对于生产或制备探索性 IND 试验拟用产品的人将是有益的。

1. 候选化合物的一般信息

除下文指出的，在探索性 IND 申请中应提交的化学性质及生产工艺的研究程度和类型，其他均与现有指导原则中有关研究用药物所提交的信息相似。每个候选物（如活性成分）的信息可以总结报告的形式提交，[1] 包括下列信息：

●候选物的描述，包括物理、化学和（或）生物学特性及其来源（如合成、动物来源、植物提取物或生物技术产品）和治疗作用分类（如放射治疗剂、免疫抑制剂、激动剂、拮抗剂）（见下文例外部分）；

●剂型及剂型相关信息的描述；

●人体试验中拟用的药物配方及给药途径描述。对于口服给药，除常用的片剂、粉末及胶囊外，申报者可考虑使用混悬液、溶液剂。经眼、吸入（水性基质）或胃肠道外给药产品，应保证药物无菌和无热原。对于生物制品，保证制造过程中未受病毒、支原体及外源 DNA 的污染。药物应用的所有辅料应被广泛认为安全的，[2] 或作为在美国批准或上市产品的一部分，其给药途径及剂量相同，[3] 或通过动物研究已充分证实；

●候选物生产过程中使用的辅料级别和质量（如 USP, NF, ACS），包括拟出现在产品中的组分，以及产品生产过程中用到但不出现在产品的组分；

●生产商的名称及地址（如果与申报者不同）；

---

[1] 参见行业指南，药物 I 期试验 IND 申请的内容及格式，包括特点明确的治疗用生物技术衍生产品。

[2] 被广泛认为安全（GRAS）的辅料清单见网址 http://www.accessdata.fda.gov/scripts/cder/iig/index.cfm。见 21CFR 330.1，其中包含 GRAS 的概念。

[3] 新型辅料应对其拟定用途进行适当评估。FDA 已发布了药物辅料开发的非临床研究指导原则。

●临床前研究及拟定的人体试验研究中使用的批次候选物的制备方法，包括制造方法及包装过程的简单描述，对容器及封闭系统进行适当描述。活性物质需描述起始原料、试剂、溶剂、使用的酶，以及制备候选物所采用的纯化步骤。无菌产品需描述灭菌过程及保证无菌的方法。生物 / 生物技术产品应标明原料来源（如主细胞库），描述表达系统（如发酵方法）及收集方法、消除 / 灭活潜在病毒污染的方法。建议使用常用且有效的流程图对这些信息进行介绍，包括所有使用的材料；

●产品定量组成；

●简单描述保证鉴定、规格、质量、纯度和效价的测试方法及其测试结果，或分析方法验证资料，毒理学研究中采用的以及人体试验中拟用的产品批次。从哺乳动物细胞或动物中制得的生物制品应包括消除和（或）灭活潜在病毒污染方法的描述；

●显示毒理学研究中产品稳定性的信息，在临床试验中如何进行稳定性评估；

●经眼、吸入（水性基质）、胃肠道外制剂的无菌及热原测试结果。

2. 候选物的分析特性
在两种情况下，CMC 信息可提供给 IND 申请。

第一种情况：毒理学及临床试验中使用的同一批次候选物。根据 CMC 信息 [见上述三 –（二）–1] 以及本指导原则中任何位置中描述的毒理学研究结果，确认该物质能用于人体。虽然建议建立可用于以后的参考和（或）比较的杂质水平，但此开发阶段并不

是候选化合物的所有杂质特征均需要进行研究。如果在产品的毒
理学研究中出现了某一问题，则需要对相关参数进行进一步研究，
根据实际需要进行。如果申报者提交传统 IND 进行进一步临床试
验，此时则需要根据 FDA 指导原则 [1] 中的相关建议对杂质（如化
学杂质或生物杂质）进行研究。

第二种情况：临床试验中拟使用的候选物批次，与非临床毒性研
究中使用的可能不是同一批候选物。在此种情况下，申报者应通
过分析测试结果说明临床试验中使用的候选物能代表非临床毒理
学研究中使用候选物。为达到这一目标，相关的分析质量测试结
果应能满足比较不同批次的产品。达到此目的所需的测试包括：

● 鉴别；

● 结构 [如旋光度（对于手性化合物），还原 / 非还原电泳（对于
蛋白质] ；

● 纯度分析；

● 杂质特征（如产品及与工艺有关的杂质、残留溶剂、重金属）；

● 效价分析（生物）；

● 物理特性（恰当的）；

● 微生物特性（恰当的）。

---

[1] 见 P93 脚注 1 及 II 期及 III 期 IND 试验，CMC 信息指导原则。

（三）安全计划设计－范例

药理学及毒理学信息源于在动物中及体外进行的临床前安全性试验结果。小分子化合物临床前研究见 ICH M3，而生物制品则遵循指导原则 ICH S6。本指导原则中描述的某些毒理学试验可能不适用于生物制品。探索性 IND 申请比传统 IND 申请的毒理学评估更有限。[1] 临床前研究减少的依据是探索性 IND 临床试验的范围减小了。虽然某些情况下探索性 IND 研究中希望产生药理学作用，但其设计目的不是建立最大耐受剂量。此外，探索性 IND 的药物暴露时间是有限的。为确保安全性而进行的临床前试验的多少，取决于临床试验的范围及预期目标。

临床前安全研究计划中的多个研究目的可用于研究设计。如证实人体内可观察到的预期作用机制；药物的亲和力或分布测定；PK 及代谢评估；与其他治疗药物比较对潜在治疗靶点的作用。在下文中具体讨论了三个例子。

1. 临床试验药物代谢动力学或影像的临床试验

微剂量研究用于评估药物代谢动力学或特定靶点的影像，设计目的并非诱导药理作用。因此，受试者的风险非常有限，从有限的非临床安全研究中，即可得到支持启动这样的有限人体试验的充分信息。微剂量的定义是，根据动物数据计算获得的受试物产生药理学作用剂量。微剂量低于该剂量的 1/100，最大剂量 ≤ 100μg（造影剂适用于后面的标准）。[2] 与化学合成药物比较，

---

[1] ICH 指导原则 M3 支持药物进行临床试验的非临床安全性研究，描述了传统 IND 需要进行的研究。

[2] 参见 EMEA，人用药物评估，"支持单次微剂量临床试验所需的非临床安全的考虑" CPMP/SWP/2599/02Rev 1，2004 年 6 月 23 日。

由于分子量的差异，蛋白制品的最大剂量 ≤ 30nmol。

目前，FDA 接受以扩大、单次给药毒性研究支持单次给药的人体试验。如果通过体外代谢数据及体外药效作用的比较数据判断试验合理，则微剂量研究中可采用哺乳动物（两个性别）。动物研究的给药途径应与临床拟给药途径相同。在这些研究中，给药后对动物进行 14 天观察，并进行中期剖检，通常在第 2 天进行，评估终点应包括体重、临床症状、临床化学、血液学及组织病理学（如果高剂量组未见病理改变，则只要记录或提供对照组中高剂量组即可）。研究中应探索诱导产生最小毒性影响的剂量，或获得安全范围。为获得安全范围，申报者应显示在实验动物中，剂量为拟定人体剂量的很大倍数（如 100 倍）时，也不产生不良影响。根据动物与人体的体表面积比来选择临床试验剂量。如果药代动力学 / 药效动力学数据可用，也可采用 PK/PD 模拟进行剂量选择。

由于微剂量研究仅包括微克级受试物的单次暴露，且此暴露与常规的环境暴露相当，因此，没有必要进行常规的遗传毒性试验。基于相似的原因，也不推荐进行安全药理学研究。

2. 研究药理学相关剂量的临床试验研究

第二个范例是涉及研究候选物药理作用的临床试验。需要更广泛的临床前安全性数据以支持这样的临床试验。然而，由于研究目的中不包括探索最大耐受剂量，这些试验依然比支持传统 IND 申请的非临床试验少。见本文件附件中的流程图。

在一种敏感动物种属中进行的 2 周重复给药毒性研究及其毒代动力学评估，可以支持最长达 7 天的重复给药临床试验。此毒性研究的目的是为临床试验选择安全起始剂量及最大给药剂量。通常选择鼠进行此研究，但也可以选择其他种属。除在一种啮齿类动物中进行的研究外，可能会采用非啮齿类动物进行研究以确认啮齿类动物是敏感动物，最常用犬。如果已知某动物种属最适合于进行某类化合物的研究，则可仅采用该动物种属进行研究。可用一系列方法进行验证。在啮齿类动物研究中，如果临床试验仅在单性别受试者中进行，且未见性别差异，则第二种动物的试验可仅在一种性别中进行。

在上述验证性研究的动物数可少于用于获得有统计意义比较的研究通常所需的动物数，但动物数应足以排除与啮齿类动物比较，在敏感性方面出现的显著毒理学差异（如每给药组 4 只非啮齿类动物）。验证性研究可以是一个专门设计的重复给药毒性研究，其剂量可仅包括根据体表面积计算的近似大鼠的 NOAEL 剂量水平。[1] 此外，在第二种动物种属中进行的试验可整合为探索性、剂量递增研究的一部分，重复给药剂量达到大鼠 NOAEL 的等效剂量。在大鼠 NOAEL 剂量下的重复给药次数，假定给药方案与临床一致，最少应等于拟定的临床用药次数。给药途径应与临床拟给药途径相同，且毒代动力学测定应能评估暴露量。在第二种动物种属中应采用与啮齿类动物研究相同的评估终点。如果验证性研究结果提示，啮齿类动物不是更敏感的动物种属，应在第二种动物种属中进行 2 周重复给药毒性研究，用以选择人体试验剂量。该研究的检测指标应包括体重、临床症状、临床化学、血液学及组织病理学。

与微剂量研究不同，用于评估较高剂量或重复给药的临床试验，

---

[1] 未见不良反应剂量 （NOAEL）。

每一候选物都应进行安全药理学评价。[1] 中枢神经系统及呼吸系统评估可作为啮齿类动物毒理学研究的一部分，而心血管系统安全药理学可在非啮齿类动物中进行评估，通常用犬，并可作为验证性研究或剂量递增研究的一部分。

通常，进行该类探索性 IND 试验的每一受试物均应进行遗传毒性试验，除非就受试者（如绝症患者）或产品而言不适合进行此研究。遗传毒性试验应包括细菌遗传毒性试验，采用所有 5 个测试菌株、加或不加代谢活化，[2] 以及体外染色体损伤试验（细胞遗传学试验或小鼠淋巴瘤胸苷激酶基因突变试验）或在体染色体损伤试验。在体试验可是结合啮齿类动物重复给药毒性研究进行的微核试验。此种情况下的高剂量应为最大耐受剂量或限制性剂量。临床前试验结果可用于临床试验起始剂量及最大给药剂量的选择。起始剂量应不高于敏感动物 2 周毒理学研究 NOAEL 的 1/50，按 mg/m^2 推算。临床最大给药剂量应为以下剂量中的最小值：

● 按 mg/m^2 推算，2 周啮齿类动物 NOAEL 的 1/4；

● 2 周啮齿类动物研究 NOAEL 时 AUC 的 1/2，或按大鼠的 NOAEL 给药时犬的 AUC，二者中的较低者；

● 临床试验中产生药理学和（或）药效学反应的剂量，或可观察到靶标调节的剂量；

● 观察到临床不良反应的剂量。

---

[1] 详细内容参见 S7A 人用药物安全药理学试验指导原则。
[2] 详细内容参见 S2A：药物审评遗传毒性试验的特殊性指导原则；S2B：遗传毒性：药物遗传毒性试验标准组合指导原则。

与 FDA 协商后方可提高拟定的最大临床给药剂量。

应注意,上述研究最适合化学药物。其他动物模型(如非人灵长类)可能更适用于生物制品, 而有些试验 (如遗传毒性测试) 可能不适用于蛋白制品。

3. 与有效性效应相关的 MOA 临床试验

第三个范例为旨在评估作用机制(MOA)的临床试验。为支持这一方法, FDA 将接受替代或改良的药理学及毒理学研究, 用于临床起始给药剂量及剂量递增方案的选择。例如, 为达到一个临床药效学终点, 而在两种动物种属中进行的短期、改良的毒性或安全性研究。在某些情况下, 可以此为依据选择新候选药物的临床安全起始剂量。这些动物研究中可根据新化学实体的药理学作用, 整合入认为对临床有效性很重要的机制性终点指标。例如, 如果认为受体的饱和或酶的抑制程度可能与有效性有关, 则应在动物研究中对这些参数进行研究, 并在后续的临床试验中作为一个终点。在动物研究中测定的剂量及给药方案将外推至临床试验。某些情况下, 根据科学的证据, 已知某一动物种属为某一候选物的最相关种属, 则可使用此一种动物进行候选物研究。虽然产生明显毒性并不是非临床试验的主要目的, 但是对临床安全评估重要的相关信息终点 (如血液学及组织病理学) 应进行考察。例如, 按照第三类要求, 与肿瘤相关抗原有高选择性亲和的抗体应进行研究。抗体产品的作用机制通常与它们的结合特性和免疫球蛋白相关的功能影响相关。药理学及毒理学研究, 通过暴露量的安全上限以及可能有效的暴露量下限, 为临床试验的剂量选择提供参考信息。这些剂量水平可能与动物疾病模型中的目标血浆浓度一致。安全上限可以通过动物研究确定, 此水平下未见毒性。

（四）GLP 的执行

支持探索性 IND 申请安全性的所有临床前安全性研究，应符合
GLP 规范（21CFR 58）。GLP 规范适用于多种研究、受试物和测试
系统。在开展安全性相关研究前，申报者如果需要免除 GLP 要求，
鼓励其与 FDA 进行讨论，例如在 IND 前会议中进行讨论。申报
者必须说明不符合 GLP 规范的依据 [21CFR 312.23（a）（8）（iii）]。

四、结论

根据研究目的、拟定的具体人体试验及预期的风险，现行法规对
IND 申请时需要提交的数据量有很大的灵活性。申报者没有很好
利用这些灵活性，在有限的、Ⅰ期早期试验中，如本指导原则所
描述的探索性 IND，申报者通常提供比需要更多的临床前数据。

本指导原则的主题为，依据探索性 IND 临床试验的不同，支持这
些试验的临床前试验比传统 IND 试验少。这是因为本指导原则讨
论的方法中，给予受试者亚药理剂量的候选物，对受试者的潜在
风险低于传统的Ⅰ期试验。

FDA 正在采取一些措施以减少可能不会成功的，产品早期开发中
所耗费的时间。本指导原则原则描述了一些符合管理要求的探索
性方法，这将提高有开发前景的候选物的开发效率，而同时兼具
对受试者的保护。

附录

给予药理活性剂量的探索性 IND 临床前毒理学研究策略

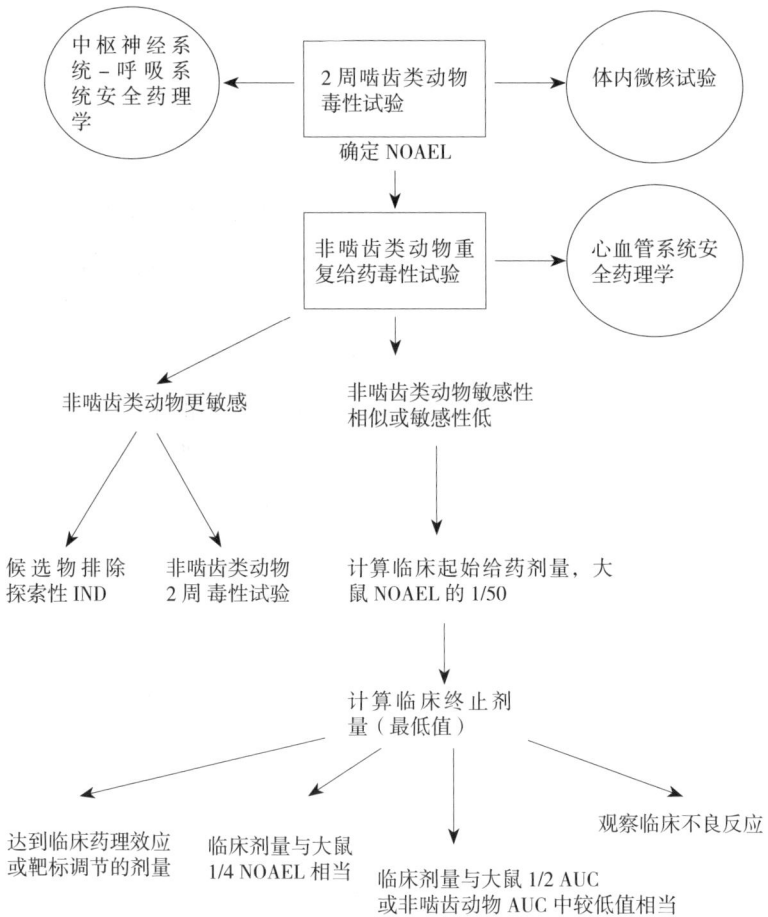

中枢神经系统 – 呼吸系统安全药理学 ← 2 周啮齿类动物毒性试验 → 体内微核试验

确定 NOAEL

非啮齿类动物重复给药毒性试验 → 心血管系统安全药理学

非啮齿类动物更敏感

非啮齿类动物敏感性相似或敏感性低

候选物排除探索性 IND

非啮齿类动物 2 周毒性试验

计算临床起始给药剂量，大鼠 NOAEL 的 1/50

计算临床终止剂量（最低值）

达到临床药理效应或靶标调节的剂量

临床剂量与大鼠 1/4 NOAEL 相当

临床剂量与大鼠 1/2 AUC 或非啮齿动物 AUC 中较低值相当

观察临床不良反应

第七章 | 非临床药理学 / 毒理学申报材料内容及格式指导原则

本指导原则描述了根据 21CFR 314.50（d）（2）所规定，呈现非临床申报材料中药理学、毒理学数据以及其他相关数据时所要求的格式。文中的建议仅涉及现有数据的组织构架，本指导原则不会影响 21CFR 58.185 项下《药物非临床研究质量管理规范》（GLP）所要求的文件内容，也不涉及特定治疗用途或方案的具体研究要求，这些内容将在其他指导原则中予以阐明。

本指导原则的发布符合 21CFR 10.90 的规定，申请人可以根据本指导原则来准备非临床药理学 / 毒理学申请材料，但并非强制性要求。如果申请人选择其他方法，建议申请人提前与 FDA 讨论相关事宜，避免耗费经费和精力提交不符合要求的申请材料。

FDA 认为大多数或所有申请中所提交的非临床数据都将在未来数年内完成并陆续补充到新药临床申请（IND）中。推荐在可行的范围内对研究重新组织并提交申请，虽然不是各项研究的格式都能与本指导原则推荐的所有细节相符合。本指导原则也会对未来 IND 申请产生一定影响，如此申请就只需要做相对较小的改动而无需重新安排研究顺序。

一、一般原则

以下一般性原则适用于所有药理学和毒理学研究的申请提交，无论某项特定研究的特征如何。

（一）编辑注意事项

所有申请材料应经过细致的编辑，并通过科学审查。此外还需要进行校对以保证所有页面排序连贯，且具有可读性，注意要将材料全部复印。

（二）缩写

尽量使用美国药理学/毒理学期刊（如《毒理学和应用药理学》）中认可的标准缩写。所有其他缩写应在出现章节的开始部分、表格和图表下方作脚注加以标明。

（三）数据有效性

本指导原则推荐格式只适用于一般情况下的数据审查。然而，所有进一步的分析则很难预料，可能会要求某些数据使用其他格式予以展示。

申报者应保留数据以备审查，并适当编辑和质量控制，以便为审查员尽快提供所需格式的数据。这一数据库应记录每一只动物所有相关观察资料（如中毒症状、临床病理学、肿瘤触诊、处死或死亡、尸检结果等以及以上事件的发生时间）。申请提交后如发现数据错误应提请FDA审查员注意，并单独列出。

（四）表格和图表

1.结构清晰的表格是报告和评估药理学和毒理学数据的基础。所有表格需用英语清晰地说明并标记符号，以便找到对应脚注或方便访问参考页。

2.可以的话，汇总表应在同一页面上对所有剂量组和相关对照组的所挑选结果进行比较。如不需要就性别进行直接比较，也可用不同的表格分别列出雄性和雌性的数据。

3.在每一项多剂量研究中，需要设计综合全面的数据以展示每个性别递增剂量数据，雄性列于雌性之前 [参见一 –（六）和一 –（八）项]。

4.图表应补充（非替代）数据表格。图表应符合美国科学类期刊要求。

（五）药品标识

1.当在表格或讨论中将药品与编码的同类物或代谢产物相比时，药品的编码应用下划线或其他明显标志予以突出。文中以编码指代的代谢产物或参照物应在临近位置标出其化学名称或结构，以方便查找。

2.药品生产批次或批号也应在合适或需要的位置进行注明，以便比较审查。

（六）动物

1.在特定类型的试验或研究中采用多于一种动物种属时，这些数据应在申报材料中以如下相关顺序以表格形式列出，雄性数据需在雌性之前。

小鼠

大鼠

仓鼠

其他啮齿动物

兔子

犬

猴子

其他非啮齿类哺乳动物

非哺乳动物

2. 如做一组或数组比较性研究，典型成年动物的数据应先于幼年、老年或疾病模型的动物。此外还应标明动物的年龄和体重范围。

3. 每项研究详述品系和动物的供应商。

（七）给药途径和模式

1. 每一类研究包含的每一种属的研究应首先阐明临床拟用途径，然后再以如下相关顺序列出其他途径的数据：

经口给药

静脉注射

肌内注射

腹腔注射

皮下注射

呼吸道吸入

皮肤局部给药

其他体内给药

体外给药

（八）剂量

1. 多剂量数据应按最低剂量到最高剂量进行排列展示。

2. 在每一项多组研究中，结果应按剂量增加的顺序（如下）在所有表格中以类似的形式呈现：

未治疗对照组
空白溶剂对照组
低剂量
中等剂量
高剂量
阳性或比较性对照组

3. 确定药物的剂量最好应基于其活性成分组成，尤其是成盐药物或包含其他可分解的衍生物。在任何情况下，材料中应明确指出剂量的计算是否基于活性成分组成还是全部原料药，并且这一计算方式应在所有研究中得以统一。

4. 给药剂量应以体重为基础进行转换（如毫克/公斤），除非有特殊原因需要用其他方式表达剂量，如按体表面积计算（毫克/平方米）或以血浆或血清浓度为准。

5. 当饮食或饮水时给药，每日剂量（根据实际体重和食物或水的消耗量进行周期性计算）在研究的开始、结束以及长期研究中间阶段，应在报告里记录每一组每一性别的剂量范围。指定组或平均组的剂量以表格的形式进行简洁的说明。并且剂量不能单独以其在食物或饮用水的浓度作为表达。

（九）测定

1. 应在研究报告中描述所有的生物试验、实验室测定和统计方法，也可以适当地列入方法附录或引用文献。

2. 每个测定的单位应在结果中详细说明，在适当的情况下，差异性或组的平均值应大致通过标记的标准误差、标准偏差或置信限表示。

3. 放射性药物的研究应注明放射性同位素的分子位置及其比活度。

（十）研究报告

1. 涉及到安全性的研究报告应按 314.50（d）（2）（v）和 21CFR 58 的要求加入 GLP 声明。

2. 之前没有提交到 IND 或上市申请的新研究或最终报告需要加以标记。

3. 在适当情况下，研究报告应包含对预实验条件的描述、分配测试组和对照组动物时采用的方法、剂量选择的基础、喂养照顾试验动物的相关信息和病理诊断程序（如成组审查、盲法等）。

（十一）发表文献

1. 应将已发布的相关方法或数据附加到研究报告相应的段落或小节中。

2. 如若参考已发表的报告，应注明已提交申请。

3. 使用已发表的文献代替或扩充该研究从而增加申请通过可能性时，应按照本指导原则二－（三）–2 所指出的，按照同一相关研究类型顺序提供影印版。

4. 用于提交补充申请的参考文献或影印版,也应按照二－（三）–2 的要求按照一定的顺序成组列出。

（十二）联系人
材料中给出的联系人姓名、头衔、地址、电话号码等，FDA 会就任何非临床药理学 / 毒理学申请中应提交并已提交的数据中的问题或疑问进行联系核实。

二、格式与内容

（一）表格内容和交叉引用

1. 所有非临床试验都带有一定卷册和页数，应在申请的目录中予以列出，并复制到专门的段落开头处。

2. 申请的每一卷应展示目录中的相关内容，可引入列出所有主要的子标题及其页码，例如研究概述、GLP 声明、表格等。

3. 如非事先已提交的用于药品审查的 IND 或新药申请（NDA），新研究或最终报告应在所有目录中前后保持一致，并在显眼位置予以说明。

（二）总结讨论

1. 每项研究的报告应在技术部分列出其显著成果的简要文字说明，同时还要附上关于这项成果的综合讨论，内容包括每一种属的所有相关研究，以及在不同小节中值得一提的种属间差异，下文二 –（四）将继续就细节做出说明。

2. 按照要求 [Section 314.50（c）部分] 申请材料中需包含药理学 / 毒理学的全面概要，此要求单有一项指导原则进行阐述。概要应提供就所有相关成果（包括研究内和种属间比较）所做的综合讨论以及技术部分中适当的交叉引用。在不同类型数据存在相关联系和比较时，还应加上数据位置的交叉引用。如：药理学或药物代谢与毒理学的某些方面、药代动力学和代谢机制在人体和动物身上的作用等。

（三）研究呈现顺序

1. 在组织申请材料中的研究报告时，不能按照研究进行的时间顺序或之前提交 IND 的顺序进行排列。

2. 建议按照如下顺序申报不同类型的研究，尤其适用于特定类型的申请：

药理学研究

急性毒性研究

多剂量毒性研究（亚慢性、慢性、致癌性）

特殊毒性研究

生殖研究

致突变性研究

吸收、分布、代谢、排泄（ADME）研究

（四）各种研究类型的内容及格式

1. 药理研究

（1）药理研究应该按照如下顺序进行，剂量范围研究中的药效学半数有效量（ED_{50}）优先于每个子集的作用机制研究。

①治疗适应证相关效果：

主要活性

次要活性

②可能不良反应的相关效应。

③与其他药物的相互作用（或上述任一部分中信息的交叉引用位置）。

（2）上述内容中类型应按照如下顺序分组：

神经药理学的

心血管的 / 呼吸的

胃肠的

泌尿生殖器的

内分泌的

抗炎的

免疫活性的

化学疗法的

酶效应的

其他（鉴别）

（3）根据清晰的药理特征进行分类，将每种类别不同研究数据以表格形式进行汇总。

（4）每种类型的研究采用的动物种属及给药途径都应尽可能按照一–（六）和一–（七）中推荐的顺序进行。

2. 急性毒性研究

（1）每一种属的预实验情况和动物年龄、给药程序、给药溶媒和给药体积都应进行详细说明。

（2）每个种属都应描述毒性症状的类型和严重程度及其发病情况和病情进展，或者给药后剂量和给药时间与逆转之间的关系。

（3）致死剂量数据（近似或计算的中位数，限制剂量等）应制成表格用于各研究间和（或）种间进行比较。其背景信息应包括给药总数和每一剂量下各性别的死亡时间及死亡率。

（4）给药种属和给药途径的顺序应遵循一–（六）和一–（七）中的建议。

3. 亚慢性、慢性、致癌性研究

（1）在这一小节的初始阶段，所有的研究都应陈列在表格中并简明描述以便能快速参考每一种属不同研究。研究应按种属分组，以本指导原则第一部分中推荐的序列，按照给药持续时间的增加和（或）给药途径为顺序。表格标题应包括动物种属及品系，各性别初始组容量、剂量、给药途径及方式（如灌胃、正常饮食）、指定组剂量、研究持续时间（以周计）、任何预定的中期处死的周数、进行研究的实验室名称和报告编号（附录 A）。

（2）详细的研究报告应依照上一段中描述表格相同的序列按照种属进行分组。对于每一种属所有研究中显著发现的概述讨论应强调其与剂量及治疗时间的关系。

（3）每一研究的描述应包含以下信息：

种属、品系、来源、初始剂量的年龄
雄性，研究初始及结束时每组的数量；之后雌性，研究初始及结束时每组的数量
给药途径及方式 [参见一 –（七）]
剂量选择的基础及基本原理
赋形剂及控制处理
药品批次或批号
治疗时限（周）
研究时限（周）
临时死亡，如有（在＿＿＿周各性别的数量）

（4）每一个体研究报告应包含组平均值的图表及动物个体的图表。

（5）一 –（八）中推荐序列的所有剂量水平的数据都应按每一研究合适的方式按照如下顺序显示在个体研究的报告及图表中：

观测疗效
死亡率
体重
食物 / 水的摄取
身体检查（心电图、眼科检查等）
血液化学 / 尿液分析 / 药代动力学（吸收、分布、代谢、排泄）数据
器官重量
总病理学
组织病理学

（6）个体动物应在其出现的所有表格中按照相同序列性顺序陈列。如果动物按照随机数分配陈列，应采用连续编号系统以减轻在递交新药申请时追踪表格中个体动物的压力。

（7）表格的设计应保证进行个体间、不同相关测定间或随时间变化的应答形式比较。栏间或组间的比较应包含适当的平均值和标准差。

（8）本指导原则识别各种各样的现有记录组织病理学数据的自动化数据系统。适用于任一应用领域所有研究的合理而又一致的组织病理学数据描述方法。所有研究中使用的病理学术语应尽可能一致，并且组织病理损伤应以生理 / 解剖学系统的方式陈列，类似于国家毒理学计划中使用的方式。

（9）病理学表格应：

①识别检测的器官和组织及每只动物的所有可辨认的损伤，对照组这些损伤的发生率及其适当的相关严重程度。

②识别或将死亡的或过早死亡的动物中病理学发现的发生率制成表格，与预定死亡动物中的发现进行对比。

③若为了便于比较分别制表，保持描述非肿瘤和肿瘤病理学顺序的一致性。

④为便于统计审核，按如下方式分别描述雄性和雌性动物的肿瘤数据：

按时间顺序显示每一肿瘤发现的时期（例如：周）、动物剂量组、动物数量、动物是否牺牲或死亡、肿瘤位置、肿瘤类型和评估肿瘤是否为恶性。该表中每只动物的行数应等同于识别的肿瘤数（附录 B 例 1）。

汇总表包括每一例死亡或牺牲发生时期（例如：周），各剂量组进入该时期的动物数量、死亡数量、牺牲数量，其中完全尸体剖检的动物数量，和任一程度上尸体剖检的动物数量（附录 B 中例 2）。

既有死亡又有牺牲的肿瘤发生汇总表，表中包括身体系统、器官、肿瘤类型和剂量水平（若有的话，包括历史对照和阳性对照）。表格主体应包含带有所列类型肿瘤的动物总数，而无需考虑发现时间。表格应便于不同剂量组之间的比较（附录 B 例 3）。

对于在 $P=0.05$ 水平（单侧）具有统计显著性的各肿瘤，在整体研究过程中应用剂量反应统计学检验，该检验根据死亡率进行适当调整，且不根据多重比较或多重检验进行调整：

报告各时期致命肿瘤的估计发病率（携带肿瘤的动物数量除以进入该时期的动物数量）和各时期非致命肿瘤的患病率（携带肿瘤的动物数量除以该时期死亡动物数量）。

阐明所使用的统计学检验并计算该检验的 P 值（非单一，P 值小于 0.05）。

提供具有统计学显著阳性及阴性的剂量反应发现结果。

关于表示和分析肿瘤数据的更多指导原则及计算机可读数据库的格式制定，如有需要应提供。

4. 特殊毒性研究

（1）包括适用于某一特定剂型或给药途径的研究，例如，注射用药物或局部刺激研究，体外溶血等；或与人类疾病、年龄相关的某一特定动物模型的研究。研究描述通常遵照一 –（六）和一 –（八）中所述种属及剂量的规则，采用直接描述结果的格式。

（2）应对体内研究结果制表，以表示分组比较和各组内时间相关的或进展的效果。

（3）应对体内研究结果制表，以阐明检测类型或检测系统，递增的剂量范围，和剂量相关的效果。

5. 繁殖研究

（1）所有繁殖研究都应在这一部分开始时，按照如下描述顺序的多剂量毒性研究 [二 –（四）–3（1）和附录 A] 后归纳汇总在表格中。

（2）研究应按照一 –（六）和一 –（八）中推荐的各类研究中种属和剂量规则，以如下顺序呈现：

部分Ⅰ——生育及生殖表现
部分Ⅱ——畸形学
部分Ⅲ——生产前 – 生产后
其他研究——多代

（3）研究描述中应包括给药方案和详细程序。应识别任何与 FDA 繁殖研究指导原则存在差异的程序。

（4）观测及其关系到剂量和（或）时间的发生率应以如下相互顺序呈现：

母体效应和分娩 / 尸体剖检时间（和部分Ⅰ研究中的父体效应）

母体尸体剖检：
黄体
子宫内容物
移植
死胎

胎儿（按窝分组）：

性别比

体重

生存能力

大体观察

内脏异常

骨骼畸形

新生儿至断奶阶段：

性别比

生存能力

生长情况

行为表现

解剖异常

6. 致突变研究

（1）可行研究结果应制表以表示研究类型、使用方法、递增的剂量范围及各剂量效果。

（2）研究应按如下顺序呈现 [注意与一 – （六）和一 – （七）之间的差异]：

非哺乳动物细胞系统体外研究

哺乳动物细胞系统体外研究

哺乳动物细胞系统体内研究

非哺乳动物细胞系统体内研究

7. 吸收、分布、代谢、排泄（ADME）研究

（1）按照一－（六）推荐顺序整理各种属 / 品系的可用数据，以如下序列呈现在汇总表格及详情报告中：

吸收、药物代谢动力学、半衰期等
蛋白质结合
组织分布 / 累积
酶诱导或抑制
代谢特性和代谢产物
排泄模式

（2）研究描述中应清楚表明各研究所用剂量。

附录 A

多剂量毒性 / 致癌性研究

种属	品系	初始组	给药方式	剂量毫克每千克体重	时间（周）	临时死亡（周）	实验室	报告编号
小鼠	C57B1/6	20 雄 +20 雌	口服	0，10，50，100	6	–	PDQ 实验室	xxx
	C57B1/6	50 雄 +50 雌	口服	0，5，10，50	96	–	PDQ 实验室	xxx
大鼠	维斯塔尔	10 雄 +10 雌	灌胃	0，10，50，100	2	–	新药公司	yyy
	维斯塔尔	20 雄 +20 雌	灌胃	0，10，30，60	13	–	新药公司	yyy
	维斯塔尔	35 雄 +35 雌	口服	0，10，30，60	52	–	新药公司	yyy
	Fisher344	70 雄 +70 雌	口服	0，5，20，50	104	52	PDQ 实验室	yyy
犬	比格	2 雄 +2 雌	胶囊	0，2，5，10	2	–	新药公司	yyy
	比格	4 雄 +4 雌	胶囊	0，1，3，6	13	–	新药公司	yyy
	比格	5 雄 +6 雌	胶囊	0，1，3，6	52	26	新药公司	yyy
							（EZI Labs-Path）	zzz
猴	恒河猴	3 雄 +3 雌	灌胃	0，2，5，10	13	–	新药公司	xxx

附录 B

致癌性研究数据格式

（1）时间顺序陈列实例

雄性

周	剂量组	动物数量	死亡状态	器官	肿瘤类型	恶性肿瘤
35	C	010	D	肝脏	肝细胞瘤	N
52	C	024	S	肝脏	肝细胞瘤	N
52	C	024	S	脑垂体	腺瘤	N
53	M	018	D	脑垂体	腺瘤	N
（直至研究结束）						
期限	H	046	S	睾丸	纤维性瘤	N

（2）表示动物死亡和牺牲汇总的实例

雄性

周	对照组 E	D	S	N	NP	低剂量组 E	D	S	N	NP	中剂量组 E	D	S	N	NP	高剂量组 E	D	S	N	NP
34	70	—	—	—	—	70	—	—	—	—	70	—	—	—	—	70	—	—	—	—
35	70	1	1	1	1	70	—	—	—	—	70	—	—	—	—	70	—	—	—	—
36	68	—	—	—	—	70	1	—	—	1	70	—	—	—	—	70	—	—	—	—
39	68	—	—	—	—	69	—	—	—	—	70	—	—	—	—	70	—	—	—	—
41	68	—	—	—	—	69	—	—	—	—	70	1	—	—	1	69	—	—	—	—
43	68	—	—	—	—	69	—	—	—	—	69	1	—	1	—	69	—	—	—	—
49	68	—	—	—	—	69	—	—	—	—	68	—	—	—	—	69	1	—	—	—
52*	68	—	10	10	—	69	—	10	10	—	68	—	10	10	—	68	—	10	10	—
53	58	1	—	1	—	59	—	—	—	—	58	—	—	—	—	58	—	—	—	—
58	57	—	—	—	—	59	—	—	—	—	58	3	—	3	—	58	—	—	—	—
62	57	1	—	1	—	59	—	—	—	—	55	—	—	—	—	58	1	—	1	—
65	56	—	—	—	—	59	—	—	—	—	55	—	—	—	—	57	1	—	1	—
70	56	—	—	—	—	59	—	—	—	—	55	3	—	3	—	56	1	—	1	—
71	56	—	1	1	—	59	1	1	2	—	52	1	—	1	—	55	—	—	—	—

（续表）

	对照组			低剂量组			中剂量组			高剂量组		
74 55 1 — 1 —	57	—	—	—	—	51 2 — 2 —	55	—	—	—	—	
75 54 1 — 1 —	57	—	—	—	49	—	—	—	55	—	—	—	—

（直至研究结束）

期限* 41 2 39 41 — 40 — 40 40 — 36 — 36 36 — 38 1 37 36 2

注意：E= 进入该时期数量

D= 死亡；S= 临近死亡的

N= 完全尸体剖检；NP= 一定程度的尸体剖检

★= 预定的或终端牺牲

（3）携带肿瘤的动物数量

身体系统 器官 肿瘤类型	历史 对照组 （n=500）	未治疗 对照组 （n=50）	低剂量组 （n=50）	中剂量组 （n=50）	高剂量组 （n=50）	阳性 对照组 （n=50）
消化系统						
肝脏						
腺瘤	71	6	8	10	8	15
纤维性瘤	32	4	9	9	13	22

第八章│新药临床试验免疫毒理学评价指导原则[1]

本指导原则草案代表美国食品药品管理局对该主题目前的观点。它不会赋予任何人任何权利，也不会约束 FDA 或公众。如果有替代方法能够满足法令法规的要求，您可以采用该替代方法。

一、引言

本指导原则对新药临床申请（INDs）的申报者提出建议：①应常规评价毒理学研究的参数，以测定药物对免疫功能的作用；②当另外的免疫毒性研究应进行；③当另外的机制信息能帮助表征指定药物对免疫系统的重要性。本指导原则旨在用于药品，而不施用至生物制品。[2]

---

[1] 本指导原则由美国食品药品管理局(FDA)的药品审评与研究中心(CDER)的新药办公室制订。
[2] 生物制品的申报者应参考人用药品注册技术要求国际协调会议（ICH）指导原则 S6 生物技术－来源药物的临床前安全性评估（1997 年 7 月）。

在本指导原则中讨论五类不良事件。

（1）免疫抑制：作用于免疫系统，致使免疫功能降低。

（2）免疫原性：药物和 / 或其代谢产物引发免疫反应。

（3）过敏反应：药物和 / 或其代谢产物引起免疫增敏。

（4）自身免疫：对自身抗原的免疫反应。

（5）不良免疫刺激：激活免疫系统效应机制。

二、背景

对免疫系统潜在不良作用的评价是全面评估药物毒性的重要部分。通常，可用标准非临床毒理学研究观察免疫毒性的证据，但是在一些情况下，另外的研究是重要的。免疫系统作用的观察还可提示应考虑更多的随访研究。

三、免疫抑制

免疫抑制指免疫系统任何部位组件的损害，致使免疫功能降低（Descotes 等人，2000）。可在标准非临床毒理学研究中观察到免疫抑制的指示，包括：

●脊髓抑制证据，例如全血细胞减少症、白血球减少症、淋巴细胞减少症或其他血质不调；

● 免疫系统器官重量和组织学变化（免疫系统组织诸如胸腺、脾脏、淋巴结或骨髓的细胞减少）；

● 血清球蛋白水平降低；

● 感染发病率增加；

● 肿瘤发病率增加。

重要的是区分不预期的（不良）免疫抑制作用和预期的（药代动力学）作用。例如，一些抗肿瘤药物对快速分裂细胞是有毒性的。治疗实体瘤期间，骨髓抑制引起的免疫抑制将考虑为不良作用，但是血液恶性肿瘤治疗期间不是必须地。对于预期用于预防移植排斥的药物（例如环孢菌素），免疫抑制是预期的药代动力学作用。尽管所述区别显得是相对明显的，但是存在药物示例，其中免疫抑制和药代动力学作用之间的关系十分微妙，但是是重要的（例如非甾体抗炎药物，3- 羟基 –3– 甲戊二酰基辅酶 A 还原酶抑制剂）（Colville-Nash and Gilroy, 2001；Kwak 等人，2000）。

（一）免疫抑制测定

应评价所有新药临床试验产生免疫抑制的可能性。所述通常利用标准临床和解剖病理学方法，完成重复剂量的毒理学研究，包括测定血清生化标记物例如球蛋白水平、血液学（包括分化的）、总的病理学发现、免疫系统相关的器官重量，以及免疫系统相关组织的组织学检测（Basketter 等人，1995；Dean 等人，1998；De Jong 等人，1999；De Waal 等人，1995；International Collaborative Immunotoxicity Study, 1998；Richter-Reichhelm 等人，1995；Richter-Reichhelm 和 Schulte，1998）。组织学测定应包括检测脾脏、胸腺、淋巴结和骨髓。此外，应尤其检测引流或接近药物施用位点（并由此暴露于最高药物浓度）的淋巴组织（Kawabata 等人，1995b）。所述位点包括口服施用药物的肠相关淋巴样组织（GALT）、经吸入途径施用的药物支气管相关淋巴样组织（BALT）、经吸入或鼻腔途径施用的药物鼻相关淋巴样组织（NALT），以及经皮肤、肌内、真皮内或皮下途径施用的药物局部引流淋巴结。对于静脉施用药物，可认为脾脏是引流淋巴组织。已描述标准毒理学研究中提高免疫抑制检测的方法，其包括应检测的完整组织和应注意的作用（Kuper 等人，1995，2000）。尽管设计检测潜在免疫抑制作用的非临床试验通常在啮齿类动物中进行，每天给药，至多持续 1 个月；应该强调的是应评价在任何非临床毒理学研究中观察到的提示不良免疫作用的结果。

当观察到提示免疫抑制的作用时，例如淋巴结或脾白髓的衰竭或增生，应注意皮质（T 细胞）或髓状（B 细胞）区域的变化。为了更好地表征所述变化，对淋巴器官更定量的病理组织学评价和免疫组织学技术可能是有用的（Kuper 等人，1995；Mitsumori 等人，1996；Ward 等人，1993）。血清球蛋白水平的降低（通常检测到的为血浆中清蛋白与球蛋白之比增加）可提示免疫球蛋白生产的损害。然而，降低的血清球蛋白基础水平是相对不敏感的指示，因为正常环境中，免疫系统应由评估的抗原和特定抗体反应激发，以检测免疫抑制。当观察到降低的血清球蛋白水平时，应利用适当的分析，检测受影响的蛋白组分（Duncan 等人，1994；Hall，2001；Weingand 等人，1996）。

非临床毒理学研究中，其他免疫抑制指示包括治疗相关的感染和淋巴组织增生型肿瘤（Burns-Naas 等人，2001）。当在非临床毒理学研究中观察到治疗相关的感染时，应测定感染的起因。弱病原性生物引起的感染是不预期免疫抑制的重要指示。免疫抑制和癌症的关系是复杂且有争议的（Luster 等人，1996；Penn，1998；Trizio 等人，1988；Vial，1992）。在多数情况下，如果在标准 2 岁啮齿动物生物学鉴定（或者在其他非临床毒理学研究）中观察到肿瘤发生率增加时，则所述作用可能与遗传毒性、激素作用或者其他相对非常清楚的机制相关。然而，对于一些临床试用药物，在非临床试验中发现肿瘤的原因不可能是显而易见的。在所述情况下，应考虑免疫抑制的潜在作用。

（二）免疫功能研究

当经非临床通用毒理学研究中的观察证实时，应考虑测定药物对免疫功能潜在作用的其他研究。在决定是否应进行研究以测定对免疫功能潜在的不良作用时，其他考虑是重要的。所述考虑包括①预期的患者人群；②已知的药品种类作用（包括构效关系）；③观察的药代动力学作用 [例如免疫系统组织中高浓度的药物和（或）代谢产物]；④临床试验中观察到的暗示免疫抑制的作用。

如果药物预期用于治疗 HIV 感染（例如核苷类似物、蛋白酶抑制剂），作为标准安全性非临床评价的一部分，即使在标准毒理学研究中未观察到免疫抑制迹象也应进行免疫功能研究。

如果非临床药代动力学研究表明药物和（或）代谢产物集中于免疫系统组织中（例如巨噬细胞），研究应是有用的，以测定对免疫功能的潜在作用。在所述情况下，考虑应集中于药代动力学和药效学的关系。由于药物和（或）代谢产物集中于免疫系统细胞如巨噬细胞（如一些大环内酯抗生素类）的能力，并且免疫功能研究不能提供有用的信息，则可选择一些药物用于临床开发。在其他情况下，集中于免疫系统组织可能是不预期的作用（例如细胞毒性抗肿瘤药物的脂质体制剂），并且所述对免疫系统作用的测试可能是有益的。当在临床试验中观察到与免疫抑制一致的迹象时（例如药物相关的感染发生率增加），进行测定药物对免疫功能影响的适当非临床试验对理解临床数据会非常有用。

在一些情况下，应评价发育免疫毒性。如果在成年动物研究中，药物已显示具有免疫抑制潜能，潜在的发育免疫抑制的测定应引入到 ICH C-F 阶段的生殖毒理学研究中（ICH，1994）。至少，所述应包括指示免疫抑制的临床和解剖病理学参数测定（例如 F1 代后代中，母源性药物暴露对淋巴系统组织和血液学的影响）。尽管已推荐用于在新生动物中评价免疫抑制功能参数的方法（Ladics 等人，2000），但对于测定胎儿和（或）围产期药物暴露对免疫功能的影响的适当研究未被推荐。如果药物要用于预防 HIV 感染的围产期传播，免疫抑制潜能的测定应包括在 ICH C-F 阶段的生殖毒性研究中。如果药物属于已知引起免疫抑制的一类，那么考虑应集中于进行适当研究，以测定对免疫功能的潜在影响。

当应进行免疫功能研究时，最被广泛接受的通用方法是试验测定药物对 T 细胞依赖免疫原免疫应答的影响(T 细胞依赖抗体反应）。利用国家毒物学计划（NTP），抗绵羊红细胞（SRBC）原代（IgM）抗体应答测试（通常称作菌斑试验）得到广泛评价，并发现可用于鉴别免疫抑制化学物质（Luster 等人，1988，1992b，1993）。菌斑试验可修改使用，其可用于测定药物对 SRBC 的 IgM 和次级（IgG）免疫应答的影响（Holsapple，1995）。菌斑试验的其他修改可用于测定药物 T 细胞依赖免疫原免疫应答的影响（Holsapple，1995）。酶联免疫吸附测定（ELISA）和酶联免疫斑（ELISPOT）技术可分别用于定量抗体应答和产生抗体细胞的数量（Holsapple，1995；Johnson 等人，2000；Kawabata，1995a；Temple 等人，1993，

1995）。已利用 T 细胞依赖免疫原，而不是 SRBC，发展测试方法
（例如钉形贝血蓝蛋白、破伤风类毒素）（Exon 和 Talcott，1995；
Tryphonas 等人，2001）。所述免疫原具有更低变量、相对标准化
和更易于获得的优点（与 SRBC 相反，免疫原具有可变的免疫原
能力，且不能用作标准试剂）。通常，利用免疫测试技术如 ELISA
或 ELISPOT，评价抗体对所述替代免疫原的应答。以在标准非临
床毒理学研究中，引入药物对 SRBC 或其他免疫原应答的影响的
测试已经得到很大发展（Ladics 等人，1995）。在标准非临床毒理
学研究中，T 细胞依赖抗体应答测试的整合保证更多的评估，且
不在此时推荐。然而，可以在卫星组动物中进行免疫功能测试，
该动物可另外用于不可能受免疫试验影响的药代动力学和（或）
其他测试（Wilson 等人，1999）。在任何免疫功能研究中的给药
剂量、持续时间和途径应与观察不良反应的研究一致。

历史上，将药物对 T 细胞依赖免疫原的免疫应答的影响认为是最
通用的功能测试（Dean 等人，2001a）。根据观察到的免疫抑制作用，
其他免疫测试方法可以是有价值的。已从天然杀伤（NK）细胞功能、
体外胚细胞样转化、细胞毒 T 细胞（CTL）功能、细胞因子和趋
化因子产生、迟发型过敏反应，以及宿主对试验性感染或植入肿
瘤的（宿主耐受性试验）抵抗的测试中，获得用于测定药物对免
疫功能影响的有用信息。例如，NK 细胞测试可用于测定药物对
先天免疫性的潜在影响（Djeu，1995）。尽管体外母细胞化转变
试验被认为是相对不灵敏的免疫功能损害测试，但其所述可适合
于临床应用（Lang 等人，1993；Lebrec 等人，1995；Smialowicz，
1995；Wood 等人，1992）；现已将利用人白细胞的离体母细胞化
转变试验用于临床试验（Buhles，1998）。CTL 功能试验在技术上
是具有挑战性的，并不常用于药物开发，但是可用于测定免疫抑
制机制（House 和 Thomas，1995）。还可将药物对各种细胞因子

和炎症趋化因子影响的测试用于帮助理解免疫抑制机制，以及用于鉴别可用于临床试验的潜在生物学标记物（Cohen 等人，1999；House，1995，1999；Vandebriel 等人，1998）。对接触性变应原如噁唑酮的皮肤迟发性过敏反应应答的药源性抑制已显示是灵敏且可用的方法（Holsapple 等人，1984；Mehling 等人，2000）。

在评价免疫抑制时，宿主抵抗测试是特别有价值的工具（Dean 等人，1981，1982；免疫学技术委员会，1995；Wierda，2000）。已开发病毒、细菌、真菌、原虫和蠕虫模型（多数用啮齿动物），可将其用于评价药物暴露对感染抵抗力的影响（Burleson 等人，1995b；Thomas 和 Sherwood，1995）。药物对可移植肿瘤抵抗力的影响可用于评价在啮齿动物致癌力生物学测试中，免疫抑制和肿瘤发现之间的潜在关系（McCay，1995）。

根据非临床毒理学研究中观察到的结果，药物对其他免疫细胞类型或分子系统的影响可以有许多有用信息；包括药物对骨髓祖细胞 [例如红细胞或粒细胞和（或）巨噬细胞前体的离体菌落形成单位测试]、巨噬细胞或嗜中性粒细胞功能或补体活性影响的测试（Boorman 等人，1982；Burleson 等人，1995a，1995b；Dean 等人，2001a；Hubbard，1999）。

尽管用于评价药源性免疫抑制的大多数方法是利用标准化方案进行的（例如 T 依赖的免疫原测试通常规定连续 28 天每天为免疫原刺激的小鼠或大鼠口服给药，并且研究在最后一周终止），但为在所述研究中观察不良免疫影响用于功能测试的给药剂量、持续时间和途径应该尽可能与非临床毒理学研究一致。这可要求修改标准策略或者使用替代暴露和（或）不同（通常更高的）药物施用途径。啮齿动物中发展的免疫功能测试的改编已利用狗和猴

子描述，在常规药物安全性评价研究中，狗和猴子是常用的种属
（Jones 等人，2000；Tryphonas 等人，2001）。在大多数情况下，
可将免疫测试方法进行适当修改。

（三）免疫细胞表现型

当确定所述问题的原因时，药物对潜在免疫细胞表现型的影响可
以是有用的（Gossett 等人，1999）。可利用流式细胞术或者免疫
组织化学分析，实现免疫细胞表现型分析。细胞表面表现型测定
可利用尸检得到的组织（如脾细胞、胸腺细胞、骨髓、淋巴结细
胞）进行或者用研究或尸检动物的血液循环细胞进行。分析可包
括 T 细胞（例如 CD3、CD4、CD8）、B 细胞、NK 细胞和巨噬细
胞标志物。根据非临床毒理学研究和（或）临床试验中观察到的
不良免疫作用，应测定其他细胞类型。应尽可能地利用观察到免
疫抑制条件下获得的组织和（或）血液样品，进行免疫细胞表型
分析（如给药的种类、剂量、持续时间、途径）。

尽管通常不将免疫细胞表现型测定认为是药物对免疫功能影响的
适当独立测试（免疫学技术委员会，2001），但如出现下述两种
原因，所述可以是免疫抑制的有用指示：①在 NTP 进行的研究
中（尽管数据库是相对小的），免疫细胞表现型变化（根据流式
细胞术测定的）显著与宿主对病原和（或）肿瘤的抵抗力降低相
关（Luster 等人，1993）；②流式细胞术可有效用于检测临床试验
中的不良作用（Selgrade 等人，1995）。可利用单一方法，测定百
分数和绝对细胞计数（Cornacoff 等人，1995）。流式细胞技术已
得到发展，可将其用于评价药物对免疫功能参数的作用（Burchiel
等人，1999）。

免疫细胞表现型测定的最佳应用是与药物对免疫功能影响的测试

联合。示例是对免疫功能不良作用和免疫细胞表现型变化之间联系的实证（Luster 等人，1992a）。可将免疫细胞表现型分析在临床试验中，用作评价药物作用的方法（Buhles，1998）。

（四）评估免疫抑制体征

应根据①统计学显著性；②生物学显著性；③可能或显示的机制；④与其他不良药物作用的关联性；⑤药物的预期用途；⑥潜在的压力作用，评价非临床毒理学研究中的免疫抑制体征。对于其他毒理学参数，免疫抑制体征的统计学显著变化不一定表示生物学有显著作用。在决定是否应进行随访免疫功能研究时，推荐应用证据权衡法，其中应考虑非临床毒理学研究中观察到的所有不良作用，包括治疗参数（给药剂量、持续时间、途径）、免疫学参数变化的程度、研究数目和不同种（其中观察不良作用），以及并发免疫相关不良作用的数目。

动物研究的结果显示至少对于一些药物，利用宿主抵抗力模型作为生物学相关效应的指示，免疫抑制显示相对可预测的剂量效应特征（Keil 等人，1999；Lebrec 等人，1994；Luster 等人，1992b）。然而，由于一些免疫学参数的变化显示阈值特性，需要多于统计学显著作用，以产生生物学显著的免疫抑制（Biagini，1998；Luster 等人，1992a）。因此，一些参数的小但显著的统计学变化可能不是问题的原因。如药物对 T 细胞依赖抗体响应的作用已足够显示预测人的不良作用，以保证风险评价和危害确定（Vos 和 Van Loveren，1998）。因此，可能的是利用所述方法观察到的统计学显著变化应表示生物学上的显著作用。其他方法例如药物对体外胚细胞样转化响应的作用显得仅作为危害确定方法是有用的，并且统计学显著作用可能不表示生物学有显著性。可用于临床试验的免疫抑制生物标记物的确定是非临床毒理学研究的重要预想结果。尽管测定临床上可见的免疫参数变化程度是困难的，但是存在已知的相关实例，所述免疫参数变化应组成不良药物作用。已知人群中，多于40%的总淋巴细胞减少（Hannet等人，1992；Luster等人，1993）或者多于75%的粒细胞计数减少（Johansen，1983）是临床上显著的。最终，用适当设计的临床试验，临床上相关的免疫抑制能检测为免疫相关的不良作用如感染增加（Biagini，1998；Buhles，1998）。

测定免疫抑制机制在理解观察到不良作用的临床相关性方面是重要的。例如，血细胞成分的变化可提示免疫抑制，但评估是复杂的。血质不调可与直接骨髓毒性及药源性抗红细胞抗体引起的溶血相关（Bloom和Brandt，2001），区分直接骨髓毒性或直接药物介导的血管内溶血与免疫介导的细胞溶解是困难的。通常利用细胞学检查测定直接骨髓毒性。可将几种离体方法（如菌落形成单元测试）用于测定细胞毒性的靶标骨髓祖细胞（Deldar等人，1995）。直接血管内溶血经常伴随白细胞计数增加、脾脏重量增加、各种组织的含铁血黄素沉着，以及网状细胞增多（Bloom和Brandt，2001）等。药物介导的溶血有时是利用体外测试确证的（温孵药物与红细胞，以及测定血色素释放）（Reilly和Aust，1999）。细胞结合性抗体的检测可提示免疫抑制作用是否具有自身免疫或抗药性抗体成分（Bloom和Brandt，2001）。然而，所述免疫抑制机制很少发现于标准非临床毒理学研究中。

应仔细评估任何血质不调发作的时间，反应细胞类型半衰期的一段时间后，继发骨髓细胞受损将会引起的循环中细胞的损失。如，如果损害早期干细胞，可能首先观察到粒细胞减少，随后是血小板减少（Bloom和Brandt，2001）。贫血会出现得非常迟，其反映了红细胞的长寿命（人是大约120天）（Bloom和Brandt，2001）。

如果细胞类型的损失与骨髓损害不一致，可提示对成熟细胞的直接攻击。例如，细胞毒癌症化疗药物通常是骨髓毒素类，且可能产生不良作用例如中性粒细胞减少症（Chabner 等人，1996）。在这种情况下，随访免疫功能研究是不可以使用的，因为中性粒细胞减少症本身是不良免疫效应，并且根据药代动力学参数，可能是可预测的。然而，如果在非临床试验中观察到中性粒细胞减少症，其中所述作用与药物的药效活性无关，进行随访研究是有必要的，其可以测定可能的机制（Lorenz 等人，1999）。

应根据剂量，或当数据可得到时，根据全身暴露，评价潜在的免疫抑制作用。临床用途的剂量比较应是基于相对体表面积。其他考虑因素包括①发现免疫抑制作用的剂量与引起其他毒性的剂量的关系；②观察药理学活性的剂量；③免疫抑制作用的可逆性。

实验动物中，已知某些环境条件例如拥挤、隔离、温度、食品或水缺乏、光照期改变、固定、处理和给药操作对免疫系统具有影响（Ader 和 Cohen，1993）。所述应激相关的变化随重复给药是可逆转的，并且不是剂量相关的。存在测定应激对免疫抑制反应贡献的方法；例如，应激相关的血液激素水平（如皮质酮）的测定，以及与全身药物暴露相比较可有助于理解应激在药物诱导的免疫抑制中的作用（Pruett 等人，1999，2000）。应考虑药物的药理作用（例如当不良免疫改变间接来自药物对中枢神经系统或下丘脑－垂体－肾上腺轴的作用时）。当免疫抑制作用的检测未提示应激反应或者未显得与药物的药理性质相关时，则药物对免疫系统可能具有直接的不良作用。即使当存在改变免疫参数的潜在间接机制时，应仔细评估模式，以决定是否另外的免疫功能研究会是有用的。

四、免疫原性

药物的免疫原性指药物诱导免疫反应的能力。根据潜在的免疫原性，可将药物分成两大类：①分子量 10 000 的多肽或蛋白质；②小分子量化合物（1000）。如果施用至哺乳动物种类，分子量 10 000 的多肽或蛋白质通常是免疫原性的，其中所述分子不是天然存在。5000~10 000 的更小的肽或蛋白质也可能免疫原性的，尽管对所述药物的免疫反应可以是相当弱的。对于 1000~5000 的化合物，免疫原性是不可预测的（De Weck，1974）。仅仅如果共价键合至蛋白质，以形成半抗原 – 蛋白质络合物，则小分子量化合物可是免疫原性的。会是免疫原性的小分子量药物的示例包括青霉素和磺胺类。

对于药物的免疫原性，有两个主要问题：①药物的变态反应原性；②抗药物变态反应能改变药物的生物活性（药代动力学、药效学和 / 或毒性）。变态反应原性指①蛋白质变应原；②当小分子量药物结合至蛋白质时，其成为变应原（在第五部分讨论）。

在非临床毒理学中，评估蛋白质药物的变应原能力是困难的，尽管免疫原性是蛋白质变应原的重要性质，但是不是所有蛋白质免疫原都是变应原（Kimber 等人，1999）。用于评价蛋白质药物的变应原能力的非临床方法已得到发展，尽管对于药物开发所述尚未得到广泛验证（Karol 等人，1985；Kawabata 等人，1996；Wierda 等人，2001）。

尽管在动物模型中显示免疫原性，但不代表其在人体内一定有不良作用，可能存在其他原因，即评价抗药免疫应答，所述可能是重要的（Wierda 等人，2001）。所述应答会使重复给药非临床毒理学研究结论的解释复杂化。抗药抗体反应能中和药物活性，并改变药物清除、血浆半衰期和组织分布。因此，可改变例如所述的药效学和（或）药代动力学参数，以至于非临床试验中观察到的作用不能表示药物症状的药理学和（或）毒理学能力。非临床试验中蛋白质药物免疫原性的评估还保证药物免疫测试的发展，可将其用于临床试验。

五、过敏反应（药物过敏）

过敏反应指抗原特异性免疫反应，该反应具有不良作用（即药物过敏）。下文讨论的分离系统包括四种类型的过敏反应（Coombs 和 Gell，1975）：

● Ⅰ型，IgE 介导的——速发型过敏反应；

● Ⅱ型，IgG 或 IgM 介导的——抗体介导的细胞毒性反应；

● Ⅲ型，IgG 介导的——免疫复杂反应；

● Ⅳ型，T 型粒细胞介导的——迟发型过敏反应。

本部分讨论的方法预期施用至小分子量药物的安全性评价（尽管一些原则和方法还施用至蛋白质药物）。如果作为原型药物或代谢产物，其共价结合至蛋白质，那么小分子量药物可变得具有变应原性。免疫原性药物 – 蛋白质共轭物可以或不可以是致敏的；药物 – 蛋白质共轭物诱导的过敏反应取决于多种因素，例如①共轭物的免疫原性程度（例如半抗原密度）；②给药途径（口服、肌内、静脉、局部）；③药物的药代动力学和代谢；④宿主遗传因素；⑤产生的药物特异性 T 细胞和（或）抗炎抗体类型（IgE、IgG、IgM）。下面部分讨论所述反应类型的分析。

（一）Ⅰ型

人群中，IgE 介导Ⅰ型过敏反应。对于药物的安全性评估，Ⅰ型反应存在两种通用亚型：全身过敏反应（例如过敏反应、荨麻疹）和呼吸过敏反应（例如哮喘）（Kay，2001a，2001b）。用于检测全身或吸入暴露后，药物诱导 IgE（或生物学上类似抗体）产生的方法已得到发展运用。尽管解释利用所述分析的结果时，暴露途径也是考虑因素，但是药物特异性 IgE（或过敏性抗体）产生的实证应作为全身和吸入过敏反应的危险指示（Briatico-Vangosa 等 人，1994；European Centre for Ecotoxicology and Toxicology of Chemicals，1993；Kimber 等人，1996）。

已将以下三种方法广泛用于检测药物特异性过敏抗体的诱导：①被动皮肤过敏反应（PCA）测试；②自动皮肤过敏反应（ACA）测试；③自动全身性过敏反应（ASA）测试。已将所述测试用于检测变应原性蛋白质，但是还未证实在鉴定小分子量变应原方面是有用的（伴随高反应化合物例外的可能性）（Chazal 等人，1994；Verdier 等人，1994）。如果用小分子量药物免疫动物收集的血清在 PCA 或 ACA 测试中产生反应，药物可具有敏化（过敏）能力。然而，PCA 或 ACA 测试中的负结果不一定表明小分子量药物无敏化能力，尤其是当生物转化对于潜在半抗原的产生很重要时（Choquet-Kastylevsky 和 Descotes, 1998）。

用药物或药物 - 蛋白质共轭物免疫后，已将 ASA 测试用于测定药物在动物中诱导过敏反应的能力。对于 PCA 和 ACA 测试，该方法检测蛋白质和蛋白质 - 活性化合物产生过敏反应体征的能力（Chazal 等人，1994）。然而，与 PCA 和 ACA 测试类似，ASA 测试不适合于测定无反应性小分子量药物的敏化能力（当生物转化对半抗原的产生是重要的时），并且不应将负发现解释为表示试验药物不能产生过敏反应（Choquet-Kastylevsky 和 Descotes，1998）。因此，对于药物的安全性评价，所述测试的有效性认为是有限的。不推荐将 PCA、ACA 和 ASA 测试用于 INDs 的常规安全性评价。

要通过吸入途径施用的任何药物应进行诱导 I 型过敏反应能力的评估（DeGeorge 等人，1997）。用于鉴定具有诱导 IV 型过敏反应能力的药物的测试方法改良版已用于呼吸敏化物的危险性确证。例如，方法已得到发展，以测定皮肤暴露至受试化合物后，小鼠中 IgE 的反应（Hilton 等人，1995；Manetz 和 Meade，1999）。小鼠中局部暴露诱导的血清细胞因子模式也已用于检测呼吸敏化剂（Dearman 等人，1995，1996）。用鼠局部淋巴结试验（LLNA，在 IV 型反应下讨论）串联进行的所述方法可用于检测能诱导呼吸过敏症的药物（Kimber 等人，1996；Vandebriel 等人，2000）。然而，所述方法未显示检测相对无反应性药物的 IgE 产生，尤其是当生物转化对半抗原的产生显得很重要的时。此外，细胞因子模式和化学诱导免疫性疾病类型之间的关系依旧有争议的（Lebrec 等人，2001；Ulrich 等人，2001a）。

推荐利用豚鼠确证呼吸敏化剂的分层方法（Sarlo 和 Clark，1992）。对于①警示结构（SAR）；②体外共价键合至蛋白质；③ ACA 测试；④吸入诱导和激发，伴随观察呼吸性窘迫的临床体征，以及用 PCA 测试方法，测定特定的抗体产生。尽管所述方法看起来可用于测定高活性化学物质的呼吸敏化能力，但是尚未显示其可用于药物的安全性评价。已描述方法，其中通过皮肤或

吸入治疗，将大鼠或豚鼠用测试化合物诱导，随后经吸入激发，
利用体积描记法和其他测定敏化的试验终点（Arts 等人，1998；
Blaikie 等人，1995；Karol，1995）。对于经吸入途径施用的药物
的开发，可使用 Karol 方法的改良版（Karol，1995），其中将豚鼠
经吸入途径诱导和激发，随后测定适当的试验终点（例如体积描
记术、药物特异性抗体产生）。

（二）Ⅱ型和Ⅲ型

Ⅱ型和Ⅲ型免疫性疾病易同时发生，并通常与全身或器官过敏反
应相关（Adkinson，1998）。Ⅱ型和Ⅲ型免疫性疾病是 IgG 和（或）
IgM 抗体对药物或药物代谢产物反应引起的。相关病理学是由于
抗体-依赖细胞的细胞毒性（ADCC）和（或）补体-介导的体细
胞溶解（Ⅱ型）或伴随局部组织破坏的免疫复合物形成、沉积和
补体激活（Ⅲ型）。Ⅱ型和Ⅲ型免疫性疾病包括贫血、白细胞减少、
血小板减少、肺炎、脉管炎、狼疮样反应或者肾小球肾炎，并且
经常不能与自身免疫反应进行区分（Adkinson，1998；Park 等人，
1998）。Ⅱ型和Ⅲ型免疫性疾病很少在动物中建模，并且所述免疫
性疾病的体征是最常见的直接、无免疫性介导的药物毒性的指示。

尽管存在与Ⅱ型和Ⅲ型过敏反应相关的药物示例，但是不存在预
测所述作用的标准非临床方法（Park 等人，1998）。然而，应该考
虑随访研究，以决定免疫机制是否与所述病理学相关时，存在实
例。对于贫血，阳性直接库姆试验可提示免疫介导的溶血性贫血
（Verdier 等人，1997）。对于组织损害例如脉管炎，受影响组织的
抗体或补体的免疫组织化学实证可提示免疫性疾病（Andrews 等人，
1994）。在动物研究中，包含肽和蛋白类药物的免疫复合物的形成
没有直接预示人体发生免疫复合物病的可能性，然而，应该仔细
考虑所述发现，尤其是当免疫复合物沉积产生病理学作用时。免

疫复合物形成的后果还可包括中和药物活性和药代动力学的变化。

已显示：看起来产生 Ⅱ 型和（或）Ⅲ 型免疫性疾病的某些类别的药物诱导代谢产物特异型抗体，该抗体可用作生物标记物。例如，已知吸入麻醉药氟烷在少数情况下会引起严重肝损害，并且所述作用看起来具有免疫性基础（Pohl 等人，1988）。与氟烷肝代谢产物反应的抗体和氟烷性肝炎相关（Hubbard 等人，1988；Kenna 等人，1984），并且已将所述代谢产物鉴定为三氟乙酰化的蛋白质（Pohl 等人，1989）。可将化学上与氟烷相关的化合物施用至豚鼠，以测定肝脏三氟乙酰化蛋白质的形成（Clarke 等人，1995）。可将所述生物标记物用于间接评价与氟烷相关的化学物质的敏化能力。

（三）Ⅳ型

Ⅳ 型免疫性疾病是 T 细胞介导的，并且迟发型过敏皮肤反应（接触性皮炎）最常发生。当药物预期用于局部施用时，应利用适当测试方法，作为非临床安全性评价的一部分，测定药物的敏化能力。经典非临床试验利用敏化（诱导）和激发（引出），并且通常用豚鼠操作（Klecak，1996）。尽管多数测试方法已得到发展，但是用于评估药物的皮肤敏化能力的最常用方法一直是Buehler 测试方法（BA）和豚鼠最大化试验（GPMT）（Botham 等人，1991）。上述测试方法是可信的，且已显示与已知人皮肤增敏剂的高度相关（Kligman 和 Basketter，1995）。所述方法，以及裂口辅助技术和崔氏试验是目前 CDER 接受的，用于测定预期局部使用的药物的敏化能力的方法。还已将其他方法（例如最佳测试法）用于局部用药物的非临床评估，并已得到 CDER 接受。对于嗜碱性粒细胞浸润，已将诱导的皮肤病灶的组织学检测用于区分Ⅳ 型和 Ⅰ 型免疫性疾病，但是所述方法未得到用于推荐的充分评估（Graziano 等人，1983）。

利用小鼠而不是豚鼠的技术也已得到发展。小鼠耳肿胀试验（Gad
等人，1986，1987）利用与传统豚鼠试验类似的诱导和激发模式。
所述方法已广泛用于药物安全性评价。

检测迟发型过敏反应诱导相的试验技术可用于药物开发。特别是
一项鼠类 LLNA 一直是几项研究的主题，其用已知的接触敏化物
（Basketter 等人，1991；Kimber 等人，1991；1995；Loveless 等人，
1996；Scholes 等人，1992）将所述测试进行设计，以检测原位
淋巴组织增生。研究已表明用 LLNA 得到的结果与传统的豚鼠试
验良好相关（Basketter 和 Scholes，1992；Basketter 等人，1993；
Dean 等人，2001b；Edwards 等人，1994；Haneke 等人，2001；
Kimber 等人，1990，1998；Sailstad 等人，2001）。LLNA 具有优
于豚鼠试验的优点。①结果是定量的，而不是基本上主观的；②不
使用 Freund 佐剂；③可以精确测量有色产物。用于检测淋巴组织
增生，除引入放射性示踪标记之外，替代测试方法已得到发展，
但是所述技术未得到广泛评价（Ulrich 等人，2001b）。可将用鼠
类 LLNA 得到的结果用于支持局部用药品的推荐临床试验的安全
性。当进行鼠类 LLNA 以支持临床试验的安全性时，应评价药物、
临床辅料和临床制剂的敏化能力。此外，应使用并行的阳性对照，
并且应提供个体动物数据。

光变态反应是Ⅳ型过敏的特殊情况，其中药物经光激活产生
共价键合的代谢产物（半抗原），然后，该代谢产物作为增敏
剂。动物模型可用于评估光过敏能力（Gerberick 等人，1989；
Scholes 等人，1991，Ulrich 等人，1998），但是对于人的作用，
所述模型的预测值是不确定的。因此，CDER 没有常规预期光过

敏能力的非临床试验。

在评价试验药物的敏化能力方面，其他测试是有价值的，尽管不应将共价键合至蛋白质作为过敏能力的预测器，但是在一些情况下，可将其用于测定药物是否具有所述能力（Park 和 Kitteringham，1990）。例如，如果研究药物属于已知通过共价键合产生过敏反应的一类（例如 β - 内酰胺类、磺胺类），那么能将体外和（或）体内共价键合至蛋白质的实证作为敏化能力的生物标记物（Dewdney 和 Edwards，1992；Sarlo 和 Clark，1992）。

（四）假过敏（过敏样）反应

假过敏反应可由不依赖抗原特异性免疫反应的炎症或过敏样机制活化产生。已知假过敏反应具有几种原因，包括但不限于直接组胺释放和补体活化（Descotes，1986；Szebeni，2001）。所述反应可能是剂量相关的。

如果在动物研究中观察到过敏反应的体征，那么应该考虑随访研究。通过多种方法包括体外测试（例如利用肥大细胞株的药物诱导的组胺释放），可将过敏样反应与真正的 IgE 介导的过敏反应进行区分（Baxter 等人，1993；Toyoguchi 等人，2000）。可在非临床毒理学研究中，观察到过敏样反应的生物化学标记物（例如在显示过敏样反应体征的动物中，检测血清过敏样补体产物）（Szebeni，2001）。所述反应的仔细评估已产生关于临床试验中所用的生物化学标记物有价值的信息。

（五）自身免疫

自身免疫指免疫系统对自身抗原反应的病理学过程。自身免疫目标包括功能膜（例如肾小球）、保护膜（例如髓磷脂）或受体（例如促甲状腺激素或乙酰胆碱受体）。肾小球肾炎、狼疮样综合征、溶血性贫血和脉管炎是最常见的病理学，该病理学可具有自身免疫基础（Rose 和 Bhatia，1995）。自身免疫的效应器可包括抗体或自身抗原特异性 T 细胞。自身免疫包括直接组织损伤、伴随补体激活的免疫复合物沉积或者刺激目标功能。Ⅱ 型和 Ⅲ 型过敏反应时常具有自身免疫成分，并且药物相关的自身免疫可作为药物特异性过敏反应发起（Dansette 等人，1998；Descotes，1990；Kammüller 等人，1989；Knowles 等人，2000）。免疫反应引起的免疫刺激（例如刺激性 IgG 引起的甲状腺功能亢进）是一类自身免疫。

不存在测定受试药物产生自身免疫反应能力的标准方法。已推荐将腘淋巴结测试法（PLNA）及其各种改良版用于测试药物诱导的自身免疫（Albers 等人，1999；Bloksma 等人，1995；Descotes 和 Verdier，1995；Goebel 等人，1996；Pieters 和 Albers，1999a；Shinkai 等人，1999；Vial 等人，1997）。尽管至少一种广泛的 PLNA 评估已得到公开（Pieters 和 Albers，1999b），但是尚未报道可通用于药物开发的研究。已描述 PLNA 和 LLNA 的改良版，可将其用于检测药物产生自身免疫反应和全身过敏反应的能力（Gutting 等人，1999；Kimber，2001；Pieters，2001）。

已推荐其他方法，例如测定啮齿动物的 TH2 活化标记物，TH2 活化易于形成自身免疫反应（Bagenstose 等人，1999）。还已推荐非临床毒理学研究中的自身抗体形成筛查，并且已报道其预示与某些蛋白质药物相关的临床作用（Verdier 等人，1997；Wierda 等人，2001）。

（六）不良免疫刺激
不良免疫刺激指免疫系统一些成分的任何非抗原特性的、不适当的或不受控制的活化。慢性炎症可产生不良免疫刺激，尽管与药品相比，其更可能与制品例如植入的医疗装置和疫苗佐剂相关（Anderson 和 Langone，1999；Verdier 和 Morgan，2002）。

不预期的非特异性免疫刺激看起来是与药物相关的罕见不良作用。在一些方面，这类免疫毒性与假性免疫重叠，并且事实上区别是细微的。通常，将具有这类活性的化合物推荐用作免疫兴奋剂（例如佐剂），并且在这种情况下，应将不良免疫刺激作为夸大的药效活性（Del Giudice 等人，2002）。细胞因子释放综合征是另一类不良免疫刺激，其一直与某些类型的治疗单克隆抗体类相关（Winkler 等人，1999）。

因为会受影响的细胞和组织种类，不良免疫刺激的临床表现对诊断学提出挑战。不良免疫刺激的常见表现是组织的白细胞浸润（Van Luyn 等人，2001）。不良免疫刺激是难以确定的，因为观察到的作用不会在免疫系统成分中。例如，免疫刺激物白细胞介素 –2 在高剂量的最大容许毒性是弥漫性毛细管渗漏（Winkelhake 和 Gauny，1990）。尚无用于评价药物产生不良免疫刺激能力的通用方法。

（七）安全性考虑

附件 A 中总结用于评价安全性或用于探讨免疫毒理学机制的非临床免疫毒理学研究。根据流程图所示，当药物经局部或吸入途径施用时，补充标准重复剂量毒理学研究的另外免疫毒理学研究是可预期的。对于经所述途径施用的药物，应该利用适当的测试例如 GPMT、BA、鼠 LLNA 或者豚鼠吸入诱导和激发试验，测试药物的敏化能力。如果需要，可使用替代测试。

根据施用途径，决定试验是否是合理的之后，应该仔细考虑非临床毒理学研究，进行该项研究，以支持临床试验药物的安全性。如果发现药物诱导免疫抑制的证据，另外的随访研究会是需要的。根据药物的预期用途，对于评价药物安全性，所述随访研究可以不是必需的。然而，随访研究在提供风险和（或）益处评价方面，是有用的。对于免疫抑制作用的进一步评价，两种测试应该考虑：①药物对 T 细胞依赖抗体反应的作用（例如菌斑测试）；②免疫细胞表型（例如流式细胞术、免疫组织化学）。其他随访测试可用于测定免疫抑制机制（例如测定血质不调的方法）。除了非临床（或临床）试验中免疫抑制的发现，药物和（或）代谢产物在免疫系统组织中的蓄积可表明对相关免疫功能的随访研究会是有用的。

如果药物预期用于治疗 HIV 感染，应该用适当的免疫功能测试方法，评价产生不期望的免疫抑制的能力（例如对 T 细胞依赖免疫原应答的作用）。所述免疫功能测试将为个体提供另外的安全性保证，该个体中药物诱导的免疫抑制可具有严重后果。

如果药物预期用于孕妇，且已在成年人中显示诱导免疫抑制，应该考虑在 ICH 的 C–F 阶段的生殖毒理学研究中，引入免疫毒理学。理想地，母源药物暴露对 F1 代后代的淋巴样系统器官重量、组织学和血液学的作用应包括于最终检查中。

当在毒理学研究中观察到提示药物诱导的过敏不良反应时，可将另外的免疫毒理学测试用于阐明免疫系统作用。例如，当出现贫血时，库姆斯实验可表明免疫介导的溶血性贫血是否是起因。类似地，为了探讨组织损伤例如脉管炎，受侵袭组织中免疫复合物的沉积实证可表明免疫病理学机制。随访研究还可区分过敏样反应与真正 IgE 介导的过敏反应。例如，药物诱导的细胞的组胺释放或者体外、体内药物暴露后的补体激活可表明过敏样反应。

毒理学研究中可疑的药物诱导的自身免疫是难以用现代方法确证的。但是，腘淋巴结测试法和生物标记物测试法可为潜在的自身免疫机制提供观察。

致肿瘤性是是否进行另外的免疫抑制试验的最终指示。如果慢性毒理学研究或者啮齿动物生物学测试表明致癌能力，测定药物诱导的免疫抑制的潜在作用会是有帮助的。肿瘤宿主抵抗力模型可用于评价免疫抑制在致癌性发现中的潜在作用。

免疫抑制看起来不是研究药物的共同发现。如果在非临床毒理学研究中，潜在的有价值的治疗物质具有严重的免疫抑制活性，那么该活性应该保证在临床试验中得到仔细关注。例如，如果使用适当的防疫措施，以避免感染，可使用有效的骨髓细胞毒素的肿瘤治疗物质。当两种药物都是人免疫抑制剂时，某些药物组合物是禁忌的。当提交销售申请时，申报者应说明如何处理治疗物质免疫毒性能力的安全性考虑，是否已进行免疫毒性研究。免疫毒性的相关信息也应包括在产品标签中。

（八）总结

免疫系统由一套变化多样的、复杂的细胞和器官组成，细胞和器官互相或者与其他生理学系统具有复杂的相互作用。所述复杂性使得在动物模型中检测和评估药物诱导的免疫毒性变得困难。但是，药物开发期间发现的免疫毒理学作用的监管考虑与其他不良作用没有任何不同。无论何时获得所述信息，申报者都应该提交药物免疫毒理学评估的任何信息。如免疫毒理学已观察到免疫毒

性作用的性质和机制则可提示另外的随访研究。任何进一步的测
试应取决于①药物的预期用途；②免疫毒理学是否是预期的或耐
受的副作用；③是否其他测试结果可改变临床发展计划，包括潜
在风险和（或）益处考虑。免疫毒理学发现可提示临床试验的修
改（例如，可检测一些免疫参数）。可将免疫毒理学发现包括于
研究者的宣传材料或者产品标签中。尽管免疫毒理学发现可表明
对于某些类型的临床试验或者一些适应证，药物是不安全的，但
是所不良反应是罕见的。

免疫毒理学是快速发展的领域，并且新方法正得到不断地发展和
评估。可预期的是新方法（例如基因学、蛋白组学、转基因动物）
将变得可用，以测定药物安全性评价的有用端点，尤其是关于所
述不良作用例如全身过敏性、自身免疫和光过敏（Adkinson 等人，
2002；Dean，1997；Moser 等人，2001）。当毒理学研究或临床试
验中的免疫毒理学体征提示需进行随访研究时，鼓励申报者联系
适当的 CDER 评价部门。

参考文献

[1] Ader, R., and Cohen, N. （1993）. "Psychoneuroimmunology:
Conditioning and Stress." Ann. Rev. Psychol., 44, 53–85.

[2] Adkinson, N.F., Jr. （1998）. "Drug Allergy." In Allergy:
Principles & Practice, Vol. II （E. Middleton, Jr., E.F. Ellis, J.W.
Yunginger, C.E. Reed, N.F. Adkinson, Jr., and W.W.Busse, Eds.）pp.
1212–1224, Mosby, St. Louis, Missouri.

[3] Adkinson, N.F., Jr., Essayan, D., Gruchalla, R., Haggerty, H.,

Kawabata, T., Sandler, J.D., Updyke, L., Shear, N.H., and Wierda, D. (2002). "Task Force Report: Future Research Needs for the Prevention and Management of Immune–Mediated Drug Hypersensitivity Reactions." J. Allergy Clin. Immunol., 109, S461–S478.

[4] Albers, R., Van der Pijl, A., Bol, M., Bleumink, R., Seinen, W., and Pieters, R. (1999). "Distinct Immunomodulation by Autoimmunogenic Xenobiotics in Susceptible and Resistant Mice." Toxicol. Appl. Pharmacol., 160, 156–162.

[5] Anderson, J.M., and Langone, J.J. (1999). "Issues and Perspectives on the Biocompatibility and Immunotoxicity Evaluation of Implanted Controlled Release Systems." J. Controlled Release, 57, 107–113.

[6] Andrews, A.G., Dysko, R.C., Spilman, S.C., Kunkel, R.G., Brammer, D.W., and Johnson, K.J. (1994). "Immune Complex Vasculitis With Secondary Ulcerative Dermatitis in Aged C57BL/6NNia Mice." Vet. Pathol., 31, 293–300.

[7] Arts, J.H.E., Kuper, C.F., Spoor, S.M., and Bloksma, N. (1998). "Airway Morphology and Function of Rats Following Dermal Sensitization and Respiratory Challenge With Low Molecular Weight Chemicals." Toxicol. Appl. Pharmacol., 152, 66–76.

[8] Bagenstose, L.M., Salgame, P., and Monestier, M. (1999). "Cytokine Regulation of a Rodent Model of Mercuric Chloride–Induced Autoimmunity." Environ. Health Perspect., 107, 807–810.

[9] Basketter, D.A., Bremmer, J.N., Buckley, P., Kammuller, M.E., Kawabata, T., Kimber, I., Loveless, S.E., Magda, S., Stringer, D.A., and Vohr, H.-W.（1995）. "Pathology Considerations for, and Subsequent Risk Assessment of, Chemicals Identified as Immunosuppressive in Routine Toxicology." Food Chem. Toxicol., 33, 239-243.

[10] Basketter, D.A., and Scholes, E.W.（1992）. "Comparison of the Local Lymph Node Assay With the Guinea-Pig Maximization Test for the Detection of a Range of Contact Allergens." Food Chem. Toxicol., 30, 65-69.

[11] Basketter, D.A., Scholes, E.W., Kimber, I., Botham, P.A., Hilton, J., Miller, K., Robbins, M.C., Harrison, P.T.C., and Waite, S.J.（1991）. "Interlaboratory Evaluation of the Local Lymph Node Assay With 25 Chemicals and Comparison With Guinea Pig Test Data." Toxicol. Methods, 1, 30-43.

[12] Basketter, D.A., Selbie, E., Scholes, E.W., Lees, D., Kimber, I., and Botham, P.A.（1993）. "Results With OECD Recommended Positive Control Sensitizers in the Maximization, Buehler and Local Lymph Node Assays." Food Chem. Toxicol., 31, 63-67.

[13] Baxter, A.B., Lazarus, S.C., and Brasch, R.C.（1993）. "In Vitro Histamine Release Induced by Magnetic Resonance Imaging and Iodinated Contrast Media." Invest. Radiol., 28, 308-312.

[14] Biagini, R.E.（1998）. "Epidemiology Studies in Immunotoxicity Evaluations." Toxicology, 129, 37-54.

[15] Blaikie, L., Morrow, T., Wilson, A.P., Hext, P., Hartrop, P.J., Rattray, N.J., Woodcock, D., and Botham, P.A. (1995). "A Two-Centre Study for the Evaluation and Validation of an Animal Model for the Assessment of the Potential of Small Molecular Weight Chemicals to Cause Respiratory Allergy." Toxicology, 96, 37–50.

[16] Bloksma, N., Kubicka-Muranyi, M., Schuppe, H.C., Gleichmann, E., and Gleichmann, H. (1995). "Predictive Immunotoxicological Test Systems: Suitability of the Politeal Lymph Node Assay in Mice and Rats." Crit. Rev. Toxicol., 25, 3693–3696.

[17] Bloom, J.C., and Brandt, J.T. (2001). "Toxic Responses of The Blood." In Casarett & Doull's Toxicology (C.D. Klaassen, Ed.), pp. 389–417, McGraw-Hill, New York.

[18] Boorman, G.A., Luster, M.I., Dean, J.H., and Campbell, M.L. (1982). "Assessment of Myelotoxicity Caused by Environmental Chemicals." Environ. Health Perspect., 43, 129–135.

[19] Botham, P.A., Basketter, D.A., Maurer, T., Mueller, D., Potokar, M., and Bontinck, W.J. (1991). "Skin Sensitization -- A Critical Review of Predictive Test Methods in Animals and Man." Food Chem. Toxicol., 29, 275–286.

[20] Briatico-Vangosa, G., Braun, C.L.J., Cookman, G., Hofmann, T., Kimber, I., Loveless, S.E., Morrow, T., Pauluhn, J., Sorensen, T., and Niessen, H.J. (1994). "Respiratory Allergy: Hazard Identification and Risk Assessment." Fund. Appl. Toxicol., 23, 145–158.

[21] Buhles, W.C.（1998）. "Application Of Immunologic Methods In Clinical Trials." Toxicology 129, 73–89.

[22] Burchiel, S.W., Lauer, F.T., Gurulé, D., Mounho, B.J., and Salas, V.M.（1999）. "Uses and Future Applications of Flow Cytometry in Immunotoxicity Testing." Methods, 19, 28–35.

[23] Burleson, G.R., Dean, J.H., and Munson, A.E.（Eds.）（1995a）. Methods in Immunotoxicology, Vol. 1, Wiley–Liss, New York.

[24] Burleson, G.R., Dean, J.H., and Munson, A.E.（Eds.）（1995b）. Methods in Immunotoxicology, Vol. 2, Wiley–Liss, New York.

[25] Burns–Naas, L.A., Meade, B.J., and Munson, A.E.（2001）. "Toxic Responses of the Immune System." In Casarett & Doull's Toxicology （C.D. Klaassen, Ed.）, pp. 419–470, McGraw–Hill, New York.

[26] Chabner, B.A., Allegra, C.J., Curt, G.A., and Calabresi, P. （1996）. "Antineoplastic Agents." In Goodman and Gilman's The Pharmacological Basis of Therapeutics, Ninth Edition （J.G. Hardman, L.E. Limbird, P.B. Molinoff, R.W. Ruddon, and A.G. Gilman, Eds.）, pp. 1233–1287, McGraw–Hill, New York.

[27] Chazal, I., Verdier, F., Virat, M., and Descotes, J.（1994）. "Prediction of Drug–Induced Immediate Hypersensitivity in Guinea Pigs." Toxicol. In Vitro, 8, 1045–1047.

[28] Choquet–Kastylevsky, G., and Descotes, J.（1998）. "Value of

Animal Models for Predicting Hypersensitivity Reactions to Medicinal Products." Toxicology, 129, 27–35.

[29] Clarke, J.B., Thomas, C., Chen, M., Hastings, K.L., and Gandolfi, A.J. (1995). "Halogenated Anesthetics Form Liver Adducts and Antigens That Cross-React With Halothane-Induced Antibodies." Int. Arch. Allergy Immunol., 108, 24–32.

[30] Cohen, M.D., Schook, L.B., Oppenheim, J.J., Freed, B.M., and Rodgers, K.E. (1999). "Symposium Overview: Alterations in Cytokine Receptors by Xenobiotics." Toxicol. Sci., 48, 163–169.

[31] Colville-Nash, P.R., and Gilroy, D.W. (2001). "Potential Adverse Effects of Cyclooxygenase-2 Inhibition: Evidence From Animal Models of Inflammation" BioDrugs, 15, 1–9.

[32] Coombs, R.R.A., and Gell, P.G.H. (1975). "Classification of Allergic Reactions Responsible for Clinical Hypersensitivity and Disease." In Clinical Aspects of Immunology (P.G.H. Gell, R.R.A. Coombs, and P.J. Lachman, Eds.), pp. 761–778, Lippincott, Philadelphia.

[33] Cornacoff, J.B., Graham, C.S., and LaBrie, T.K. (1995). "Phenotypic Identification of Peripheral Blood Mononuclear Leukocytes by Flow Cytometry as an Adjunct to Immunotoxicity Evaluation." In Methods in Immunotoxicology, Vol. 1 (G.R. Burleson, J.H. Dean, and A.E. Munson, Eds.), pp. 211–226, Wiley-Liss, New York.

[34] Dansette, P.M., Bonierbale, E., Minoletti, C., Beaune, P.H., Pessayre, D., and Mansuy, D. (1998). "Drug-Induced Immunotoxicity." Eur. J. Drug Metab. Pharmacokin., 23, 443-451.

[35] Dean, J.H. (1997). "Issues With Introducing New Immunotoxicology Methods Into the Safety Assessment of Pharmaceuticals." Toxicology, 119, 95-101.

[36] Dean, J.H., Hincks, J.R., and Remandet, B. (1998). "Immunotoxicology Assessment in the Pharmaceutical Industry." Toxicol. Letts., 102-103, 247-255.

[37] Dean, J.H., Luster, M.I., Boorman, G.A., Luebke, R.W., and Lauer, L.D. (1982). "Application of Tumor, Bacterial and Parasite Susceptibility Assays to Study Immune Alterations Induced by Environmental Chemicals." Environ. Health Perspect., 43, 81-88.

[38] Dean, J.H., Luster, M.I., Boorman, G.A., Padarathsingh, M.L., and Luebke, R.W. (1981). "Host Resistance Models as Endpoints for Assessing Immune Alterations Following Chemical Exposures: Studies with Diethylstilbestrol, Cyclophosphamide and 2,3,7,8-Tetrachlorodibenzo-p-dioxin. In The Biological Relevance of Immunosuppression Induced by Therapeutic and Environmental Agents (J.H. Dean, and M.L. Padarathsingh, Eds.), pp. 233-255, Van Norstrand Reinhold, New York.

[39] Dean, J.H., House, R.V., and Luster, M.I. (2001a). "Immunotoxicology: Effects of, and Responses to, Drugs and

Chemicals." In Principles and Methods of Toxicology: Fourth Edition (A.W. Hayes, Ed.) , pp. 1415–1450, Taylor & Francis, Philadelphia, Pennsylvania.

[40] Dean, J.H., Twerdok, L.E., Tice, R.R., Sailstad, D.M., Hattan, D.G., and Stokes, W.S. (2001b) . "ICCVAM Evaluation of the Murine Local Lymph Node Assay. II. Conclusions and Recommendations of an Independent Scientific Peer Review Panel." Reg. Toxicol. Pharmacol., 34, 258–273.

[41] Dearman, R.J., Basketter, D.A., and Kimber, I. (1995) . "Differential Cytokine Production Following Chronic Exposure of Mice to Chemical Respiratory and Contact Allergens." Immunology, 86, 545–550.

[42] Dearman, R.J., Basketter, D.A., and Kimber, I. (1996) . "Characterization of Chemical Allergens as a Function of Divergent Cytokine Secretion Profiles Induced in Mice." Toxicol. Appl. Pharmacol., 138, 308–316.

[43] DeGeorge, J.J., Ahn, C.-H., Andrews, P.A., Brower, M.E., Choi, Y.S., Chun, M.Y., Du, T., Lee-Ham, D.Y., McGuinn, W.D., Pei, L., Sancilio, L.F., Schmidt, W., Sheevers, H.V., Sun, C.J., Tripathi, S., Vogel, W.M., Whitehurst, V., Williams, S., and Taylor, A.S. (1997) . "Considerations for Toxicology Studies of Respiratory Drug Products" Reg. Toxicol. Pharmacol., 25, 189–193.

[44] De Jong, W.H., Kroese, E.D., Vos, J.G., and Van Loveren, H.

（1999）．"Detection of Immunotoxicity of Benzo[A]Pyrene in a Subacute Toxicity Study After Oral Exposure in Rats." Toxicol. Sci., 50, 214–220.

[45] Deldar, A., House, R.V., and Wierda, D.（1995）．"Bone Marrow Colony–Forming Assays." In Methods in Immunotoxicology, Vol. 1（G.R. Burleson, J.H. Dean, and A.E. Munson, Eds.）, pp. 227–250, Wiley–Liss, New York.

[46] Del Giudice, G., Podda, A., and Rappuoli, R.（2002）．"What Are the Limits of Adjuvanticity?" Vaccine, 20, S38–S41.

[47] Descotes, J.（1990）．"Drug–Induced Immune Diseases." In Drug–Induced Disorders, Vol. 4（M.N.G. Dukes, Ed.）, Elsevier, New York.

[48] Descotes, J.（1986）．"Pseudo–Allergic Drug Reactions." Clin. Res. Practices & Drug Reg. Affairs, 4, 75–84.

[49] Descotes, J., Choquet–Kastylevsky, G., Van Ganse, E., and Vial, T.（2000）．"Responses of the Immune System to Injury." Toxicol. Pathol., 28, 479–481.

[50] Descotes, J., and Verdier, F.（1995）．"Popliteal Lymph Node Assay." In Methods in Immunotoxicology, Vol. 1（G.R. Burleson, J.H. Dean, and A.E. Munson, Eds.）, pp. 189–196, Wiley–Liss, New York.

[51] De Waal, E.J., Timmerman, H.H., Dortant, P.M., Kranjc, M.A.M.,

and Van Loveren, H. （1995）. "Investigation of a Screening Battery for Immunotoxicity of Pharmaceuticals Within a 28–Day Oral Toxicity Study Using Azathioprine and Cyclosporin A as Model Compounds." Reg. Toxicol. Pharmacol., 21, 327–338.

[52] Dewdney, J.M., and Edwards, R.G. （1992）. "Hypersensitivity: Adverse Drug Reactions." In Principles and Practice of Immunotoxicology（K. Miller, J.L. Turk, and S. Nicklin, Eds.）, pp. 265–278, Blackwell Scientific Publications, Oxford.

[53] De Weck, A.L. （1974）. "Low Molecular Weight Antigens." In The Antigens, Vol. 2（M. Sela, Ed.）, pp. 141–248, Academic Press, New York.

[54] Djeu, J.Y. （1995）. "Natural Killer Activity." In Methods in Immunotoxicology, Vol. 1（G.R. Burleson, J.H. Dean, and A.E. Munson, Eds.）, pp. 437–449.

[55] Duncan, J.R., Prasse, K.W., and Mahaffey, E.A. （1994）. Veterinary Laboratory Medicine（3rd edition）, Iowa State Press, Ames, Iowa.

[56] European Centre for Ecotoxicology and Toxicology of Chemicals. （1993）. "Respiratory Allergy." Monograph No. 19, ECETOC, Brussels, Belgium.

[57] Edwards, D.A., Soranno, T.M., Amoruso, M.A., House, R.V., Tummey, A.C., Trimmer, G.W., Thomas, P.T., and Ribeiro, P.L. （1994）.

"Screening Petrochemicals for Contact Hypersensitivity Potential: A Comparison of the Murine Local Lymph Node Assay With Guinea Pig and Human Test Data." Fund. Appl. Toxicol., 23, 179–187.

[58] Exon, J.H., and Talcott, P.A. （1995）. "Enzyme–Linked Immunosorbent Assay（ELISA）for Detection of Specific IgG Antibody in Rats." In Methods in Immunotoxicology, Vol. 1（G.R. Burleson, J.H. Dean, and A.E. Munson, Eds.）, pp. 109–124, Wiley–Liss, New York.

[59] Furst, S.M., Chen, M, and Gandolfi, A.J. （1996）. "Use of Halothane as a Model for Investigating Chemical–Induced Autoimmmune Hepatotoxicity." Drug Info. J., 30, 301–307.

[60] Gad, S.C., Dunn, B.J., Dobbs, D.W., Reilly, C., and Walsh, R.D. （1986）. "Development and Validation of an Alternative Dermal Sensitization Test: The Mouse Ear Swelling Test（MEST）." Toxicol. Appl. Pharmacol., 84, 93–114.

[61] Gad, S.C., Dobbs, B.W., Dunn, B.J., Reilly, C., Walsh, R.D., Auletta, C.S., Hile, R.A., Reagan, E., and Yenser, B. （1987）. "Interlaboratory Validation Test（MEST）." In In Vitro Toxicology: Approaches to Validation（A.M. Goldberg, Ed.）, pp. 275–292, Mary Ann Leibert, New York.

[62] Gerberick, G.F., and Ryan, C.A. （1989）. "Contact Photoallergy Testing Of Sunscreens in Guinea Pigs." Contact Dermatitis, 20, 251–259.

[63] Goebel, C., Griem, P., Sachs, B., Bloksma, N., and Gleichmann, E. (1996). "The Popliteal Lymph Node Assay in Mice: Screening of Drugs and Other Chemicals for Immunotoxic Hazard." Inflamm. Res., 45, S85–S90.

[64] Gossett, K.A., Narayanan, P.K., Williams, D.M., Gore, E.R., Herzyk, D.J., Hart, T.K., and Sellers, T.S. (1999). "Flow Cytometry in the Preclinical Development of Biopharmaceuticals" Toxicol. Pathol., 27, 32–37.

[65] Graziano, F.M., Gunderson, L., Larson, L., and Askenase, P.W. (1983). "IgE Antibody–Mediated Cutaneous Basophil Hypersensitivity Reactions in Guinea Pigs." J. Immunol., 131, 2675–2681.

[66] Gutting, B.W., Schomaker, S.J., Kaplan, A.H., and Amacher, D.E. (1999). "A Comparison of the Direct and Reporter Antigen Popliteal Lymph Node Assay for the Detection of Immunomodulation by Low Molecular Weight Compounds." Toxicol. Sci., 51, 71–79.

[67] Hall, R.L. (2001). "Principles Of Clinical Pathology for Toxicology Studies." In Principles and Methods of Toxicology, Fourth Edition (A.W. Hayes, Ed.), pp. 1001–1038, Taylor & Francis, Philadelphia, Pennsylvania.

[68] Haneke, K.E., Tice, R.R., Carson, B.L., Margolin, B.H., and Stokes, W.S. (2001). "ICCVAM Evaluation of the Murine Local Lymph Node Assay. III. Data Analysis Completed by the National

Toxicology Program Interagency Center for the Evaluation of Alternative Toxicological Methods." Reg. Toxicol. Pharmacol., 34, 274–286.

[69] Hannet, I., Erkeller–Yuksel, F., Lydyard, P., Deneys, V., and DeBruyere, M.（1992）. "Developmental and Maturational Changes in Human Blood Lymphocyte Subpopulations." Immunol. Today, 13, 215–218.

[70] Hilton, J., Dearman, R.J., Basketter, D.A., and Kimber, I.（1995）. "Identification of Chemical Respiratory Allergens: Dose Response Relationships in the Mouse IgE Test." Toxicol. Methods, 5, 51–60.

[71] Holsapple, M.P.（1995）. "The Plaque–Forming Cell（PFC） Response in Immunotoxicology: An Approach to Monitoring the Primary Effector Function of B–Lymphocytes." In Methods in Immunotoxicology, Vol. 1（G.R. Burleson, J.H. Dean, and A.E. Munson, Eds.）, pp. 71–108, Wiley–Liss, New York.

[72] Holsapple, M.P., Page, D.G., Shopp, G.M., and Bick, P.H.（1984）. "Characterization of the Delayed Hypersensitivity Response to a Protein Antigen in the Mouse." Int. J.Immunopharmacol., 6, 399–405.

[73] House, R.V.（1995）. "Cytokine Bioassays for Assessment of Immunomodulation: Applications, Procedures, and Practical Considerations." In Methods in Immunotoxicology, Vol. 1（G.R. Burleson, J.H. Dean, and A.E. Munson, Eds.）, pp. 251–276, Wiley–Liss, New York.

[74] House, R.V. （1999）. "Theory and Practice of Cytokine Assessment in Immunotoxicology." Methods, 19, 17–27.

[75] House, R.V., and Thomas, P.T. （1995）. "In Vitro Induction of Cytotoxic T Lymphocytes." In Methods in Immunotoxicology, Vol. 1 （G.R. Burleson, J.H. Dean, and A.E. Munson, Eds.）, pp. 159–171.

[76]Hubbard, A.K. （1999）. "Effects of Xenobiotics on Macrophage Function: Evaluation In Vitro." Methods, 19, 8–16.

[77] Hubbard, A.K., Roth, T.P., Gandolfi, A.J., Brown, B.R., Jr., Webster, N.R., and Nunn, J.F.（1988）. "Halothane Hepatitis Patients Generate an Antibody Response Toward a Covalently Bound Metabolite of Halothane." Anesthesiology, 68, 791–796.

[78] ICH（1994）. ICH–S5A guidance for industry on Detection of Toxicity to Reproduction for Medicinal Products（http://www.fda.gov/cder/guidance/index.htm）.

[79] Immunotoxicology Technical Committee, International Life Sciences Institute Health and Environmental Sciences Institute. （2001）. "Application of Flow Cytometry to Immunotoxicity Testing: Summary of a Workshop." Toxicology, 163, 39–48.

[80] Immunotoxicology Technical Committee, International Life Sciences Institute Health and Environmental Sciences Institute. （1995）. "Immunotoxicity Testing and Risk Assessment: Summary of a 1994 Workshop." Food Chem. Toxicol., 33, 887–894.

[81] International Collaborative Immunotoxicity Study（1998）. "Report of Validation Study of Assessment of Direct Immunotoxicity in the Rat." Toxicology, 125, 183–201.

[82] Johansen, K.S.（1983）. "Nitroblue Tetrazolium Slide Test." Use of the phorbol–myristate–acetate–stimulated NBT–reduction slide test for routine and prenatal detection of chronic granulomatous disease and diagnosis of heterozygous carriers." Acta Pathol. Microbiol. Immunol. Scand. C, 91, 349–354.

[83] Johnson, C.W., Williams, W.C., Copeland, C.B., DeVito, M.J., and Smialowicz, R.J.（2000）. "Sensitivity of the SRBC PFC Assay Versus ELISA for Detection of Immunosuppression by TCDD and TCDD–Like Congeners." Toxicology, 156, 1–11.

[84] Jones, R.D., Offutt, D.M., and Longmoor, B.A.（2000）. "Capture ELISA and Flow Cytometry Methods for Toxicologic Assessment Following Immunization and Cyclophosphamide Challenges in Beagles." Toxicol. Letts., 115, 33–44.

[85] Kamm ü ller, M.E., Bloksma, N., and Seinen, W.（1989）. "Autoimmunity and Toxicology. Immune Disregulation Induced by Drugs and Chemicals." In Autoimmunity and Toxicology（M.E. Kamm ü ller, N. Bloksma, and W. Seinen, Eds.）, pp. 3–34, Elsevier, Amsterdam, The Netherlands.

[86] Karol, M.H.（1995）. "Assays to Evaluate Pulmonary Hypersensitivity." In Methods in Immunotoxicology, Vol. 2（G.R.

Burleson, J.H. Dean, and A.E. Munson, Eds.）, pp. 401–409, Wiley–Liss, New York.

[87] Karol, M.H., Stadler, J., and Magreni, C.M. （1985）. "Immunotoxicologic Evaluation of the Respiratory System: Animal Models for Immediate and Delayed–Onset Pulmonary Hypersensitivity." Fund. Appl. Toxicol., 5, 459–472.

[88] Kawabata, T.T. （1995a）. "Enumeration of Antigen–Specific Antibody–Forming Cells by the Enzyme–Linked Immunospot （ELISPOT）Assay." In Methods in Immunotoxicology, Vol. 1（G.R. Burleson, J.H. Dean, and A.E. Munson, Eds.）, pp. 125–135, Wiley–Liss, New York.

[89] Kawabata, T.T., Babcock, L.S., and Horn, P.A. （1996）. "Specific IgE And IgG1 Responses to Subtilisin Carlsberg（Alcalase）in Mice: Development of an Intratracheal Exposure Model." Fund. Appl. Toxicol., 29, 238–243.

[90] Kawabata, T.T., Burleson, G.R., Ernst, P.B., and Ullrich, S.E. （1995b）. "Immunotoxicology of Regional Lymphoid Tissue: The Respiratory and Gastrointestinal Tracts and Skin." Fund. Appl. Toxicol., 26, 8–19.

[91] Kay, A.B. （2001a）. "Allergy and Allergic Diseases." New Engl. J. Med., 344, 30–37.

[92] Kay, A.B. （2001b）. "Allergy and Allergic Diseases." New Engl. J.

Med., 344, 109–113.

[93] Kenna, J.G., Neuberger, J., and Williams, R.（1984）. "An Enzyme–Linked Immunosorbent Assay For Detection Of Antibodies Against Halothane–Altered Hepatocyte Antigens." J. Immunol. Methods, 75, 3–14.

[94] Keil, D., Luebke, R.W., Ensley, M., Gerard, P.D., and Pruett, S.B. （1999）. "Evaluation of Multivariate Statistical Methods for Analysis and Modeling of Immunotoxicology Data." Toxicol. Sci., 51, 245–258.

[95] Kimber, I.（2001）. "The Local Lymph Node Assay and Potential Application to the Identification of Drug Allergens." Toxicology, 158, 59–64.

[96] Kimber, I., Bernstein, I.L., Karol, M.H., Robinson, M.K., Sarlo, K., and Selgrade, M.K.（1996）. "Identification of Respiratory Allergens." Fundam. Appl. Toxicol., 33, 1–10.

[97] Kimber, I., Hilton, J., and Botham, P.A.（1990）. "Identification of Contact Allergens Using the Murine Local Lymph Node Assay: Comparisons with the Buehler Occluded Patch Test in Guinea Pigs." J. Appl. Toxicol., 10, 173–180.

[98] Kimber, I., Hilton, J., Botham, P.A., Basketter, D.A., Scholes, E.W., Miller, K., Robbins, M.C., Harrison, P.T.C., Gray, T.J.B., and Waite, S.J. （1991）. "The Murine Local Lymph Node Assay: Results of an Inter–Laboratory Trial." Toxicol. Lett., 55, 203–213.

[99] Kimber, I., Hilton, J., Dearman, R.J., Gerberick, G.F., Ryan, C.A., Basketter, D.A., Lea, L., House, R.V., Ladics, G.S., Loveless, S.E., and Hastings, K.L. (1998). "Assessment of the Skin Sensitization Potential of Topical Medicaments Using the Local Lymph Node Assay: An Interlaboratory Evaluation." J. Toxicol. Environ. Health, 53, 563–579.

[100] Kimber, I., Hilton, J., Dearman, R.J., Gerberick, G.F., Ryan, C.A., Basketter, D.A., Scholes, E.W., Ladics, G.S., Loveless, S.E., House, R.V., and Guy, A. (1995). "An International Evaluation of the Murine Local Lymph Node Assay and Comparison of Modified Procedures." Toxicology, 103, 63–73.

[101] Kimber, I., Kerkvliet, N.I., Taylor, S.L., Astwood, J.D., Sarlo, K., and Dearman, R.J. (1999). "Toxicology of Protein Allergenicity: Prediction and Characterization." Toxicol. Sci., 48, 157–162.

[102] Klecak, G. (1996). "Test Methods for Allergic Contact Dermatitis in Animals." In Dermatotoxicology, Fifth Edition (F.N. Marzulli and H.I. Maibach, Eds.), pp. 437–459, Taylor & Francis, Washington, DC.

[103] Kligman, A.M., and Basketter, D.A. (1995). "A Critical Commentary and Updating of the Guinea Pig Maximization Test." Contact Dermatitis, 32, 129–134.

[104] Knowles, S.R., Uetrecht, J, and Shear, N.H. (2000). "Idiosyncratic Drug Reactions: The Reactive Metabolite Syndromes." Lancet, 356, 1587–1591.

[105] Kuper, C.F., Harleman, J.H., Richter-Reichelm, H.B., and Vos, J.G. （2000）. "Histopathologic Approaches to Detect Changes Indicative of Immunotoxicity." Toxicol. Pathol., 28, 454–466.

[106] Kuper, C.F., Schuurman, H.-J., and Vos, J.G. （1995）. "Pathology in Immunotoxicology." In Methods in Immunotoxicology, Vol. 1 （G.R. Burleson, J.H. Dean, and A.E. Munson, Eds.）, pp. 397–436, Wiley–Liss, New York.

[107] Kwak, B., Mulhaupt, F., Myit, S., and Mach, F. （2000）. "Statins as a Newly Recognized Type of Immunomodulator." Nature Medicine, 6, 1399–1402.

[108] Ladics, G.S., Smith, C., Bunn, T.L., Dietert, R.R., Anderson, P.K., Wiescinski, C.M., and Holsapple, M.P. （2000）. "Characterization of an Approach to Developmental Immunotoxicology Assessment in the Rat Using SRBC as the Antigen." Toxicol. Methods, 10, 283–311.

[109] Ladics, G.S., Smith, C., Heaps, K., Elliott, G.S., Slone, T.W., and Loveless, S.E. （1995）. "Possible Incorporation of An Immunotoxicological Functional Assay for Assessing Humoral Immunity for Hazard Identification Purposes in Rats on Standard Toxicology Study." Toxicology, 96, 225–238.

[110] Lang, D.S., Meier, K.L., and Luster, M.I. （1993）. "Comparative Effects of Immunotoxic Chemicals on In Vitro Proliferative Responses of Human and Rodent Lymphocytes." Fund. Appl. Toxicol., 21, 535–545.

[111] Lebrec, H., Blot, C., Pequet, S., Roger, R., Bohuon, C., and Pallardy, M. （1994）. "Immunotoxicological Investigation Using Pharmaceutical Drugs: In Vivo Evaluation of Immune Effects." Fund. Appl. Toxicol., 23, 159–168.

[112] Lebrec, H., Kerdine, S., Gaspard, I., and Pallardy, M. （2001）. "Th1/Th2 Responses to Drugs." Toxicology, 158, 25–29.

[113] Lebrec, H., Roger, R., Blot, C., Burleson, G.R., Bohuon, C., and Pallardy, M. （1995）. "Immunotoxicological Investigation Using Pharmaceutical Drugs: In Vitro Evaluation of Immune Effects Using Rodent or Human Immune Cells." Toxicology, 96, 147–156.

[114] Lorenz, M., Evering, W.E., Provencher, A., Blue, J.T., Lewis, H.B., Hazelette, J.R., Rajagopalan, P., Meunier, P.C., and Car, B.D. （1999）. "Atypical Antipsychotic–Induced Neutropenia in Dogs." Toxicol. Appl. Pharmacol., 155, 227–236.

[115] Loveless, S.E., Ladics, G.S., Gerberick, G.F., Ryan, C.A., Basketter, D.A., Scholes, E.W., House, R.V., Hilton, J., Dearman, R.J., and Kimber, I. （1996）. "Further Evaluation of the Local Lymph Node Assay in the Final Phase of an International Collaborative Trial." Toxicology, 108, 141–152.

[116] Luster, M.I., Munson, A.E., Thomas, P.T., Holsapple, M.P., Fenters, J.D., White, K.L., Jr., Lauer, L.D., Germolec, D.R., Rosenthal, G.J., and Dean, J.H. （1988）. "Development of a Testing Battery to Assess Chemical–Induced Immunotoxicity: National Toxicology

Program's Guidelines for Immunotoxicity Evaluation in Mice." Fundam.
Appl. Toxicol., 10, 2-19.

[117] Luster, M.I., Pait, D.G., Portier, C., Rosenthal, G.J., Germolec, D.R.,
Comment, C.E., Munson, A.E., White, K., and Pollock, P.（1992a）.
"Qualitative and Quantitative Experimental Models ao Aid in Risk
Assessment for Immunotoxicology." Toxicol. Lett., 64/65, 71-78.

[118] Luster, M.I., Portier, C., Pait, D.G., White, K.L., Jr., Gennings,
C., Munson, A.E., and Rosenthal, G.J.（1992b）. "Risk Assessment
in Immunotoxicology I: Sensitivity and Predictability of Immune Tests."
Fundam. Appl. Toxicol., 18, 200-210.

[119] Luster, M I., Portier, C., Pait, D.G., Rosenthal, G.J., Germolec, D.R.,
Corsini, E., Blaylock, B.L., Pollock, P., Kouchi, Y., Craig, W., White,
D.L., Munson, A.E., and Comment, C.E.（1993）. "Risk Assessment
in Immunotoxicology II: Relationships Between Immune and Host
Resistance Tests." Fundam. Appl. Toxicol., 21, 71-82.

[120] Luster, M.I., Simeonova, P., Germolec, D.R., Portier, C., and
Munson, A.E.（1996）. "Relationships Between Chemical-Induced
Immunotoxicity and Carcinogenesis." Drug Info. J., 30, 281-286.

[121] Manetz, T.S., and Meade, B.J.（1999）. "Development of a Flow
Cytometry Assay for the Identification and Differentiation of Chemicals
With the Potential to Elicit Irritation, IgE-Mediated, or T Cell-Mediated
Hypersensitivity Responses." Toxicol. Sci., 48, 206-217.

[122] McCay, J.A. （1995）. "Syngeneic Tumor Cell Models: B16F10 and PYB6." In Methods in Immunotoxicology, Vol. 2 （G.R. Burleson, J.H. Dean, and A.E. Munson, Eds.）, pp. 143–157, Wiley–Liss, New York.

[123] Mehling, A., Grabbe, S., Voskort, M., Schwarz, T., Luger, T.A., and Beissert, S. （2000）. "Mycophenolate Mofetil Impairs the Maturation and Function of Murine Dendritic Cells." J. Immunol., 165, 2374–2381.

[124] Mitsumori, K., Takegawa, K., Shimo, T., Onodera, H., Yasuhara, K., and Takahashi, M. （1996）. "Morphometric and Immunohistochemical Studies on Atrophic Changes in Lympho–Hematopoietic Organs of Rats Treated With Piperonyl Butoxide or Subjected to Dietary Restriction." Arch. Toxicol., 70, 809–814.

[125] Moser, R., Quesniaux, V., and Ryffel, B. （2001）. "Use of Transgenic Animals to Investigate Drug Hypersensitivity." Toxicology, 158, 75–83.

[126] Park, B.K., and Kitteringham, N.R. （1990）. "Drug–Protein Conjugation and Its Immunological Consequences." Drug Metab. Rev., 22, 87–144.

[127] Park, B.K., Pirmohamed, M., and Kitteringham, N.R. （1998）. "Role of Drug Disposition in Drug Hypersensitivity: A Chemical, Molecular, and Clinical Perspective." Chem. Res. Toxicol., 11, 969–988.

[128] Penn, I. （1998）. "The Role of Immunosuppression in Lymphoma Formation." Springer Semin. Immunopathol., 20, 343–355.

[129] Pieters, R.（2001）. "The Popliteal Lymph Node Assay: A Tool for Predicting Drug Allergies." Toxicology, 158, 65–69.

[130] Pieters, R., and Albers, R.（1999a）. "Assessment of Autoimmunogenic Potential of Xenobiotics Using the Popliteal Lymph Node Assay." Methods, 19, 71–77.

[131] Pieters, R., and Albers, R.（1999b）. "Screening Tests for Autoimmune–Related Immunotoxicity." Environ. Health Perspect., 107, Suppl. 5, 673–677.

[132] Pohl, L.R., Kenna, J.G., Satoh, H., Christ, D., and Martin, J.L.（1989）. "Neoantigens Associated With Halothane Hepatitis." Drug Metab. Rev., 20, 203–217.

[133] Pohl, L.R., Satoh, H., Christ, D.D., and Kenna, J.G.（1988）. "The Immunologic and Metabolic Basis of Drug Hypersensitivities." Ann. Rev. Pharmacol., 28, 367–387.

[134] Pruett, S.B., Collier, S., Wu, W.-J., and Fan, R.（1999）. "Quantitative Relationship Between the Suppression of Selected Immunological Parameters and the Area Under the Corticosterone Concentration Vs: Time Curve in B6C3F1 Mice Subjected to Exogenous Corticosterone or to Restraint Stress." Toxicol. Sci., 49, 272–280.

[135] Pruett, S.B., Fan, R., Zheng, Q., Myers, L.P., and Hébert, P.（2000）. "Modeling and Predicting Selected Immunological Effects of a Chemical Stressor（3,4–Dichloropropionanilide）Using the Area

Under the Corticosterone Concentration Versus Time Curve." Toxicol. Sci., 58, 77–87.

[136] Reilly, C.A., and Aust, S.A. （1999）. "Red Blood Cell Lysis （Basic Protocol 4）." In Current Protocols in Toxicology, Vol. 1（M.D. Maines, L.G. Costa, D.J. Reed, S. Sassa, I.G. Sipes, Eds.）, p. 2.4.4, John Wiley & Sons, New York.

[137] Richter–Reichhelm, H–B., Dasenbrock, C.A., Descotes, G., Emmendorfer, A.C., Ernst, H.U., Harleman, J.H., Hildebrand, B., Kuttler, K., Ruhl–Fehlert, C.I., Schilling, K., Schulte, A.E., and Vohr, H.–W. （1995）. "Validation of a Modified 28–Day Rat Study to Evidence Effects of Test Compounds on the Immune System." Reg. Toxicol. Pharmacol., 22, 54–56.

[138] Richter–Reichhelm, H.–B., and Schulte, A.E. （1998）. "Results of a Cyclosporin A Ringstudy." Toxicology, 129, 91–94.

[139] Rose, N.R., and Bhatia, S. （1995）. "Autoimmunity: Animal Models of Human Autoimmune Disease." In Methods in Immunotoxicology, Vol. 2（G.R. Burleson, J.H. Dean, and A.E. Munson, Eds.）, pp. 427–445, Wiley–Liss, New York.

[140] Sailstad, D.M., Hattan, D., Hill, R.N., and Stokes, W.S. （2001）. "ICCVAM Evaluation of the Murine Local Lymph Node Assay. I. The ICCVAM Review Process." Reg. Toxicol. Pharmacol., 34, 249–257.

[141] Sarlo, K., and Clark, E.D. （1992）. "A Tier Approach for

Evaluating the Respiratory Allergenicity of Low Molecular Weight Chemicals." Fund. Appl. Toxicol., 18, 107–114.

[142] Scholes, E.W., Basketter, D.A., Lovell, W.W., Sarll, A.E., and Pendlington, R.U. （1991）. "The Identification of Photoallergic Potential in the Local Lymph Node Assay." Photodermatol. Photoimmunol. Photomed., 8, 249–254.

[143] Scholes, E.W., Basketter, D.A., Sarll, A.E., Kimber, I., Evans, C.D., Miller, K., Robbins, M.C., Harrison, P.T.C., and Waite, S.J. （1992）. "The Local Lymph Node Assay: Results of a Final Inter–Laboratory Validation Under Field Conditions." J. Appl. Toxicol., 12, 217–222.

[144] Selgrade, M.K., Cooper, K.D., Devlin, R.B., Van Loveren, H., Biagini, R.E., and Luster, M.I. (1995). "Immunotoxicity –– Bridging the Gap Between Animal Research and Human Health Effects." Fundam. Appl. Toxicol., 24, 13–21.

[145] Shinkai, K, Nakamura, K., Tsutsui, N., Kuninishi, Y., Iwaki, Y., Nishida, H., Suzuki, R., Vohr, H.–W., Takahashi, M., Takahashi, K., Kamimura, Y., and Maki, E. （1999）. "Mouse Popliteal Lymph Node Assay for Assessment of Allergic and Autoimmunity–Inducing Potentials of Low–Molecular–Weight Drugs." J. Toxicol. Sci., 24, 95–102.

[146] Smialowicz, R.J. （1995）. "In Vitro Lymphocyte Proliferation Assays: The Mitogen–Stimulated Response and the Mixed–Lymphocyte Reaction in Immunotoxicity Testing." In Methods in Immunotoxicology, Vol. 1（G.R. Burleson, J.H. Dean, and A.E. Munson, Eds.）, pp. 197–

210, Wiley–Liss, New York.

[147] Szebeni, J. （2001）. "Complement Activation–Related Pseudoallergy Caused by Liposomes, Micellar Carriers of Intravenous Drugs, and Radiocontrast Agents." Crit. Rev. Therap. Drug Carrier Systems, 18, 567–606.

[148] Temple, L. Kawabata, T.T., Munson, A.E., and White, K.L., Jr. （1993）. "Comparison of ELISA and Plaque–Forming Cell Assays for Measuring the Humoral Immune Response to SRBC in Rats and Mice Treated With Benzo[A]Pyrene or Cyclophosphamide." Fundam. Appl. Toxicol., 21, 412– 419.

[149] Temple, L., Butterworth, L., Kawabata, T.T., Munson, A.E., and White, K.L., Jr. （1995）. "ELISA to Measure SRBC Specific IgM: Method and Data Evaluation." In Methods in Immunotoxicology Vol. 1（G.R. Burleson, J.H. Dean, and A.E. Munson, Eds.）, pp. 137–157, Wiley–Liss, New York.

[150] Thomas, P.T., and Sherwood, R.L. （1995）. "Host Resistance Models in Immunotoxicology." In Experimental Immunotoxicology （R.J. Smialowicz, and M.P. Holsapple, Eds.）, CRC Press, Boca Raton, Florida.

[151] Toyoguchi, T., Ebihara, M., Ojima, F., Hosoya, J., Shoji, T., and Nakagawa, Y. （2000）. "Histamine Release Induced by Antimicrobial Agents and Effects of Antimicrobial Agents on Vancomycin–Induced Histamine Release From Rat Peritoneal Mast Cells." J. Pharm.

Pharmacol., 52, 327–331.

[152] Trizio, D., Basketter, D.A., Botham, P.A., Graepel, P.H., Lambr é , C., Magda, S.J., Pal, T.M., Riley, A.J., Ronneberger, H., Van Sittert, N.J., and Bontinck, W.J. （1988）. "Identification of Immunotoxic Effects of Chemicals and Assessment of Their Relevance to Man." Food Chem. Toxicol., 26, 527–539.

[153] Tryphonas, H., Arnold, D.L., Bryce, F., Huang, J., Hodgen, M., Ladouceur, D.T., Fernie, S., Lepage–Parenteau, M., and Hayward, S. （2001）. "Effects Of Toxaphene On The Immune System Of Cynomolgus（Macaca Fascicularis）Monkeys." Food Chem. Toxicol., 39, 947–958.

[154] Ulrich, P., Grenet, O., Bluemel, J., Vohr, H.–W., Wieman, C., Grundler, O., and Suter, W.（2001a）. "Cytokine Expression Profiles During Murine Contact Allergy: T Helper 2 Cytokines Are Expressed Irrespective of the Type of Contact Allergen." Arch. Toxicol.,75, 470–479.

[155] Ulrich, P., Homey, B., and Vohr, H.–W. （1998）. "A Modified Murine Local Lymph Node Assay for the Differentiation of Contact Photoallergy From Phototoxicity by Analysis of Cytokine Expression in Skin–Draining Lymph Node Cells." Toxicology, 125, 149–168.

[156] Ulrich, P., Streich, J., and Suter, W.（2001b）. "Intralaboratory Validation of Alternative Endpoints in the Murine Local Lymph Node Assay for the Identification of Contact Allergic Potential: Primary Ear Skin Irritation and Ear–Draining Lymph Node Hyperplasia Induced by

Topical Chemicals." Arch. Toxicol., 74, 733–744.

[157] Vandebriel, R.J., De Jong, W.H., Spiekstra, S.W., Van Dijk, M., Fluitman, A., Garssen, J., and Van Loveren, H. (2000). "Assessment of Preferntial T–Helper 1 or T–Helper 2 Induction by Low Molecular Weight Compounds Using the Local Lymph Node Assay in Conjunction With RT–PCR and ELISA for Interferon–g and Interleukin–4." Toxicol. Appl. Pharmacol., 162, 77–85.

[158] Vandebriel, R.J., Van Loveren, H., and Meredith, C. (1998). "Altered Cytokine (Receptor) mRNA Expression as a Tool in Immunotoxicology" Toxicology, 130, 43–67.

[159] Van Luyn, M.J.A., Plantinga, J.A., Brouwer, L.A., Khouw, I.M.S.L., De Leij, L.F.M.H., and Van Wachem, P.B. (2001). "Repetitive Subcutaneous Implantation of Different Types of (Biodegradable) Biomaterials Alters the Foreign Body Reaction." Biomaterials, 22, 1385–1391.

[160] Verdier, F., Chazal, I., and Descotes, J. (1994). "Anaphylaxis Models in the Guinea–Pig." Toxicology, 93, 55–61.

[161] Verdier, F., and Morgan, L. (2002). "Predictive Value of Pre-Clinical Work for Vaccine Safety Assessment." Vaccine, 20, S21–S23.

[162] Verdier, F., Patriarca, C., and Descotes, J. (1997). "Autoantibodies in Conventional Toxicity Testing." Toxicology, 119, 51–58.

[163] Vial, T. （1992）. "Cancers in Immunocompromised Hosts." J. Toxicol. Clin. Exper., 12, 385–393.

[164] Vial, T., Carleer, J., Legrain, B., Verdier, F., and Descotes, J. （1997）. "The Popliteal Lymph Node Assay: Results of a Preliminary Interlaboratory Validation Study." Toxicology, 122, 213–218.

[165] Vos, J.G., and Van Loveren, H. （1998）. "Experimental Studies on Immunosuppression: How Do They Predict for Man?" Toxicology, 129, 13–26.

[166] Ward, J.M., Uno, H., and Frith, C.H. （1993）. "Immunohistochemistry and Morphology of Reactive Lesions in Lymph Nodes and Spleen From Rats and Mice." Toxicol. Pathol., 21, 199–205.

[167] Weingand, K., Brown, G., Hall, R., Davies, D., Gossett, K., Neptun, D., Waner, T., Matsuzawa, T., Salemink, P., Froclke, E., Provost, J.–P., Dal Negro, G., Batchelor, J., Nomura, M., Groetsch, H., Boink, A., Kimball, J., Woodman, D., York, M., Fabianson–Johnson, E., Lupart, M., and Melloni, E. （1996）. "Harmonization of Animal Clinical Pathology Testing in Toxicity and Safety Studies." Fund. Appl. Toxicol., 29, 198–201.

[168] Wierda, D. （2000）. "Can Host Resistance Assays Be Used to Evaluate the Immunotoxicity of Pharmaceuticals?" Human Exptl. Toxicol., 19, 244–245.

[169] Wierda, D., Smith, H.W., and Zwickl, C.M. （2001）.

"Immunogenicity of Biopharmaceuticals in Laboratory Animals." Toxicology, 158, 71–74.

[170] Wilson, S.D., Munson, A.E., and Meade, B.J. (1999). "Assessment of the Functional Integrity of the Humoral Immune Response: The Plaque–Forming Cell Assay and the Enzyme–Linked Immunosorbent Assay." Methods, 19, 3–7.

[171] Winkelhake, J.L., and Gauny, S.S. (1990). "Human Recombinant Interleukin–2 as an Experimental Therapeutic." Pharmacol. Rev., 42, 1–28.

[172] Winkler, U., Jensen, M., Manzke, O., Schulz, H., Diehl, V., and Engert, A. (1999). "Cytokine–Release Syndrome in Patients With B–Cell Chronic Lymphocytic Leukemia and High Lymphocyte Counts After Treatment With an Anti–CD20 Monoclonal Antibody (Rituximab, IDEC–C2B8)." Blood, 94, 2217–2224.

[173] Wood, S.C., Karras, J.G., and Holsapple, M.P. (1992). "Integration of the Human Lymphocyte Into Immunotoxicological Investigations." Fund. Appl. Toxicol., 18, 450–459.

附录 A

当进行免疫毒理学试验时的测试流程图

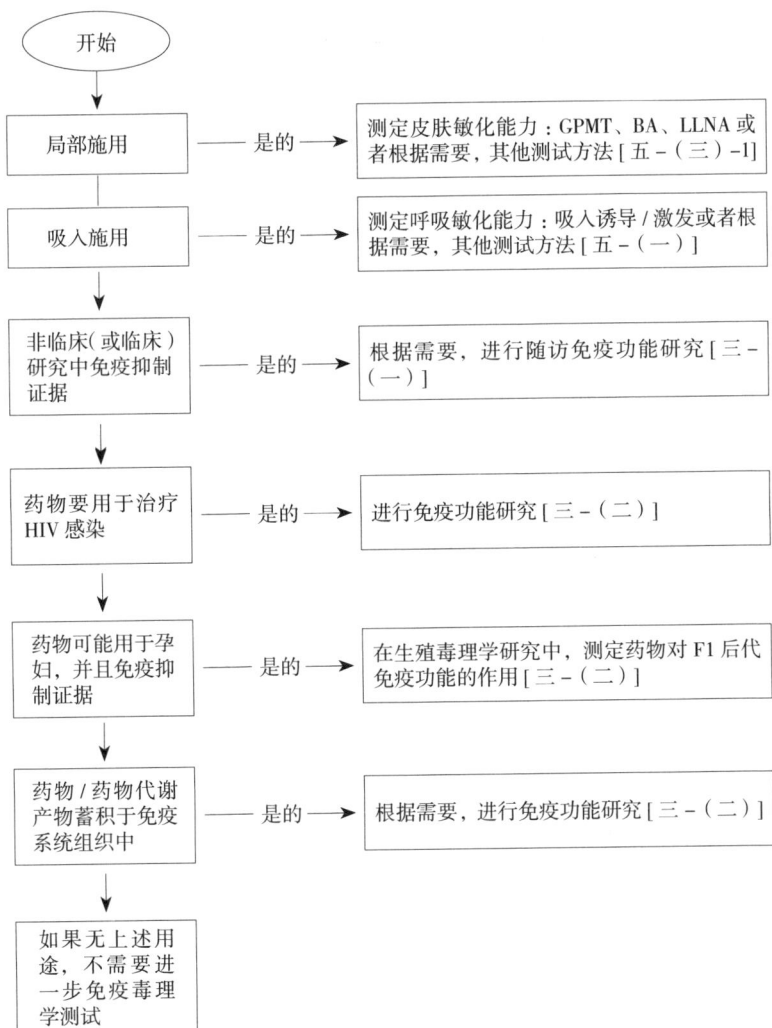

```
        ┌─────────┐
        │   开始   │
        └────┬────┘
             │
   ┌─────────────┐              ┌──────────────────────────────────┐
   │   局部施用    │──是的──→      │测定皮肤敏化能力：GPMT、BA、LLNA 或│
   └─────┬───────┘              │者根据需要，其他测试方法 [五-(三)-1]│
         │                      └──────────────────────────────────┘
   ┌─────────────┐              ┌──────────────────────────────────┐
   │   吸入施用    │──是的──→      │测定呼吸敏化能力：吸入诱导/激发或者根│
   └─────┬───────┘              │据需要，其他测试方法 [五-(一)]      │
         │                      └──────────────────────────────────┘
   ┌─────────────┐              ┌──────────────────────────────────┐
   │非临床(或临床) │              │根据需要，进行随访免疫功能研究 [三-  │
   │研究中免疫抑制  │──是的──→      │(一)]                             │
   │证据          │              └──────────────────────────────────┘
   └─────┬───────┘
         │
   ┌─────────────┐              ┌──────────────────────────────────┐
   │药物要用于治疗  │──是的──→      │进行免疫功能研究 [三-(二)]          │
   │HIV 感染      │              └──────────────────────────────────┘
   └─────┬───────┘
         │
   ┌─────────────┐              ┌──────────────────────────────────┐
   │药物可能用于孕  │──是的──→      │在生殖毒理学研究中，测定药物对 F1 后代│
   │妇，并且免疫抑   │              │免疫功能的作用 [三-(二)]           │
   │制证据         │              └──────────────────────────────────┘
   └─────┬───────┘
         │
   ┌─────────────┐              ┌──────────────────────────────────┐
   │药物/药物代谢  │──是的──→      │根据需要，进行免疫功能研究 [三-(二)]│
   │产物蓄积于免疫  │              └──────────────────────────────────┘
   │系统组织中      │
   └─────┬───────┘
         │
   ┌─────────────┐
   │如果无上述用   │
   │途，不需要进   │
   │一步免疫毒理   │
   │学测试         │
   └─────────────┘
```

第九章 | 生殖与发育毒性—研究结果综合评价相关性指导原则[1]

本指导原则代表美国食品药品管理局（FDA）对该主题目前的观点。它不会赋予任何人任何权利，也不会约束 FDA 或公众。如果有替代方法能够满足法令法规的要求，您可以采用该替代方法。如果您想要讨论该替代方法，请联系 FDA 负责执行本指导原则的工作人员。如果您不能确认合适的 FDA 工作人员，请拨打原文标题页所列号码。

一、前言

本指导原则描述了当非临床试验结果确定有毒性但无法获得充分的人体资料时，与药物或生物制品暴露相关的可能的人体生殖或发育风险评估的方法。本指导原则用于 NDA 和生物制品许可申请（BLA）。此处的建议也可有助于保证 CDER 审评人员之间对生殖与发育毒性资料审评的一致性。

---

[1] 本指导原则由 FDA 药品审评与研究中心制定。

本指导原则①未对说明书或毒性信息在产品标准中所放位置给予详细建议（关于说明书的信息参见 21CFR 201.57）；②未讨论临床资料或对非临床和临床资料进行综合评价。

FDA 指导原则文件（包括本指导原则）不属于法律强制性要求，而只是阐述了本机构对某主题的目前看法，只能认为是一种建议，除非已经在特殊药政法规或法令要求中进行了指明。本机构指导原则中所使用的词汇"应该（Should）"的意思是建议或推荐，而不是要求。

二、背景

此处所介绍的对非临床生殖与发育毒性资料进行评估的方法包括对各种不同类型的非临床信息的综合评价和仔细考虑：生殖毒性；一般毒性；毒代和药代信息，包括吸收、分布、代谢和排泄资料。当出现毒性结果且重点评估药物引起不良人体发育或生殖结果风险的可能性时，采用本方法。本方法包括未进行研究时或未在相关模型系统或合适剂量范围下进行研究时的计算方法。

此处所描述的基本原则（即对可获得资料的综合分析）将代表性地与药物和生物制品相关。虽然由于可能无法获得本指导原则中所考虑的所有因素的资料 [如种属间一致性、剂量反应关系、代谢、相对暴露倍数（动物：人）>25]，因此有些方面可能不适用于生物制品。对于某些肿瘤药物（如细胞毒类），本指导原则的某些方面可能并不适用，因为患者可能给予最大耐受量（MTD）。

注释：用于评价一个药物升高人体发育或生殖不良结果风险的潜在性时可获得的临床信息，应进行单独评价，而且在最终确定时，可代替任何非临床试验结果。

（一）综合分析和评价所需要的资料

在确定对于综合分析和评价需要何种非临床试验资料时，对完整的一套预期的常规毒性、生殖和发育毒性、药代动力学研究资料进行首先评价是很重要的[1]。评价应包括对药物在相关动物种属上引起阳性结果的能力（如所用的剂量是否足够高，足以产生某种类型的毒性）；评价还应比较人和动物的药效结果、人和动物的代谢和处置、人和动物的药理学和毒性结果，以及预期用于人的最高剂量相关的动物研究中的药物暴露。可获得的毒理学资料类型和范围可能是不同的，这取决于该产品的生物学作用、研究该化合物可用的试验系统和其他因素。在某些情况下，资料将不包括所有想要的常规毒性、生殖/发育毒性和药代动力学资料。但是，应尽可能根据本指导原则中所述的科学原理和考虑对产品进行评估（见第三部分）。

（二）生殖与发育毒性评估的类型

当一个或多个特异性的终点指标出现改变时，显示有生殖或发育毒性。根据本文的目的，分为两大类毒性 – 生殖毒性和发育毒性，而且，在该两大类中，总共分为八种结果，如下所示。

生殖毒性种类包括：
雄性生育力

---

[1] 参考以下国际协调会议（ICA）对制药公司的指导：M3（R2）对药物的人体临床试验进行非临床安全性研究；S3A 毒动学：毒性研究中全身暴露的评估；S5（R2）医药产品生殖毒性检测及对男性生育力的毒性；和 S9 抗癌药物的非临床评价。

雌性生育力

分娩

哺乳

发育毒性种类包括：

死亡

形态异常（结构畸形）

生长发育改变

功能性损伤

对于某一特定药物，应对反映全部范围的潜在的生殖与发育作用的指标进行常规评价 [对于标准指标，参见 ICH S5（R2）]。生殖或发育毒性的阳性信号，无论是在有效的生殖 / 发育或是其他相关的非临床试验出现的，均应进行评价以评估人体生殖或发育风险提高的可能性。

1. 生殖毒性

生殖毒性是指可影响成熟雌雄两性别生育能力结构和功能性的改变。生殖毒性包括对雄性生育力、雌性生育力、分娩和哺乳的影响。

●雄性生育力：雄性生育力毒性包括生殖器官损害、生殖细胞成熟和释放的内分泌规律改变、精子数量减少、精子活力或形态学改变、交配行为异常、交配能力改变、内分泌功能改变，或生育力全面降低。

●雌性生育力：雌性生育力毒性包括生殖器官损害、生殖细胞成熟和释放的内分泌规律改变、交配行为异常、交配能力改变，或生育力全面降低。雌性动物生育力的降低可通过生育指数、胚胎着床点数目、交配时间或生育时间来代表性地检测得出。

●分娩：反映动物分娩毒性包括分娩异常或困难（难产）和分娩起始或持续时间的改变。分娩持续时间的改变通常以平均每胎耗时或分娩总时间来报告。

●哺乳：药物可能改变哺乳母体的哺乳过程（如乳汁质量或数量），或者可改变母鼠的哺乳行为。

2. 发育毒性
发育毒性是指由于受精之前、出生前过程中或出生后直至性成熟的暴露对发育中的机体产生的不良作用。发育毒性的四个主要表现为：

死亡
形态形成异常（结构畸形）
生长发育异常
功能性损伤

●死亡：发育毒性所致死亡可发生于从早期受精至离乳后的任何时间内（如胚胎-胎仔死亡是由于发育毒性所致死亡的一个子集）。因此，一个阳性的信号可出现于：

着床前或着床中的丢失
早期或晚期吸收
流产
死产
新生仔死亡

离乳期前后的丢失

● 形态形成异常（结构畸形）：形态形成异常作用通常表现为子代骨骼或软组织的畸形或改变，通常是指结构上的畸形。

● 生长发育异常：生长发育异常通常被看作生长发育的迟滞，虽然发育过快或早熟可能也被认为是生长发育异常。评价生长速率的最常用指标为体重。也可测量顶臀长和肛门生殖器间距离。有时不太明确一个结果是否是直接的结构性改变，或是生长抑制。例如，骨化减少可能是两种原因所致。作出辨别必须基于对所有相关资料的评价。

● 功能性损伤：功能性损伤可包括任何正常生理或生化功能的持续性改变，但是，通常仅代表性地测定发育性神经行为结果和生殖功能。常规的评价包括：

自主活动
学习记忆
反射能力的变化
性成熟时间
交配行为
生育力

三、综合分析与评估程序

说明书的撰写建议应根据综合分析与评估的结果。应提供得出风险结论的特殊性考虑。这些信息可能有助于其后的 FDA 审评人员与申请人之间进行讨论。

全部资料综合分析过程可分为以下三个组成部分，并在本文末尾部分以图 9-1~9-3 进行示意。简而言之，图 9-1 应用于所用资料，图 9-2 仅应用于资料未显示有生殖或发育毒性的证据时，图 9-3 应用于资料显示有生殖或发育毒性的阳性指征时。

（一）总决策树（图9-1）

图 9-1 列出的决策过程应该用于二 - （二）部分所讨论的生殖或发育毒性的任何终点指标。对于某一指定药物，可能已进行了评价潜在作用的研究，这些研究中未采用、或采用了一些、或采用了全部的生殖和发育毒性终点指标。在研究可获得任何不同的终点指标情况下，结果可能是一个或多个阳性信号，或者无阳性信号。实际上，一个研究可检测多个毒性终点指标，并且一个研究可被认为足以评价所有、某些或没有的测定毒性终点，这一点已得到公认。图 9-1 描述了评价可能遇到的不同情况所做的有序性决策，以及当有可评价性的阳性或阴性结果时接下来的研究步骤。

1. 研究可获得性

在图 9-1 中，对于每一类别或种类的毒性，需要考虑的第一个问题是："是否进行了评价人体中该种类型毒性风险的研究？以及对于全面评价是否可获得详细的研究结果？"若未进行过研究，或对于全面评价缺乏详细的研究结果，NDA 或 BLA 评价或申请人应解释为何不进行评价该类型毒性风险的研究，或者其他无法获得的原因。在此种情况下，对于人体的风险被认为是未知或无法评价。

撰写实例：[药物 X] 对人体 [生殖或发育毒性] 的风险未知。对评价导致人体 [生殖或发育毒性] 的潜在性缺乏资料或资料不充分。

若对于全面评价进行了研究并可获得时，评价程序应进入到问题 2。

2. 研究相关性

对于每一类别或种类的毒性，接下来的问题是：“研究是否提供了评价该类毒性对于人体使用的风险相关性的信息？”如果研究无相关性或者存在其他不合理之处（即不合理的试验方案、不相关的给药途径），NDA 或 BLA 评价或申请人应解释为什么，并应讨论研究相关性方面的所有支持信息。例如，研究可能有潜在相关性，但研究设计或实施可能导致有用信息的不充足。若研究无相关性，对于人体的风险被认为是未知或无法评价。

撰写实例：对于评价 [药物 X] 对人体 [生殖或发育毒性] 风险动物资料不充足。

若所进行的研究与评价人体该种特定类型毒性风险有相关性，风险综合分析程序应进入到问题 3。注意，图 9-2 和图 9-3（见本章末尾）的程序仅用于研究被认为足以评价特殊风险时；它们不应用于评价来源于非充分的研究中的结果（阳性或阴性）。

3. 信号的存在与缺乏

如果可获得相关性的研究，且研究实施（包括剂量、暴露和给药途径）对于评价人体毒性风险是合适的，接下来的问题应是：“是否有阳性信号（提示毒性）？”如果未见信号，评价程序应通过图 9-2 进行。阳性信号是与同期或历史对照相比，给药动物上出现的生物学意义上的差异。如果可见阳性信号，评价程序应通过图 9-3 进行。

如果可获得若干个为评价某一特定类型的生殖或发育毒性相关的

研究（如多个研究预期可用于评价胚胎发育的影响——ICH 阶段 C），图 9-2 的程序应仅用于当生殖或发育毒性某一特定方面相关的所有研究结果，对于该类毒性均为阴性结果时。

如果任一研究（常规毒性、生殖毒性或发育毒性研究）有一个生殖或发育毒性方面的阳性信号，应采用图 9-3 所示程序。

（二）无信号（图 9-2）

当未出现生殖或发育毒性终点指标的阳性信号时，风险评估应是阶梯式谨慎的程序，直至 NDA 或 BLA 评价或申请人提交关于对应用于人体无结果的讨论。图 9-2 以图解形式阐述了该程序。

当未出现信号时评价每类生殖或发育毒性的过程中，应考虑接下来的四套问题。

1. 模型 / 受试种属的预测充分性

所用的模型或受试种属在何种程度上可能用于预测人体反应？下面的问题与确定一个模型的预测充分性有关。对这些问题的肯定性答案，可使这些试验系统的结果对于人体的相关性更为可靠。

模型或受试种属（或系统）可证明药物的拟定药效学结果吗？

模型或受试种属（或系统）可证明与人体毒性特征一致的总体毒性特征吗？

模型或受试种属（或系统）可证明与人体相似的药代动力学（包括 ADME）特征吗？

若这些问题的答案是否定的，可提示在这些受试种属上的反应与人体之间无明显相关性，而且，NDA 或 BLA 评价或申请人应解释为什么所进行的该药物的动物研究可能不足以充分评价某特定类型毒性对于人体的风险（即试验为何具有低的预测价值）。即使基于以上考虑确定这些试验系统具有有限的相关性，评价或申请人应考虑其余的问题（以下 2~4 条），并描述与非临床资料相关的任何附加的不确定性和研究与人之间的相关性

2. 研究剂量和暴露充分性
在评价试验系统中药物给药和暴露与人之间的相关性时，应考虑以下要素：

药物在受试种属或试验系统给予的剂量（浓度）是否充足 [如 MTD 或最大可给予量（MFD）;参见 ICH S5R2 注释 7（3.1）] ？（这点可能不适用于生物制品。）

在受试种属或试验系统所达到的药物暴露（基于 AUC、C_{max} 或其他合适的系统暴露参数）与采用最大推荐人用剂量在人身上的预期暴露是否充分相关（通常是人体暴露的若干倍但至少与之相当）？一个相对更高的暴露可增加一个阴性结果的可信性。

如果这两个问题的答案均为否定，NDA 或 BLA 评价或申请人应声明所进行的动物研究不足以充分评价所报告的某一特定类型毒性的风险为阴性，并应详细解释为何它们是不充分的。即使研究中给药剂量和暴露被认为是不充分的，评价应继续进行至其余部分（下述 3、4），且在评价中应描述任何附加的不确定性。

3. 警惕类别

它是否是警惕类别？警惕类别应根据具有相似药效作用的相关化学实体或化合物、以往在人体中显示出生殖或发育不良作用来确定。如果根据母体或代谢物相关的化学结构或相关的药效学作用，认为该药物属警惕类别，在该药物风险评价和讨论中应包含与报道阴性的毒性种类相关的类别特异性信息。

4. 生殖与发育毒性相关类别的信号

评价某一特殊类别生殖或发育毒性无信号结果意义的下一步是考虑有或无与生殖与发育毒性相关的结果。一个毒性终点指标的阳性信号，可提示在人体上对相同类别上的其他毒性（在动物上未显示阳性结果）存在一些风险。这可能是由于研究局限性或在结果显示方面的种属间差异所致。

出现相关毒性的结果最适宜用于研究发育毒性。例如，如果胎仔死亡指标为阴性，但是在一种（或多种）动物种属上出现生长发育异常或形态形成异常的阳性信号，推断对于人体不具有胎仔死亡的风险可能是不合适的。当确定有可影响生殖能力的多个方面且与人体相关的激素机制时，相关毒性也可能与生殖毒性相关。若在动物研究中相关的毒性终点指标观察到阳性信号，评价中应声明，未观察到所评价的该类毒性，但是观察到相关毒性的阳性信号。如果在充分的研究中未见任何类型的生殖或发育毒性的阳性信号，评价中应声明，根据动物研究结果，在人体中预期无提高的生殖或发育毒性的风险。

（三）生殖或发育毒性终点为阳性信号（结果）（图 9-3）

1. 综合分析概述

根据可影响人体不良反应担忧水平的各种因素，应分析任何类型的生殖或发育毒性的非临床阳性信号。由于多种因素可影响总体评价及作出结论，在综合分析各种因素时应采用科学的判断。

这些因素（下面将详细讨论）包括如下：

生殖或发育作用的种属间一致性
作用的多样性
母体 / 父体毒性
剂量－反应关系
罕见事件
药效学：药理学和毒理学机制之间的相似之处
受试种属和人之间的相关性：代谢或常规毒性特征
相关的暴露
警惕类别

这些因素和其他因素可提高或降低担忧的水平。当与某一特定阳性信号相关时提高担忧因素的实例，包括：动物上相对低的暴露，种属间一致性的存在，缺乏母体毒性，以及在药理学和生殖 / 发育毒性机制之间的相似性。反之，担忧可能会下降，包括：动物上相对高的暴露，种属间缺乏一致性，过高的母体毒性，以及动物特异性机制。根据具体问题具体分析原则，某些因素诸如相对暴露，可能比其他因素具有更高的影响作用。一些因素可能不适用于生物制品或肿瘤适应证产品，因为可能没有或不预期有相关资料（如来源于多种种属的资料）[参见 ICH S6（R1）]。评价或申请人应对多种因素进行讨论并描述如何得出最终结论的。

图 9–3 中所示的综合分析评估的固定性假设为，该程序开始于在一种或多个检测种属中出现明显的阳性信号（无论是一个生殖或

发育毒性研究中出现的，或在常规的毒性研究中出现的对生殖组织 / 系统 / 行为的影响）。

注：人体资料应与非临床结果分开进行单独考虑，且人体资料对人体的生殖或发育毒性风险总体评估产生很重要的影响，因为最终的人体资料将代替任何非临床资料。

2. 因素

●生殖或发育作用的种属间一致性：在超过一种种属上观察到相同或相关类型的毒性被描述为种属间一致性。通常，在种属间具有一致性的结果比仅在单一种属上出现的结果更令人信服；因此，当在非临床试验中观察到种属间一致的结果时，这提高了对人体具有生殖或发育毒性的担忧。在评价人体具有不良的生殖或发育结果的潜在风险时，如果单一类型的不良反应具有种属间一致性，得出对人给予药物时很可能会观察到相似不良事件的结论是合理的。但是，种属间一致性不仅限于种属间所观察到的同一特定作用。如果在多种受试种属上观察到不同但相关的不良作用（如，在一种种属上出现生长发育异常而在另一种属上出现进行性死亡，或者在一种种属上出现对分娩的影响而对第二种动物出现哺乳的影响），它也假定在人体中绝对相关的终点指标的风险水平会升高。

种属间一致性最可能用于确定在器官形成试验中检测发育终点，该研究尤其需要在多种种属上进行评价。但是，内分泌功能或性腺组织病理学的改变（可影响生育力）可能在啮齿类或非啮齿类动物的亚慢性或慢性毒性研究中进行间接检测。对于分娩或哺乳的改变，通常不太可能评价种属间一致性，因为评价这些毒性类别的围产期研究仅在单一种属上进行。当一个信号仅在一种种属上检测到时可能担忧较低，因此确定出现阴性结果的种属是否是适合的动物模型，以及研究设计、剂量和实施是否合适是很重要的。

●作用的多样性：作用的多样性是指在单一种属或动物模型上观察到两种或两种以上的常规类别毒性中的一种（生殖或发育）或者一类生殖或发育毒性中的阳性信号。在一种动物种属上作用多样性的证据与对人体生殖或发育毒性的担忧升高有关，而一个单独的结果通常担忧较少。通过在一种以上的研究装置或在一种以上的生殖或发育毒性程序中来显示作用，观察到多种类型生殖或发育毒性的阳性信号（如畸形和胚胎－胎仔死亡升高），或者观察到同一类型作用的多个信号（如活动性和认知功能的缺陷），可代表种属内一致性或反映信号的强度。例如，发育死亡可以通过早期或晚期再吸收、流产或死产来显示。若在动物发育的不同阶段观察到阳性信号，比仅在一个、非连续的发育阶段观察到阳性信号，更引起对人体不良生殖结果的担忧。若阳性结果仅发生于与人体相关性有限的阶段，则引起人体不良结果的担忧较小。除了与该评价程序的相关性之外，为提供与人体风险的关系，确定观察到阳性结果的易感阶段的时机也是很重要的。

●母体/父体毒性：在权衡毒性信号、评价担忧水平时，应考虑不良生殖或发育作用与母体（和对于生育力研究，父体）毒性之间的关系。该评价与所有生殖和发育毒性的终点指标有关。发生于非母体毒性剂量水平的阳性信号提高了对人体生殖或发育毒性的担忧。若仅在存在明显母体毒性时可观察到毒性信号，可能会降低担忧，如果该阳性信号有理由归因与母体毒性有关（即父/母体毒性和该信号之间的因果关系可建立或生物学上看起来是可能的，而且该观察到的父/母体毒性预期在人体上不会出现）。当在两种或两种以上种属中评价一个阳性信号时，应基于对所有充分研究种属上的资料的完整分析，来评价母体或父体毒性的涉及关系。若任何种属被认为不适合用于评价母体或父体毒性的涉及关系，应采用其余可获得的资料来进行评价。

●剂量－反应关系：当阳性信号具有以下特征时，对人体生殖或发育毒性的担忧升高：①随着剂量的升高不良反应的严重程度升高；②随着剂量的升高不良反应的发生率升高；③在所有剂量组中不良反应的发生率均高。反之，当缺乏剂量－反应关系指征时，担忧通常较低（或降低）。

●罕见事件：发育毒性研究通常缺乏检测罕见事件较小升高的统计效能。因此，在药物暴露动物中罕见事件频率升高，提高了对人体生殖或发育毒性的担忧。但是，缺乏罕见事件的频率升高，并不能降低担忧。

●药效学：药理和毒理机制的相似性：对于具有阳性信号的药物，应评价阐述药理学和生殖或发育毒性作用方式之间的相似性，是否可理解为延伸作用。如果阳性信号是药物拟定药理作用机制的扩大或倍增，或者相关反应（如已知能抑制子宫平滑肌收缩药物所致的分娩延迟，或妊娠晚期给予已知有降血压作用的药物所致的子代低血压），这会提高对人体生殖或发育毒性的担忧。若阳性信号归结于动物特异性的药理学应答，通常担忧较小（或降低），即使它可能是药物药理学作用的延伸（如由于低泌乳素水平所致的大鼠妊娠丢失）。

●受试种属与人之间的相关性：代谢和常规毒性特征：对于有阳性信号的药物应进行受试种属与人的代谢和常规毒性特征之间的

一致性评价。

●代谢和药物分布特征：应比较受试种属和人的药物分布、消除和生物转化（途径和代谢物）。经常可见到受试种属和人在代谢物 / 药物分布特征方面存在量上的差异，这可能并无重要意义，不应该过分强调。如在动物和人上代谢和分布特征非常相似的药物，如在动物上引起生殖和发育毒性，则提高了对人体生殖或发育毒性的担忧。

对于在动物和人上代谢或组织分布特征明显不同的化合物，如果在受试种属上所观察到的毒性作用有理由归因于在人上所没有的分布或代谢分布特征，通常担忧很小。但是，当不同种属之间药物分布或代谢特征存在明显差异时，而每个受试种属显示出生殖或发育毒性的阳性结果，该毒性假定可归因于母体药物或共同的生物转化产物，毒性担忧会升高。

●常规毒性特征：如果在一个或多个受试种属上出现阳性信号的药物的总体毒性特征与人体中的总体毒性特征相似，会提高对人体生殖和发育毒性的担忧。如果总体毒性特征不相似，通常担忧较小（或降低）。当可从一个以上种属中获得常规毒性资料时，应根据每个受试种属对人体对该药物应答产生不良反应的预测能力来确定担忧水平。

●相对暴露：当考虑如下讨论的相对暴露比较时，该暴露参数和生殖或发育的不良作用之间存在科学上的可疑关系时，更多的重点应放置于该因素内的参数。例如，当对于某一特殊药物，血药浓度峰值和发育作用之间已显示有关系时，对于该终点指标进行动物和人之间的比较时，C_{max} 应考虑为最相关的暴露参数。

①相对暴露的动力学比较：对受试种属在生殖或发育毒性的未观察到作用水平（NOEL）的全身药物暴露，与人在最大推荐剂量时的全身药物暴露进行比较是至关重要的。这个比较应根据最相关的参数（如，AUC、C_{max}、C_{min}、体表面积调整后剂量）。通常，相对暴露比值(动物：人)<10 时会提高人生殖或发育毒性的担忧，而比值 >25 则可降低担忧。当可行时，相对暴露比值应同时考虑母体化合物和代谢产物。例如，当两者均具有药理学活性，且活性已知与生殖或发育毒性相关时，结合母体和代谢物两者是合适的。当有多种受试种属的暴露资料时，应将每个种属的 NOEL 的暴露与人在最大推荐剂量的暴露进行比较。若一个阳性信号在多个种属上暴露比值低(<10 倍)，担忧会升高；若暴露比值高(>25倍)，担忧通常较小（或降低）。在多个种属之间观察到相对暴露存在明显差异的情况下，应重新评估用以确定种属间暴露比较所用的参数（如 AUC，C_{max}）的适合性。若一个替代的参数无法降低种属间的不一致，应根据最低的比值（即在最敏感种属上）来重新评估担忧水平。

应根据蛋白结合（游离药物浓度）、受体亲和力（若与阳性信号有关）或部位专一性药物浓度的种属间差异来评价相对种属间暴露数据。在受试种属和人之间这些参数缺乏统计学差异时，应根据总药物暴露来进行种属间比较。

②作为相对暴露测定的生物标记：相对暴露参数的目的是为了对受试种属上出现生殖或发育毒性的剂量与人的治疗量进行比较，使导致两种种属出现共同反应的剂量标准化。在实践中，通过将生殖或发育不良作用的 NOEL 水平上的暴露并将其除以在受试种属上观察到生物标记应答的暴露来进行。该值与人治疗剂量暴露除以人上观察到生物标记应答的暴露进行比较。计算的动物比值

再除以计算的人的比值，当相对生物标记暴露的比值（动物∶人）
<10 时，通常会提高对人生殖或发育毒性的担忧，当比值 >25 通
常担忧较低。

当有多种种属的资料可计算相对生物标记暴露的比值时，应根据
综合分析所有经过充分研究的种属上的资料再进行担忧水平的评
估。当在多种受试种属之间有不一致的生物标记比值时，在作出
评估之前，应考虑不同种属所表达出的生物标记的相关性。如果
该种属之间的不一致性无科学上的合理性，该生物标记作为暴露
的指标，其效用将是可疑的。

●警惕类别∶应基于具有接近、相关的化学结构（母体或代谢物）
或相关的药理学作用、且在人上已知有生殖或发育毒性的药物的
以往人用经验，考虑与类别相关的作用。当某药来自于已知在人
和动物上可产生不良作用的化合物类别时，对人生殖和发育毒性
的担忧提高。只有在虽然在动物上显示出了不良作用但先前已明
确显示人上无相关的生殖或发育不良反应的这样一类化合物的情
况下，可降低担忧。

3. 阳性结果的总结 / 综合分析

当非临床试验中一个或多个生殖或发育毒性终点指标出现阳性结
果时，具有升高人体风险的潜在性。多方面考虑促成非临床资料
的总体评价和关于人体风险的结论。这些包括能影响由非临床信
号确定的对人体不良作用担忧水平的因素。多种因素可提高或降
低担忧，而且一些因素比其他因素有更高的权重。应采用下述常
规程序对阳性信号进行评估，以估计人体生殖或发育风险提高的
可能性。

在评价升高风险的水平时，应考虑所有相关的信号，包括非临床生殖和常规毒性资料，以及人和动物的药效学和药代动力学资料。

● 应评价能影响与生殖或发育毒性阳性信号相关的担忧水平的因素。

● 在仔细考虑时，分析应重视资料的质量和类型。

● 然后，采用证据权衡法，作出生殖或发育毒性的总体结论（图 9-3）。

下述是对于评价可能的总风险结论的例子：

● 看起来不提高风险：当参考产品说明书中的剂量信息使用时，药物预期不会提高人体生殖（或发育）不良结果的风险。

● 可能提高风险：当参考产品说明书中的剂量信息使用时，药物可能提高人体生殖（或发育）不良结果的风险。

● 预期提高风险：当参考产品说明书中的剂量信息使用时，药物预期会提高人体生殖（或发育）不良结果的风险。

以上讨论的因素来源于有限的可充分确定临床结果的药物例子，并且考虑不甚详尽。CDER 相信采用不同因素去评价一个药物升高人体生殖和发育不良结果的潜在性，将可产生更为准确、更无偏倚和一致的评价。CDER 也相信该方法可有助于确定特殊的方面（在该方面药物的附加信息将有助于进行更为完全的风险确定），而且该方法可使得可对影响风险评价的不一致方面进行特殊的分析。

术语解释

ADME：吸收、分布、代谢和排泄。

警惕类别（class alert）：有相似药效学作用、相关的化学实体或化合物先前已在人体上显示结构上的生殖或发育不良作用。

发育毒性（developmental toxicity）：在达到成年之前引起的任何不良作用。包括在胚胎或胎仔期所引起或出现的影响，以及出生后所引起或出现的影响。可分为四个主要表现或类别：死亡、形态发生畸形、生长异常或功能性毒性。

因素（factor）：根据本指导原则的目的，因素是指用于评价生殖或发育毒性阳性信号所带来的担忧水平时的各种考虑。这些因素包括：①生殖或发育作用的种属间一致性；②作用的多样性；③母体 / 父体毒性；④剂量 – 反应关系；⑤罕见事件；⑥药效学：药理学和毒理学机制的相似性；⑦受试种属和人之间的一致性：代谢和常规毒性特征；⑧相对暴露；⑨警惕类别。这些因素在图 9-3 进行了总结，并进行了讨论。

生育力（fertility）：生殖能力。

哺乳（lactation）：乳汁分泌或乳汁分泌期。

畸形（malformation）：由于异常发育过程所致的、一个器官或身体的大块区域上的形态学缺陷的持久改变（畸形）。它们通常在对照群体有较低的发生率，和（或）可反过来影响存活、生长或功能发育。

母体（父体）毒性 [maternal（paternal）toxicity]：在生殖毒性研究中对母亲（母体）或父亲（父体）的毒性，但不必然是对生殖功能的毒性。

分娩（parturition）：阵痛和分娩。

阳性信号（positive signal）：与给药相关的生殖或发育毒性。

罕见事件（rare event）：在试验对照和历史对照的动物中，发生率低于 1% 的终点。

生殖毒性（reproductive toxicity）：可影响性成熟雌雄动物生殖能力的结构和（或）功能上的改变。可表现为生育力、分娩或哺乳的损伤。

结构异常（structural abnormalities）：包括畸形和变异。

毒性作用（toxicologic effect）：治疗药物的任何不良作用。

变异（variation）：发生频率可能相对高和（或）代表发育迟滞的一种改变，或者不被认为是存活、生长、发育或功能性能力的不良作用的一种短期改变或持久改变。

附图

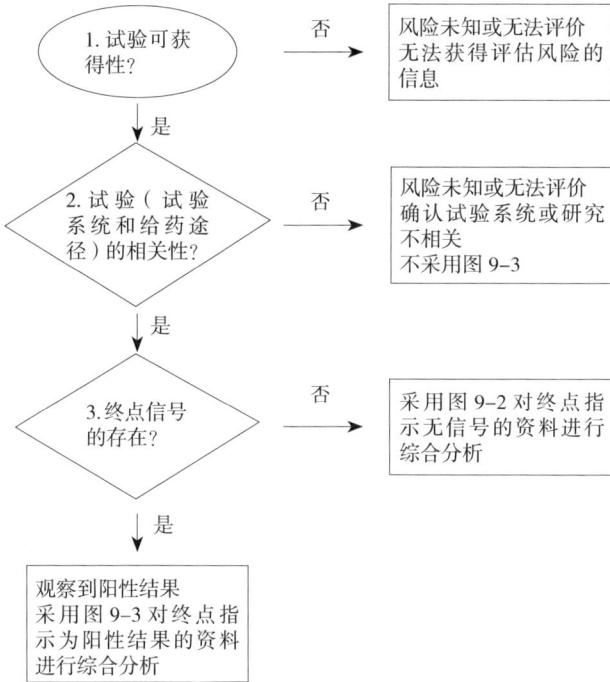

图 9-1　生殖 / 发育毒性评价总决策树

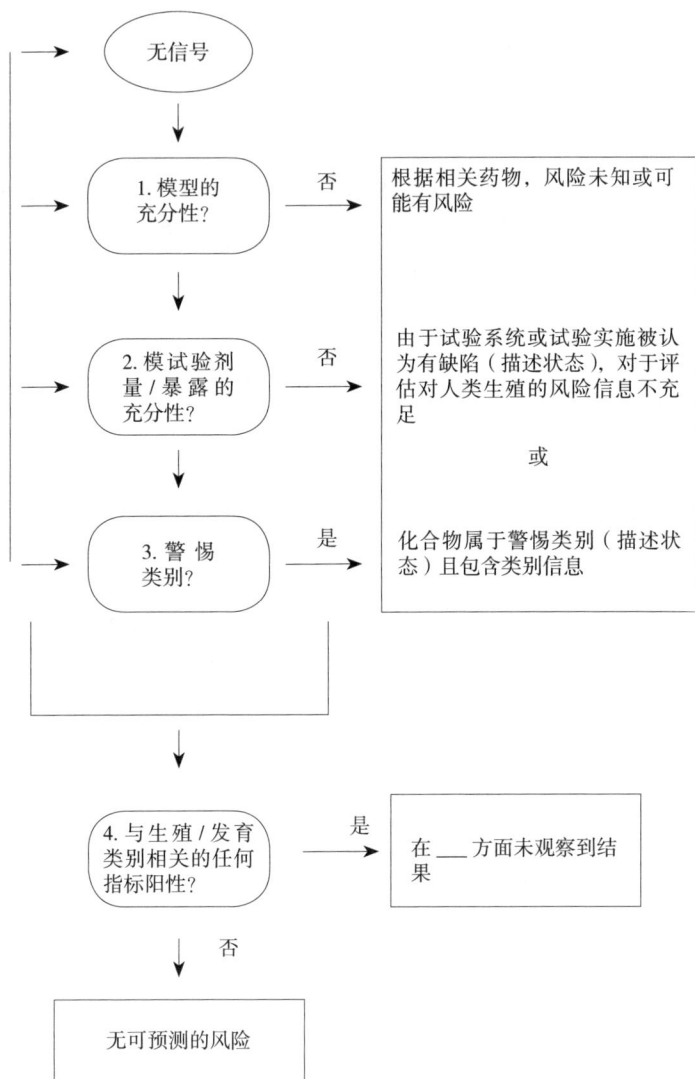

图 9-2　对于终点指标为阴性（无信号）的决策树

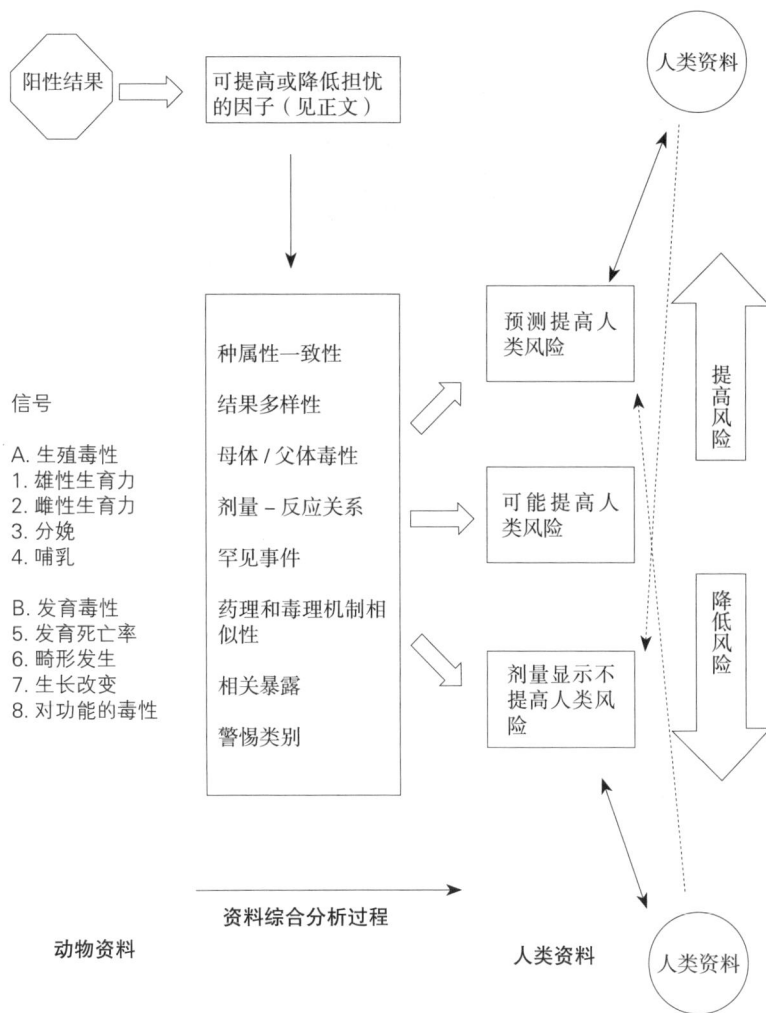

图 9-3　对于阳性信号（结果）的生殖或发育毒性的综合评价

第十章 | 治疗用放射性药物的迟发放射性毒性非临床评价指导原则[1]

本指导原则仅代表美国食品药品管理局（FDA）当前在这一问题上的看法。本指导原则不会创造或授予任何人任何权利，也不会限制 FDA 或公众。您可以使用其他替代方法，只要该方法能满足适用法令和法规的要求。如果您希望讨论替代方法，请与负责实施本指导原则的 FDA 人员联系。如果您不能确定谁是适当的 FDA 人员，请拨打原文封面上所列出的电话号码。

一、前言

这份指导原则的目的是向企业提供建议，用于设计非临床迟发放射性毒性的试验，以便确定治疗用放射性药物潜在的迟发毒性作用。开展迟发放射性毒性非临床试验的目的是减小治疗用放射性药物临床试验中迟发放射性毒性的风险。因为有其他的指导原则

---

[1] 该指导原则由迟发放射性毒性工作小组起草，该小组包括美国食品药品管理局药品审评与研究中心（CDER）的专家。

可用于传统的非临床安全性试验，[1] 所以本指导原则仅关注针对
治疗用放射性药物的迟发放射性安全性问题。这些独特的安全性
的担忧来自这些药物对正常器官进行高剂量电离辐射时的不可逆
性迟发放射性毒性。

本指导原则不用于放射性生物制品（例如放射标记的单克隆抗
体）。放射标记的生物制品也被排除在外，其原因如 ICH 指导原
则 M3（R2）开展人体临床试验和上市许可药品的非临床安全性
研 究（Nonclinical Safety Studies for the Conduct of Human Clinical
Trials and Marketing Authorization for Pharmaceuticals）和 S6 生物技
术衍生药物的临床前安全性评价（Preclinical Safety Evaluation of
Biotechnology-Derived Pharmaceuticals）中所述。[2] 本指导原则也不
用于诊断用放射性药物，因为预计这些药物的低剂量不会引起迟
发放射性毒性作用。

FDA 的指导原则文件，包括本指导原则，都是没有法律强制性责
任的。相反，指导原则文件描述了监管机构对某一问题的当前观
点，应当仅视其为建议，除非引用了具体的法令法规要求。应当
（Should）这个词在监管机构指导原则中的意思是建议和推荐做什
么，而不是必须做什么。

二、背景

治疗用放射性药物一般是全身给药，用于治疗癌症。对于以治愈

---

[1] 见 FDA 药物指导原则网站 http://www.fda.gov/Drugs/GuidanceCompliance
RegulatoryInformation/Guidances/default.htm.
[2] 我们周期性地更新指导原则。为确保您下载的是最新版的指导原则，
请访问 FDA 药物指导原则网站 http://www.fda.gov/Drugs/GuidanceComplia
nceRegulatoryInformation/Guidances/default.htm.

为目的的癌症疗法，治疗用放射性药物所释放的放射吸收剂量与外照射治疗（XRT）相似，在数量级上高于诊断用放射性药物释放的剂量。在治疗性的放射剂量下，也会观察到 XRT 经常伴有的迟发放射性毒性（例如肾、肺、神经、迟发骨髓衰竭）。使用 XRT 时，如果对某个器官给予的总剂量小于其耐受剂量，则该器官发生有症状的迟发放射性毒性的可能性很小（Perez 等人，2004）。这种类型的毒性不应当与放射引起的继发性恶性疾病相混淆，后者的风险是已知的，并且被认为是不可避免的。对于传统的分次 XRT，大多数人体器官的耐受剂量是已知的，通常用于指导在一定剂量和疗程下实施 XRT，以减少迟发毒性。然而根据 FDA 的经验，用于估计治疗用放射性药物器官耐受性的临床数据很少。

对于全身给药的治疗用放射性药品，器官耐受剂量与已公布的传统分次高剂量率 XRT 的耐受剂量有明显区别。使用 XRT 时，通过放射束的几何分布确定一个器官接受的剂量。主放射束内和接近肿瘤的器官具有最大风险。如果放射性药物全身给药，根据放射性药物的药代动力学和生物分布确定每个器官接受的剂量。此外，从源器官发出的辐射范围和种类是至关重要的。

放射性标记的药物治疗是一种新兴、复杂的领域，具有许多潜在的剂量调整因素，如剂量率和分次治疗等。有外照射治疗的经验表明，放射性治疗剂量在达到一个器官的耐受剂量后，其总剂量相对小的百分比变化可能会导致并发症概率的较大变化。对于 XRT，器官耐受剂量是基于传统的分次高剂量率治疗。分次能够使放射损伤在治疗间隔修复，而治疗用放射性药物通常以较低的剂量率释放单次剂量的放射，损伤和损伤的修复作为一个竞争过程同时发生。因此，对于全身给药的治疗用放射性药物，器官耐受剂量不能与 XRT 进行直接比较。实际上，当器官剂量估计值低

于靶器官的 XRT 耐受剂量时，使用治疗用放射性药物已经观察到
了迟发放射毒性（Giralt 等人，2003）。低剂量超敏反应现象可以
解释这种不一致，因为放射量测定软件中可能没有采集到同位素
的解剖学浓度（Joiner 等人，2001；Marples 等人，2004）。

在使用两种治疗用放射性药物开展的临床试验中，根据外照射耐
受剂量限值估计给药剂量，观察到了肾脏和膀胱的不可逆性迟发
放射性毒性。在一项放射性药物治疗多发性骨髓瘤的试验中，83
例患者中有 30 例出现肾功能障碍；7 例患者出现重度血栓性微血
管病（TMA），需要肾脏透析，其中 5 例患者死亡（Giralt 等人，
2003）。在第二项临床试验中，36 例患者接受放射性药物治疗生
长抑素受体阳性的肿瘤，其中 5 例患者出现 TMA；这 5 例中有 3
例进展为晚期肾衰竭（Moll 等人，2001）。这些毒性没有立即识
别为治疗并发症，因为它们至少是在放射性药物治疗后 3 个月才
出现。这种类型的延迟发作是典型的迟发放射性毒性。

因此需要在这个领域获取更多知识，用于支持治疗用放射性药物
对人体的安全给药。由于人体试验是不符合伦理的，所以深入了
解这个问题的最佳方式是开展迟发放射性毒性的非临床试验。这
些试验有助于识别处于风险的器官以及确定迟发放射性毒性的安
全范围。因此，这些试验有助于减小治疗用放射性药物临床试验
的迟发放射性毒性风险。

三、急性与迟发放射性毒性

电离辐射能损害 DNA 细胞核，从而导致细胞和组织损伤（Hall，
2000），但现在也报道了非 DNA 靶标（Coppes 等人，2005）。大
多数损伤细胞会持续正常功能，直到它们在试图进行有丝分裂时

发生死亡。因而放射性损伤成为临床表现的时间表在一定程度上取决于细胞更新时间。

在细胞更新迅速的器官中（早期起反应的正常组织，如骨髓、表皮、小肠和口咽黏膜），放射性损伤的症状（例如骨髓衰竭、脱屑、恶心、呕吐和腹泻以及口腔黏膜炎）会在放射急性给药后的几天到几周内出现。这些器官的放射性损伤被称为早期或急性放射性毒性，经常是自限性和可逆的。然而，在细胞更新缓慢的器官中（晚期起反应的正常组织，例如脑、脊髓、心脏、肺脏、肝脏、肾脏、骨和膀胱），放射性损伤的症状（例如脑坏死、瘫痪、心包和心肌纤维化伴左心室衰竭、间质性肺炎和肺纤维化、肝或肾衰竭、放射性骨坏死和出血性膀胱炎）在经过几个月至几年的潜伏期后才发生，在此期间器官功能仍相对正常。这些器官的放射性损伤被称为迟发放射性毒性，一般是逐渐进展和不可逆的（Yaes，1992；Tubiana 等人，1990；Fajardo 等人，2001）。

因为在给药后短时间内即可表现出急性放射性毒性，所以在确定放射性药物是否是特定并发症或不良作用的原因时，与放射暴露时间接近可以作为一个重要标准。在临床试验早期即可表现出此类毒性，合适时可以修订或终止试验。相反，肾脏、肝脏或中枢神经系统等器官的迟发放射性毒性在治疗几个月或几年后才出现，所以必须对受治患者长期随访。

使用 XRT 时，因为较远的器官接受的剂量低得多，所以放射性损伤通常仅限于放射束内的器官。使用放射性药物治疗时，器官受到放射性损伤的风险取决于器官的放射敏感度以及药物在该器官中的浓度时间活性曲线。例如，当通过肾小球滤过将放射性药物从全身循环中清除时，如果肾脏从放射性药物中接受了显著的放射吸收剂量，则可能发生迟发放射性效应。已知肾脏的放射耐受剂量相对较低 [对于传统的分次 XRT 为 23 戈瑞（Gy）] ；因而对于许多治疗用放射性药物，迟发放射性肾炎可能是一种剂量限制性毒性。尽管膀胱的耐受剂量相当高（65Gy），但如果没有对膀胱充分冲洗以降低滞留时间，出血性膀胱炎有可能作为迟发效应发生。

目前公认的用于估计特定组织或器官中放射剂量的方法，包括软件，均可用于计算放射性药物的诊断量。然而，由于对放疗目的辐射剂量的测定准确度要求较高，因此单独使用这些方法是不够的。

四、放射性毒性的非临床试验

（一）研究目的

对于以治愈为目的的治疗用放射性药物，对肿瘤释放的放射吸收剂量必须与 XRT 释放的剂量相当。因为同样高的剂量可能会不可避免地传递到正常组织，所以使用放射性药物治疗也会见到 XRT 通常伴有的放射性毒性。因为用于处方放射性给药的运载药物的质量剂量非常小，所以放射性毒性经常是剂量限制性的，但与冷（无放射活性）原料药（制剂）相关的药理学毒性却不是这样。在过去，主要使用冷制剂开展非临床毒性研究。尽管这些研究通常显示无明显毒性反应剂量（NOAEL）是临床质量剂量的许多倍，但此类研究仅能评估冷制剂的毒性。因此，为了评估人体出现迟发放射性毒性风险，必须在动物中开展迟发放射性毒性研究。此类研究可以使申报者：

●开展有对照的试验，而在人体中开展这样的试验在伦理上是不可行的。

● 识别处于迟发放射性毒性风险的器官。

● 确定合适的动物种属中迟发、不可逆性放射性效应的 NOAEL，以便帮助选择临床剂量。

● 比较放射性药物治疗与 XRT 在特定器官中的生物学效应以及所释放的放射耐受剂量。

● 研究病理学变化以及可能的损伤机制。

● 区分放射性药物治疗与伴随治疗的毒性。

● 确定能够通过分开放射性药物剂量而获得的保留器官量。

（二）研究设计

设计和开展迟发放射性毒性的非临床试验存在挑战。放射性药物的治疗剂量需要给予大量的放射性。动物和动物垃圾会有放射性，需要采取放射预防措施以保护工作人员和普通民众，弃置放射性废物也需要采取预防措施。尽管存在这些挑战，但已经开展了此类研究并被推荐用于优化给药，因而确保了临床试验和患者护理的安全性。开展迟发放射性毒性研究之前，申报者应当与医学影像学和放射性药品部门的代表讨论研究设计的细节，并考虑下列因素。

1. 药品非临床研究质量管理规范

为了评价放射性药品的安全性而开展的迟发放射性毒性研究应

当根据良好实验室规范（21CFR 58）和动物福利法案（7 U.S.C.
2131 et seq.）的原有要求开展。

2. 种属选择

在选择种属时，申报者应当考虑所选种属和人在放射性药物剂量
测定学、生物分布和药代动力学特征方面的相似性。已有研究迟
发放射性毒性的合适模型可用。在已公布的研究中，发现大鼠
（Moulder 等，1998；Moulder 和 Fish，1989；Molteni 等，2000）
和犬（Prescott 等，1990；McChesney 等，1989）在外照射后出现
迟发放射性肾病和肺纤维化。在家兔（Fajardo 和 Stewart，1973）
和犬（Gavin 和 Gillette，1982）中已经发现了放射引起的心肌纤
维化。当动物模型不适用于迟发放射性毒性研究时，申报者应与
适当的审查部门讨论替代研究方案。

3. 研究的时间安排

建议动物研究的时间安排应当便于开展临床试验，包括基于此类
研究的结果选择合适的安全性监测方法。为了选择最合适的种属，
在实施迟发放射性毒性研究之前，应当使用示踪剂量获得人体剂
量测定学和药代动力学数据。在评估非临床试验的相关性和时间
时应考虑：①对接受治疗的患者进行充分的长期随访后所得的人
体数据可能免除这种研究的必要性；②承认放射性治疗药物有时
用于治疗的患者没有其他可行的治疗方案或患者即将离世而使其
不受迟发放射性毒性影响。理想的情况是，研究应当在Ⅱ期剂量
递增临床试验开始前完成，因为在整个试验完成前，第 1 个剂量
队列中可能见不到迟发放射性毒性。然而，Ⅱ期临床试验可以基
于风险 – 收益分析，在完整提交迟发放射性毒性研究的数据之前
启动。

4. 总体研究设计

研究设计应当采集急性（在辐照后前几周内发生）以及迟发（经过长时间的潜伏期后发生）放射效应。临床上，放射治疗后至少几个月至几年才能观察到迟发放射性毒性。在动物中，迟发放射性毒性的发生时间一般短于人体，例如在大鼠中，放射性肾炎的潜伏期一般为 3~7 个月。在犬中，到第 10 个月可观察到肾功能障碍。因此，为了合理估计具体不良作用的发生率，在给药后应当对动物的迟发放射性毒性至少监测 1 年。

在某种程度上可行的话，临床前试验设计应当尽可能模拟预期的临床试验，包括放射性注射量、给药次数、给药频率和给药间隔，以及在不同动物种属和人中相对组织周转率、相对生物分布和药代动力学。如果在临床试验中将研究单次和分次给药，可能需要两组研究设计，评价单次给药后以及分次给药后的迟发放射性毒性。如果计划的人体放射剂量需要造血生长因子支持或骨髓补救，可能必须支持或补救受辐照的动物，这样它们能够在相似的剂量下存活，以便观察迟发放射性毒性。

应当监测的参数与单次或多次给药毒性研究拓展中评价的相似。其中包括临床观察、食物消耗量、体重、眼科学检查、血液学、临床化学、尿液分析和死后检查（例如尸检、器官重量、宏观和微观检查）。

5. 剂量水平

迟发放射性毒性动物研究应当至少包括 4 个剂量水平，以便发现 NOAEL 和剂量相关的轻至重度迟发放射性毒性。研究还应当包括冷制剂（理想情况下，冷同位素等于最高质量剂量）作为对照组，以便区别特异性的放射效应与冷制剂的潜在药理学效应。剂量限

制性毒性可能是重度的，但一般是可逆的（例如与胃肠道、骨髓
相关的急性放射性毒性）。因此，选择的最高剂量应当产生急性
放射性毒性。该剂量至少应当是最大预定人体剂量或临床试验中
被识别为可能是剂量限制性因素的重要器官放射耐受剂量的 2 倍
（TD 5/5 外照射）。当已经发现重要器官时，剂量倍数应当用体表
面积和重要器官的放射吸收剂量表示。每组中的动物数目应当充
足，以便确保足够数目的动物存活，以用于在研究完成时进行合
适的分析。

6. 临床病理学

应当在给药前、给药后 2 周、此后每 3 个月一次以及在研究结束
时进行血液学、尿液分析和临床化学检测。除了标准的血液学和
临床化学参数组合外，如果可用，研究还应当评估有意义的生物
标记物，以便鉴别靶器官的迟发放射性毒性。例如，除了将血尿
素氮和肌酸酐水平作为肾损伤的标记物外，还可以监测尿液中谷
胱甘肽 –S– 转移酶同工酶水平。建议与 FDA 一起开展研究设计，
确保监测合适的长期毒性指标。

7. 尸检和组织病理学

应当对研究中的所有动物，包括在研究观察阶段死亡的动物进行
尸检，包括器官重量以及各器官的宏观检查。在结束时应当进行
详细的组织病理学和微观评价。

五、结论

根据外照射器官耐受剂量限制确定放射性药物的吸收剂量时，已
经观察到迟发放射性毒性。这是因为用于评估两种放射疗法耐受
剂量的决定因素是不同的。因此，显然需要在这个领域获取更多

知识，用于支持这些产品的安全给药。因为人体试验是不符合伦理的，所以深入了解这些产品潜在的不可逆性迟发放射性毒性的最佳方式是开展迟发放射性毒性的非临床试验。这些试验将有助于识别有风险的器官，确定迟发放射性毒性的安全范围，确定使用分次给药时的潜在保留器官量以及比较放射性药物治疗的器官耐受剂量与已公布的传统分次高剂量率放疗法耐受剂量。理想情况下，应当在启动患者Ⅱ期剂量递增毒性试验前完成放射性毒性动物研究并进行分析。在更好地了解放射性药物治疗的耐受剂量之前，最安全的方式是以体表面积使患者剂量个体化。

参考文献

[1] Coppes, RP, A Meter, SP Latumalea, AF Roffel, HH Kampinga, 2005, Defects in Muscarinic Receptor–Coupled Signal Transduction in Isolated Parotid Gland Cells After in Vivo Irradiation: Evidence for a Non–DNA Target of Radiation, Br J Cancer, 92:539–46.

[2] Fajardo, L, M Berthrong, R Anderson, 2001, Radiation Pathology, Oxford University Press, Oxford England.

[3] Fajardo, LF and JR Stewart, 1973, Pathogenesis of Radiation–Induced Myocardial Fibrosis, Lab Invest, 29:244–257.

[4] Gavin, PR and EL Gillette, 1982, Radiation Response of the Canine Cardiovascular System, Radiat Res, 90:489–500.

[5] Giralt, S, W Bensinger, M Goodman, D Podoloff, J Eary et al., 2003, 166Ho-DOTMP Plus Melphalan Followed by Peripheral Blood Stem

Cell Transplantation in Patients with Multiple Myeloma: Results of Two Phase 1–2 Trials, Blood, 102:2684–2691.

[6] Hall, EJ, 2000, Radiobiology for the Radiologist（5th edition）, Lippincott Williams & Wilkins, Philadelphia Pa.

[7] Joiner, MC, B Marples, P Lambin, SC Short, I Turesson, 2001, Low–
[8] Dose Hypersensitivity: Current Status and Possible Mechanisms, Int J Radiat Oncol Biol Phys, 49:379–89.

[9] Marples, B, BG Wouters, SJ Collis, AJ Chalmers, MC Joiner, 2004, Low–Dose Hyper–Radiosensitivity: A Consequence of Ineffective Cell Cycle Arrest of Radiation–Damaged G2–Phase Cells, Radiat Res, 161:247–55.

[10] McChesney, SL, EL Gillette, BE Powers, 1989, Response of the Canine Lung to Fractionated Irradiation: Pathologic Changes and Isoeffect Curves, Int J Radiat Oncol Biol Phys, 16（1）:125–32.

[11] Moll, S, V Nickeleit, J Mueller–Brand, F Brunner, H Maecke, M Mihatsch, 2001, A New Cause of Renal Thrombotic Microangiopathy: Yttrium 90–DOTATOC Internal Radiotherapy, Am J Kidney Dis, 37:847–851.

[12] Molteni, A, JE Moulder, EF Cohen, WF Ward, BL Fish et al., 2000, Control of Radiation–Induced Pneumopathy and Lung Fibrosis by Angiotensin–Converting Enzyme Inhibitors and an Angiotensin II Type 1 Receptor Blocker, Int J Radiat Biol, 76（4）:523–532.

[13] Moulder, JE and BL Fish, 1989, Late Toxicity of Total Body Irradiation with Bone Marrow Transplantation in a Rat Model, Int J Radiat Oncol Biol Phys, 16（6）:1501-9.

[14] Moulder, JE, BL Fish, EP Cohen, 1998, Angiotensin II Receptor Antagonists in the Treatment and Prevention of Radiation Nephropathy, Int J Radiat Biol, 73（4）:415-21.

[15] Perez, CA, LW Brady, EC Halperin, RK Schmidt-Ullrich,（eds）, 2004, Principles and Practice of Radiation Oncology（4th edition）, Lippincott Williams & Wilkins, Philadelphia Pa.

[16] Prescott, DM, PJ Hoopes, DE Thrall, 1990, Modification of Radiation Damage in the Canine Kidney by Hyperthermia: A Histologic and Functional Study, Radiat Res, 124（3）:317-25.

[17] Tubiana, M, J Dutreix, A Wambersie, 1990, Radiobiologie, Hermann, Paris France, Translated by DR Bewley as Introduction to Radiobiology, Taylor and Francis, New York.

[18] Yaes, R, 1992, Radiation Damage to the Kidney, Advances in Radiation Biology, 15:1-35.

术语解释

急性放射性综合征：当综合起来，能够用于描述遭受强烈放射效应者特征的一些症状。这些效应发生于几小时或几天内。

分次给药：一种实施治疗性放射的方法，每天或以更长的间隔给予相对低的剂量。

（放射暴露的）早期效应：急性暴露后 60 天内出现的效应。

（放射暴露的）晚期效应：急性暴露后 60 天或更长时间出现的效应。

放射吸收剂量—在所关注的位置上，通过电离辐射，每单位质量受辐照物质所获得的能量。在国际单位中，放射吸收剂量的单位是戈瑞（Gy），也就是 1 J/kg。1 Gy 等于 100 拉德。

放射性核素：一种元素的放射性同位素。

放射敏感性：细胞、组织、器官、生物体或任何有生命物质对有害辐射的相对敏感性。放射敏感性及其反义词抗放射性，目前用于比较意义，而非绝对意义。

治疗用放射性药物：放射性药品或放射生物学制品，用于治疗人体癌症，含有放射性同位素，能够自发蜕变为不稳定的原子核，同时发射核辐射。治疗用放射性药物所用的同位素一般是 β 放射性物质，而诊断用放射性药物所用的同位素是 γ 放射性物质。治疗用放射性药物以相当高的活性给药，释放的放射吸收剂量远高于诊断用放射性药物。

示踪剂量：基于尽可能少的原则，能提供一个诊断图像的最低剂量。

第十一章 | 用于预防性传播疾病（STD）传播的局部用药物和（或）阴道避孕药物开发的非临床药理学／毒理学

一、前言

本文讨论了几种用于预防 STD 传播的局部用药物或阴道避孕药物开发过程中固有的临床前药理学／毒理学问题。本文并非旨在代替现有的支持在研新药申请所要提交的有关临床前药理学／毒理学安全性数据的指导原则。而是给局部给药这类药物提供新视角，以区别于全身给药的药物，即药物给药和作用的局部位点以及适应证的预防性。本文的发表得益于 FDA 药物审评与研究中心三个独立审评部门的通力合作，代表了目前他们对这些问题的最一致看法。然而，本文所包含的所有建议可能会被修改，并且鼓励申报者与适合于各自独立申请的审评部门讨论所提交的临床前内容。

二、毒理学研究

为了支持临床开发各个阶段的安全性，应至少在两种动物种属中开展研究（其中一种为非啮齿类动物）用于评估在推荐的暴露位置上的急性、亚慢性和长期毒性。为预防 STD 的传播，暴露于局部杀菌剂的潜在位置包括：阴道、子宫颈、阴茎、口腔和直肠黏膜部位。而本文的目标是希望避孕药暴露在阴道和阴茎组织中。所有的毒理学研究应至少使用三种剂量组以及一个合适的对照组，高剂量药物表现出明显的毒性（一般认为能达到毒性剂量的可能性有限），而低剂量药物表现出微毒或无毒。有一种情况例外，即如果改变活性产品的浓度，最终制剂处方应包含施用的药物并且研究时长应不少于临床试验治疗的拟定时长。然而在早期的研究中，若治疗时长少于两周，则临床前试验时长一般应采用两周时间。所有评估药物安全性的非临床试验均应根据 21CFR 58 中概述的药物非临床研究质量管理规范（GLP）执行。申报者可以就这些问题的方法和研究方案向 FDA 药理学审评专家进行咨询。

因为局部杀菌剂是在个体有感染 STD 风险的期间内间断使用，避孕药是在具有生殖能力的较长时间内间断使用，出于监管目的，此类药品被视为长期给药的药物。因此，在临床开发的后期，有必要开展啮齿类动物 6 个月以及非啮齿类动物 1 年的毒性研究，以支持 Ⅱ / Ⅲ 期人体试验。应在药物开发项目的后期，在大鼠和小鼠中开展致癌性研究。

三、药代动力学 / 毒代动力学研究

在开展亚慢性或者长期毒性研究时，应同时进行药代动力学 / 毒代动力学分析，以评价药物的 ADME（吸收、分布、代谢和排泄）特征，以及确定药物是否全身吸收。应尽早建立合适的分析方法学，以提供精确、一致以及可靠的药代动力学数据。应确定主要的药代动力学终点指标，例如最大血药浓度、达峰时间、血药浓度时间曲线下面积、分布容量、生物利用度以及清除率。为了更

好的评价安全范围，应比较动物与人的药代动力学数据。例如，某药物可能被人体吸收，动物经阴道给药后，药物全身暴露水平不会比在人体中观察到的暴露水平高很多。在这种情况下，可能要求开展一个单一种属1~3个月非口服或口服给药的毒理学研究，以产生足够高的血液浓度以确定所有潜在的毒性。如果药物被吸收，应开展全谱器官和组织的组织病理学分析。

四、刺激

应在动物中从宏观和微观两个角度评价药物导致的对药物暴露组织的刺激（例如炎症等不良反应）的可能性。应在兔子中每日进行阴道刺激试验，连续试验十天。在毒理学研究中，如果已充分检测兔子阴道给药引起的不良反应，则不要求开展其他的阴道刺激研究。

如果发现药物对黏膜组织有刺激性，并且申报者决定对药物进一步开发，应开展额外的药代动力学研究，以比较药物在发炎组织以及完好组织中的渗透程度。这些数据将有助于确定黏膜受损能否促进药物的吸收动力学。

五、过敏和光敏

如适用，应评价产生过敏和光敏的可能性。这些毒性试验所采用的动物模型和试验方案的实例可以从以下参考文献中获得：诸如 Marzulli 和 Maibach 所著皮肤毒理学（Dermatotoxicology）或 Burleson，Dean 和 Munson 所著免疫毒理学方法（Methods in Immunotoxicology）。

六、遗传毒性

应开展标准试验组合以评价所有新分子实体导致遗传毒性反应的可能性。在提交 IND 申请之前，应该评价药物潜在的遗传毒性。标准试验组合由以下 3 个试验组成：

（1）细菌基因突变试验；

（2）体外小鼠淋巴瘤细胞 tk 基因突变试验或哺乳动物细胞体外染色体畸变试验。

（3）啮齿类动物骨髓细胞体内染色体损伤试验或小鼠微核试验。

如果所选的三个试验提示药物不具有遗传毒性，就无需进行额外研究。如果试验组合中的一个或多个试验为阳性结果，期望申报者应向合适的审评部门咨询如何进行额外的遗传毒性试验。对于详细的遗传毒性信息，申报者应参考题为受法规管辖的药物基因毒性检验的特定方面指导原则（Guidance on Specific Aspects of Regulatory Genotoxicity Tests for Pharmaceuticals）文件，可从以下地址获得该指导原则的副本：药物审评和研究中中心，消费事务科,（HFD-210），5600 Fishers Lane, Rockville, MD 20857。

七、生殖毒理学

应开展生殖毒理学研究，以考察药物对生育力以及生殖能力可能的影响。应进行额外研究，以考察药物是否具有致畸性或者对围产期发育有影响。应在两种动物种属（通常为大鼠和兔子）中开展研究以评价致畸的可能性。预计在 II / III 期临床试验开始之前将完成生殖毒理学研究。若想获得关于生殖毒理学的详细信息，申报者应参考题为医药产品的生殖发育毒性的检验指导原则（Guideline for Industry, Detection of Toxicity to Reproduction for Medicinal Products）文件，可从以下地址获得该指导原则的副本：药物审评和研究中中心，消费事务科（HFD-210），5600 Fishers Lane, Rockville, MD 20857。

八、致癌性

通常在临床开发项目的最后阶段获得致癌性信息。对于阴道避孕药物来说，大鼠和小鼠的致癌性试验与 NDA 同时提交；对于杀菌剂，要求进行致癌性研究，但是研究完成日期与 NDA 归档日期可以不同。给药持续时间可以为两年，应根据药物致癌性研究剂量选择指导原则（Guideline for Industry, Dose Selection for Carcinogenicity Studies of Pharmaceuticals）中所概述的原则选择给药剂量。可从以下地址获得该指导原则的副本：药物审评和研究中心，消费事务科（HFD-210），5600 Fishers Lane, Rockville, MD 20857。申报者可就这些问题的目前状态以及策略方法向合适的审评部门进行咨询。目前，建议申报者在启动致癌性研究之前，可向"药物审评和研究中心致癌性评估委员会执行委员会"申请对其实验方案进行审评。

九、已上市药品

在 1995 年 2 月 3 日，一份 FDA 推荐的题为人用非处方阴道避孕药品（Vaginal Contraceptive Drug Products for Over-the-Counter Human Use）的法规通告于联邦公告（Vol. 60, No. 23, pp, 6892-6903）中公布。拟议法规中声明要求非处方（OTC）阴道避孕药制造商在

其产品上市前应该通过上市申请批准。之所以审评机构制定这项
规章，是因为这些药品的有效性依赖于最终制剂处方。因此，每
种药品应根据实际使用情况开展合适的临床试验。拟议法规不影
响非处方阴道避孕药目前的销售情况。然而，在法规最终生效日
之前，没有被批准的非处方阴道避孕药产品将被视为新药，并且
无论在最终法规颁布前期状态怎样，都应遵守监管要求。

审评机构已批准壬苯醇醚 9 和辛苯昔醇 9 为有效成分，并指出尽
管壬苯醇醚 9 和辛苯昔醇 9 在体外和体内能够杀灭精子，但是这
些避孕用活性成分的杀精活性以及产生的杀精效果不能与产品
载体分割开来考虑。最终制剂处方中的杀精剂在性交过程中被
各种生殖器分泌物稀释，导致这些活性成分在人体中会部分失
效。因此，当用于人体时，有必要开展临床试验以确定杀精剂
的最终制剂的有效性。然而，目前已上市的含有这些成分的非
处方药的申请不需要额外的非临床数据，而可能需参考①联邦
公告（12/12/1980, Vol. 45, No.241, pp 82014–82049）拟议法规提
前通报（题为人用非处方阴道避孕药物；专论制定；拟议法规
（Vaginal Contraceptive Drug Products for Over–the–Counter Human
Use; Establishment of a Monograph; Proposed Rulemaking））中咨询审
查小组对非处方避孕药以及其他阴道药品的建议；②已批准的含
有壬苯醇醚 9 的药品的使用经验。

如何鉴别预防 HIV 和其他 STD 最安全有效的药品是公众关注度

---

①本文件根据 21CFR 10.90（b）（9）进行的非正式沟通，它代表了
目前生殖泌尿药品部、抗感染药品部以及抗病毒药品部的最佳判断。本
文并不一定代表美国食品药品管理局药品审评与研究中心的正式立场，
并且不会约束或强制中心或审评机构对所述观点负责。

最高的健康问题。强烈建议申报者对此用途的非处方避孕产品进行评价。然而值得注意的是，用来评价预防妊娠以及 STD 传播的配方药物的安全性和有效性的研究可能不同。应鼓励期望开发一个或新的制剂处方的制造商与适合的审评部门就其申请内容进行沟通。

参考文献

[1] Dermatotoxicology. Ed., Marzulli, F.N. and H.I. Maibach. New York: Hemisphere Publishing, 1991.

[2] Methods in Immunotoxicology. Ed., Burleson, G.R., J.H. Dean and A.E. Munson. New York: Wiley–Liss, Inc., 1995.

第十二章 化学药物或生物制品复方制剂非临床安全性评价指导原则[1]

本指导原则代表美国食品药品管理局（FDA）对该主题目前的观点。它不会赋予任何人任何权利，也不会约束 FDA 或公众。如果有替代方法能够满足法令法规的要求，您可以采用该替代方法。如果您想要讨论该替代方法，请联系 FDA 负责执行本指导原则的工作人员。如果不能确定适合的 FDA 工作人员，请拨打原文的标题页上所列的电话号码。

一、前言

本指导原则为非临床研究方法提供建议，以支持固定剂量复合剂（FDCs）、组合包装药物和一些辅助治疗药物的临床研究和批

---

[1] 本指导原则由美国食品药品管理局药品审评与研究中心（CDER）药理毒理协调委员会起草。

准。[1] 本指导原则的目的是描述一般性的指导原则。关于特殊化学药物或生物制品复方制剂开发程序的更多详细建议，申报者应在提交新药临床申请（IND）之前，联系适合的审评部门。另外，美国食品药品管理局（FDA）即将公布更多某些类别的药物复方制剂具体指导原则。[2]

化学药物和生物制品复方制剂中应包括以下类型：①两种或多种均为已上市化学药物或者生物制品（MD/Bs）；[3] ②一种或多种为新分子实体，另一种或多种为已上市化学药物或生物制品的复方制剂；③均为 NMEs。根据原料药提供的信息不同，不同类型复方制剂的非临床研究考虑的侧重点可能不同。FDA 推荐申报者根据各个化学药物或生物制品的毒理学和药代动力学特征、治疗适应证或适应证、拟用人群展开非临床研究，用于描述联合用药的

---

[1] 本指导原则目的：固定剂量复合剂（FDC）是由两种或多种不同的药物成分（活性药物成分）组成单一剂型。组合包装药物是由两种或多种不同药物制剂，分别制成各自的最终剂型并包装在一起，贴上适当的标签，以支持联合使用。辅助疗法为患者在使用二线药物维持病情，与主要治疗药物一起使用（即辅助作用），然而，相对剂量是不固定的并且化学药物或生物制品不必同时给药。辅助治疗药品可为组合包装，可能或可能不会被标记为联合用药。然而，本指导原则中的辅助治疗药物仅包括辅助治疗产品在说明书中已注明为同时使用，申报者打算在说明书中标注同时使用，或根据章节二 - （一）所述述的因素，有一个确定的原因可能引起严重的相互作用的担心。本指导原则中的术语"组合包装的产品，FDC 和辅助治疗"，被统称为复方制剂。

[2] 例如，监管机构正在制定专门针对抗肿瘤药物复方制剂的指导原则草案。另外，在 2004 年 5 月（69FR28931），监管机构制定了关于固定剂量复合剂和组合包装的 HIV 治疗药品的指导原则草案（HIV 指导原则草案）。本指导原则定稿后，将为 FDCs 及组合包装药品应用于已批准的治疗人类免疫缺陷病毒（HIV）的抗逆转录病毒药物提供建议。当准备申请这类产品时，申报者应参考这些指导原则。

[3] 本指导原则的目的，词组"已上市化学药物或生物制品（previously marketed drugs or biologics）"包括化学药物 / 生物制品及活性药物成分。

特征。研究的数量和类型将取决于临床开发阶段。

在本指导原则中，将分别讨论三种基本类型的复方制剂（即 MD/
B-MD/B, MD/B- NME，和 NME-NME）。由药物审评和研究中心
（CDER）规定本指导原则涵盖的化学药物和生物制品复方制剂的
种类。生物制品的非临床开发也应参照 ICH 指导原则 "S6 生物
技术药物临床前安全性评价"（ S6 Preclinical Safety Evaluation of
Biotechnology-Derived Pharmaceuticals ）。[1]

通常，FDA 的指导原则文件不建立法律强制性的责任。相反，指
导原则描述了监管机构对某一问题的当前观点，应当仅视其为建
议，除非引用了具体的法令法规要求。应当（Should）一词在监
管机构指导原则中的意思是建议或推荐，而不是必须。

二、两种或多种已上市化学药物或生物制品组成复方制剂的非临床研究（图 12-1）

本章讨论申报者提交申请开发两种或多种已上市化学药物或生物
制品组成的复方制剂，或由化学药物和生物制品组成的复方制剂
的不同情况。通常 FDA 认为，在这种情况下，应分别获得每种药
物充分的临床和非临床数据。然而，每种药物上市的适应证应与
复方制剂拟定的适应证进行比较。例如，市场上销售的急性使用
药品可能没有非临床数据来支持长期使用。在某种程度上，由于

---

[1] 我们会定期更新指导原则。请访问 CDER 指导原则网站 http://www.fda.
gov/cder/guidance/index.htm，确保您下载的是最新版的指导原则。

存在数据的缺失，FDA 可能会建议进行额外的非临床研究。[1]

（一）安全性考虑

如果单方化学药物或生物制品已有足够的临床和非临床安全性资料以支持拟定的新适应证的安全性，FDA 建议对复方制剂的安全性应从以下几方面因素进行考虑，再权衡是否需要采取进一步的非临床研究：

（1）从先前人体联合用药的经验获得相关信息。FDA 建议申报者尽量提供人体联合用药信息摘要，同时也建议注册申请人提交已发表人体（或动物体）相关研究资料的复印件。这些报告也许无法提供明确的安全性信息，但可提供联合用药的依据。

（2）单方化学药或生物制品在动物体和人体的用药信息，以及动物试验研究 [药代动力学（PK）、药效学（PD）、毒理学作用] 与人体相关研究信息的一致性。

（3）可能的药效学相互作用：化学药物 / 生物制品可能竞争相同受体或生物靶点，或具有相似生理功能，这些与他们的作用机制相关或无关。

---

[1] 某些情况下，化学药物或生物制品复方制剂中单个成分及联用药物均应有充分的临床数据。在这种情况下，不需要开展其他的非临床研究。例如，HIV 指导原则草案中指出，FDA 认为某些之前已被批准用于治疗 HIV 的抗逆转录病毒药物可批准用于复方制剂，且不需要进行体外的试验研究，因为联合用药的临床有效性和安全性已经在药品说明书或已发表的文献中描述或评估过。两个已批准的化学药物或生物制品的联合用药若已具有充分的临床数据，此类化学药物或生物制品复方制剂进行申请批准时，建议申报者与适合的审评部门联系并讨论是否需要其他的非临床数据来证实安全性。

（4）可能的药代动力学相互作用：药代动力学相互作用的产生可
能有多种方式，有些可以在体内进行监测，而有些则不能。一个
化学药物 / 生物制品可能改变另一个药物的吸收、排泄、组织分布，
或改变代谢类型或速率。药物也可能竞争性结合血浆蛋白，引起
某个药物的游离型浓度升高和组织吸收增加。

（5）毒理学的相互作用（即化学药物 / 生物制品的毒性靶器官相
似）：若单方化学药物 / 生物制品的毒性靶器官相似，该情况可能
引起一种或两种化学药物 / 生物制品预先确定的无毒剂量降低，
对靶器官的毒性增强。FDA 建议关注产品的全部已知毒理学信息。
例如一般毒性、生殖毒性、致癌性和安全药理学研究 [心血管、
中枢神经系统（CNS），呼吸系统]。

（6）每种化学药物 / 生物制品的安全范围：如果某一或更多化学
药物 / 生物制品的安全范围较窄，即在接近临床治疗的暴露水平
存在严重毒性，应特别关注药物的相互作用，尤其当毒性是不可
逆或在临床上无法进行监测时。

（7）化学药物 / 生物制品可能竞争同一酶或其他细胞内分子，或
改变其活性或内源物质水平，例如，两个氧化剂同时给药，可能
导致内源性谷胱甘肽的耗竭。

（8）可能的化学相互作用：一个药物可能对另一个化学药物或生
物制品进行化学修饰（例如，一个药物可能氧化、甲基化、乙酰
化另一个药物或生物制品），这可能会产生具有新毒性的新化合物。

（9）一个化学药物 / 生物制品可能影响另一个治疗急症化学药物 /
生物制品的有效性。

（二）非临床研究建议 / 一般程序

如果单方化学药物或生物制品的临床和非临床安全性数据足以支持拟定新适应证的安全性，包括剂量、给药方案、持续时间和新的用药人群，可不必进行附加的非临床研究。

已上市化学药物或生物制品复方制剂安全性问题的一般处理方法，如图 12-1 所示。复方制剂安全性评价应考虑的因素列在章节二 –（一）（图 12-1，框 1~2）。如果单方化学药物或生物制品在高于拟定的临床暴露量的暴露水平下，无严重毒性，或临床已有大量的联合用药经验，FDA 一般建议在人体试验前或 I 期临床前不进行附加的非临床研究（图 12-1，框 2~3）。FDA 主要根据先前单药或联合用药的人体临床用药信息来判断复方制剂是否需要对进一步开发进行非临床试验研究。[1]

如果对单方化学药物 / 生物制品的用药信息和化学药物 / 生物制品的潜在相互作用评价后，没有证据显示存在可能的相互作用，则基本可认为在复方药物临床 I 期前没有必要进行合用的动物试验研究。此外，当单药的相互作用是可以预测的，如果可预测的相互作用对人体作用是可预测的，并不会导致严重毒性，且在人体有可监测方法时，可不必进行非临床研究。例如，如果代谢的相互作用是可以预测的，此时可以显著降低单药在人体的起始剂量。可见两种生物制品复方制剂的代谢相互作用。化学药物 / 生物制品可能影响相同的组织或生物靶点或具有药效学相互作用。

---

[1] 例如，如前所述，HIV 指导原则草案，治疗 HIV 的药物研究指导原则中指出，以前已被批准用于治疗 HIV 患者的药物用于复方制剂时可不进行非临床（或临床）试验研究，因为联合用药的有效性和安全性已经在临床得到评价，或在药品说明书中描述过，或已有研究文献报道。

通常，FDA 建议申报者在临床研究前要进行非临床毒性研究的情况有：①单药具有相似的毒性靶器官或药效学活性；②在接近临床暴露水平时，某一单药在动物体或人体中可产生严重或无法监测的毒性；③其他原因导致的严重临床问题 [章节二 – （一）]。FDA 建议根据多种因素 [包括毒性反应特点和章节二 – （一）确定的问题] 来判断是否需要进行特定的非临床研究。为评价一般毒性，可能需要进行足够用药期限的搭桥研究，以阐明所担忧的毒性问题。例如，治疗慢性疾病药物的一般毒性，可能需要用药期限达 3 个月的搭桥研究。FDA 建议复方制剂研究应包括复方制剂的不同剂量水平和单药的 1 个高剂量组。应与审评部门讨论是否需要进行其他可能的研究设计。鼓励申请人对复方制剂中各单药的不同剂量水平进行筛选研究，以评价复方制剂的附加或协同作用，但高剂量组不应出现不可接受的毒性。在下述情况下，复方制剂的试验研究通常仅采用一种动物：①药物在某种动物的毒性反应与人体相似，或药物的毒性反应在不同种属动物基本相同；②综合考虑一些因素如 PK/ADME（吸收，分布，代谢，排泄）、药理作用后，认为药物在某种动物模型与在人体的毒性反应相关性较好。如果仅进行一般毒性研究，FDA 建议注册申请人应提供复方制剂试验所选用动物种属的依据。然而，FDA 也可能要求两种动物的试验研究，即使它符合上述的一种或两种情况。例如，如果存在第二种合适的动物，第一种动物的试验研究结果提示有新的安全性担忧时，应考虑进行第二种动物的试验研究。

若复方制剂中某一单药在临床暴露水平时动物的毒性要比人体明显，此时用动物可能无法评价复方制剂的安全性 [如非甾体类抗炎药（NSAIDs）和抗生素]。这种情况下，可以在低于较高毒性药物的推荐临床剂量的暴露水平下进行复方制剂的一般毒性研究，但在动物体内应达到最大的耐受剂量，得出剂量限制毒性。

应按照 ICH 指导原则中 M3 支持药品人体临床研究实施的非临床安全性研究（Nonclinical Safety Studies for the Conduct of Human Clinical Trials for Pharmaceuticals）描述的时限进行研究。

如果单方药物已按当前标准要求进行遗传毒性试验，复方制剂一般不必进行遗传毒性研究。如果已上市药物已知具有明显的发育毒性（例如，已上市药品的妊娠类别为"D"类或"X"类），应该按照 ICH M3 中描述的时限，进行复方制剂的胚胎发育研究（致畸试验）。如果需要进行复方制剂的研究，依据单方化学药物或生物制品已知信息，可以在最合适的动物体内进行研究，如果特定的三个月妊娠中期显示存在显著风险，如孕晚期使用 ACE 抑制剂，可能需要再进行其他三个月的 NME 或复方制剂暴露量的研究，以评价其影响作用。

对治疗慢性疾病的复方制剂，仅在非临床研究中显示有组织、器官的肿瘤（发生）前病变时，可要求进行致癌性试验研究。非临床研究的信息可为修改临床试验方案提供建议（例如，临床起始剂量，监测参数等）（图 12–1 框 8）。

三、一种为新化合物（新生物制品），另一种或一种以上为已上市药品或生物制品组成复方制剂的非临床研究（图 12–2）

本章描述了申报者提交两种或多种化学药物或生物制品复方制剂的申请：一种或一种以上为已上市药物，另一种为 NME 的复方制剂，或化学药物和生物制品的复方制剂。

（一）一般毒理学研究

对于一种 NME 与一种已上市化学药物或生物制品组成的复方制剂，FDA 通常建议对 NME 进行非临床研究。对 NME 应进行标准组合的非临床安全性研究（如遗传毒性、药理学、安全药理学、PK/ADME、一般毒性、生殖发育毒性、致癌性等），这也是 ICH 指导原则 M3（支持药品人体临床研究实施的非临床安全性研究）所要求的。生物制品的非临床开发应参照 ICH S6。如果已上市药物的遗传毒性研究符合当前标准要求，仅需对复方制剂中的 NME 部分进行遗传毒性研究。

根据拟定的临床用药疗程，FDA 建议申报者对复方制剂进行最长达 90 天的搭桥研究。依据 ICH M3，缩短用药持续时间研究，适用于较短期的临床研究或非慢性适应证。然而，有些情况下可能需要进行第二种动物的试验研究。由于药物研究过程会不断改变复方制剂中各单药的比例，设计好毒理研究以便为将来的临床研究提供足够的安全范围就显得非常重要。FDA 建议化学药物 / 生物制品复方制剂在非临床研究时的暴露剂量比例应与预期临床应用的相吻合。

有时，复方制剂中某一单药在动物上的毒性可能比在临床严重，无法在动物达到临床需要的治疗暴露水平（如非甾体抗炎药和抗生素），这些情况下，复方制剂的非临床研究可能在低于较高毒性药物的推荐临床剂量的暴露水平下进行，但在动物体内应达到最大的耐受剂量，得出剂量限制毒性。

（二）生殖发育毒理学

ICH 建议对 NME 进行胚胎发育研究（致畸试验），如生育力和其他生殖研究。通常不必进行复方制剂的生殖毒性研究。如果已上市药物或 NME 已知具有明显的发育毒性（例如，已上市药品的妊娠类别为"D"类或"X"类），一般要进行复方制剂的胚胎发育研究（致畸试验）。如果需要进行复方制剂的研究，依据单方化学药物或生物制品已知信息，可以在最合适的动物体内进行研究，如果特定的三个月妊娠中期显示存在显著风险，如孕晚期使用 ACE 抑制剂，可能需要再进行其他三个月的 NME 或复方制剂暴露量的研究，以评价其影响作用。

（三）药效学研究动物模型

通常不需要药效学动物模型。然而，选用合适动物模型进行复方制剂非临床研究将有助于获得有价值的药效学资料，如果资料可获得并存在相关性，例如，一种药物可能会改变另一种药物的药效学。当复方制剂中的一种或多种药物是用于治疗严重或危急生命的疾病时，该方面信息就显得特别重要。识别这种相互作用不仅可使复方制剂中每种产品的剂量有一个合理的选择，而且也为临床试验提供了最佳排序。

（四）附加研究

FDA 建议申报者要关注已上市药物的临床应用及适应证的重要信息。在评价已上市药物信息和复方制剂最长达 90 天的搭桥研究后，应该考虑是否需要进行附加的相互作用研究。如果药物在搭桥研究（协同作用）中发现有相互作用，但作用机制（PK、PD 或毒性叠加）不明确，FDA 建议申报者进行相互作用的探索研究。本类复方制剂进行药物相互作用研究时的考虑因素见文中 II.A 部分，除一般毒理学最长达 90 天的搭桥研究和胚胎发育研究（致畸性试验）之外，本类复方制剂一般不必进行其他的附加研究。

四、两种或两种以上均为新化合物或新生物制品组成复方制剂的非临床研究（图 12-3）

（一）一般毒理学研究

FDA 通常建议申报者对本类复方制剂中的每一个 NME 进行非临床研究，并对每一个 NME 进行标准组合的非临床安全性研究（即遗传毒理学、安全药理学、PK/ADME、一般毒性、生殖毒性、致癌性等），以评价新化合物复方制剂的安全性，依据 ICH 指导原则中 M3（支持药品人体临床研究实施的非临床安全性研究）描述的时限要求。生物制品非临床研究依据 ICH 指导原则 S6 的要求。如果新化合物被评价为独立的个体而不是复方制剂，根据拟定的临床用药疗程，FDA 建议申请人对复方制剂应进行最长达 90 天的动物搭桥研究（对于慢性病适应证）。然而，在有些情况下，可能需要进行第二种动物的试验研究。如果两种药物或生物制品仅以固定复方上市，可仅进行复方制剂标准组合的毒理学研究。单独进行新化合物的非临床研究价值可能不大，但对改变初始拟定的临床用药方案或研究很重要。

因为药物研究过程会不断改变复方制剂中各单药的比例，设计好毒理研究以便为将来的临床研究提供足够的安全范围就显得非常重要。在可行的情况下，FDA 建议药物或生物制品复方制剂在非临床研究时的暴露剂量比例应与预期的临床应用相吻合（即有些类似）。

有时，复方制剂中某一单药在动物上的毒性可能比在人体上的毒性更严重，无法在动物体达到临床需要的治疗暴露水平（如非甾体抗炎药和抗生素），这些情况下，复方制剂的非临床研究可能在低于较高毒性药物的推荐临床剂量的暴露水平下进行，但在动物体内应达到最大的耐受剂量，得出剂量限制毒性。

（二）药效学研究动物模型

通常不需要药效学动物模型。然而，选用合适动物模型进行复方制剂非临床研究将有助于获得有价值的药效学资料，如果资料可获得并存在相关性，例如，一种药物可能会改变另一种药物的药效学。当复方制剂中的一种或多种药物或生物制品是用于治疗严重或危急生命的疾病时，该方面信息就显得特别重要。识别这种相互作用不仅可使复方制剂中每种产品的剂量有一个合理的选择，而且也为临床试验提供了最佳排序。

（三）安全药理学

FDA 建议注册申报者在临床试验前要评价化学药物 / 生物制品复方制剂对不同组织器官和系统的疗效作用，多数情况下要进行复方制剂对特定器官系统 [例如心血管，呼吸系统，中枢神经系统（CNS）] 的安全药理学研究，尤其当两个药物作用在相同器官系统，同类药物有类似的毒性（例如 Q–T 间期延长），或用药患者在病理状态（例如肾功能不全）时。有时，当分子作用靶点是已知的，则复方制剂的作用效果可以预测。

（四）药代动力学（PK）/ 药物吸收、分布、代谢、排泄（ADME）和毒代动力学

FDA 建议注册申报者对复方制剂的 PK/ADME 进行研究，以评价化学药物 / 生物制品潜在的药代动力学相互作用，这些资料对支持用药安全性和指导药物开发过程有重要价值。FDA 更鼓励在药物开发早期进行复方药物的 PK/ADME（例如体外代谢研究）研究。FDA 鼓励申报者在进行毒理学研究时，测定每种药物的血浆蛋白结合率和血浆浓度，可在毒理学研究中收集药代动力学的数

据，不必单独进行该试验研究。

（五）遗传毒理学

不必进行生物制品或化学药物 / 生物制品复方制剂的遗传毒性研究。如果单药已进行足够的毒性研究，一般不要求进行某一化学药物 / 化学药物复方制剂的潜在遗传毒性评价。因为体外遗传毒性试验一般在存在和不存在代谢活化的情况下进行，所以采用复方药物进行这些研究不太可能提供比单药试验更多的信息，尤其是肝代谢研究预测潜在的药物相互作用时。

（六）特殊毒理学

FDA 建议申报者进行特殊毒理学研究，例如，对治疗某些适应证的 NME 和复方制剂进行局部耐受性研究。也可能根据药物或同类药物在动物和人体的毒性反应特点，建议进行有针对性的毒性研究。

（七）生殖发育毒理学

ICH 建议对每个 NME 进行胚胎发育研究（致畸试验），如生育力和其他生殖研究。如果已对单个的 NME 进行生殖毒性评估，则通常不必进行复方制剂的生殖毒性研究。如果仅分别对每个 NME 进行发育毒性研究，FDA 建议应在最适当物种中进行复方制剂的发育毒性研究，在治疗育龄期雌性动物之前进行该研究。如果一种NMEs 在非临床研究中显示有明显的发育毒性，例如结果标记为"D"类或"X"类，则可能不必进行复方制剂的胚胎发育研究（致畸试验）。如果特定的三个月妊娠中期显示存在显著风险，需要再进行其他三个月的复方制剂暴露量研究，以评价其影响作用。

（八）附加研究

在对单方化学药物／生物制品的可获得数据和复方制剂长达90天的搭桥研究数据进行评估后，应该考虑是否需要进行化学药物／生物制品相互作用附加研究。如果化学药物／生物制品在搭桥研究中显示有相互作用，作用机制不明确（例如 PK、PD 或毒性叠加），FDA 建议申报者进行相互作用研究，以评价相互作用性质。含有一种以上新化合物的复方制剂可能需要进行章节 II.A 中列出的化学药物／生物制品相互作用的潜在机制研究。除最长达90天（取决于适应证的慢性化程度）的一般毒理学搭桥研究和胚胎发育研究（致畸性试验），复方制剂一般不必进行其他附加的研究。

（九）致癌性

根据复方制剂的用药疗程和临床适应证，如果单药 NME 未进行致癌性试验研究，FDA 管理部门可能要求申报者进行复方制剂的致癌性试验研究。

附录：推荐的一般程序

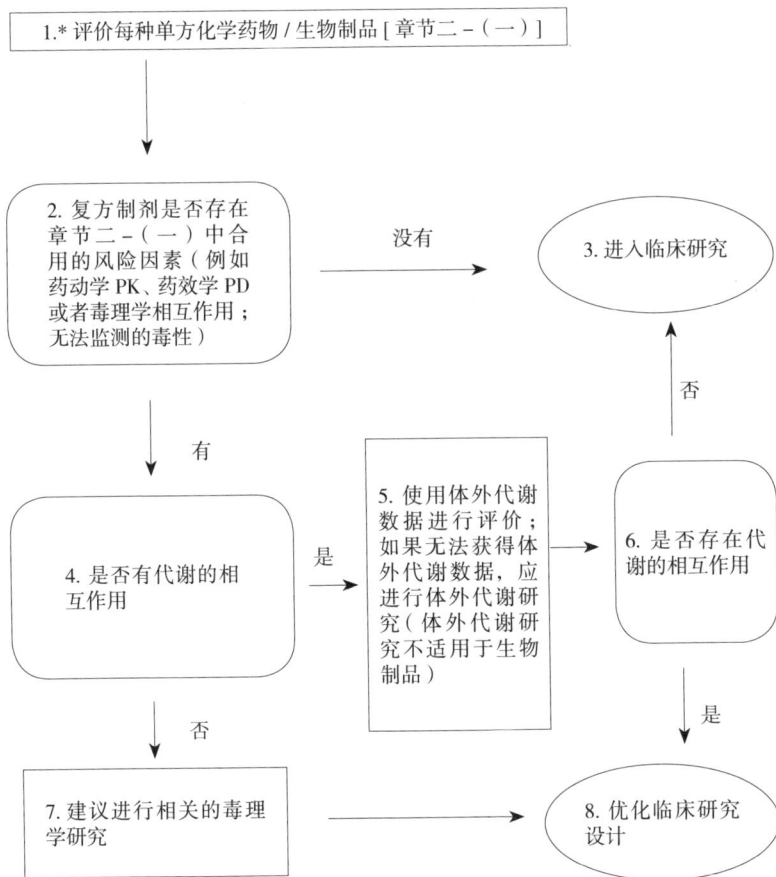

图 12-1 由已上市药品或生物制品组成的复方制剂

★Box 文本框中引用的变化不代表程序的顺序。

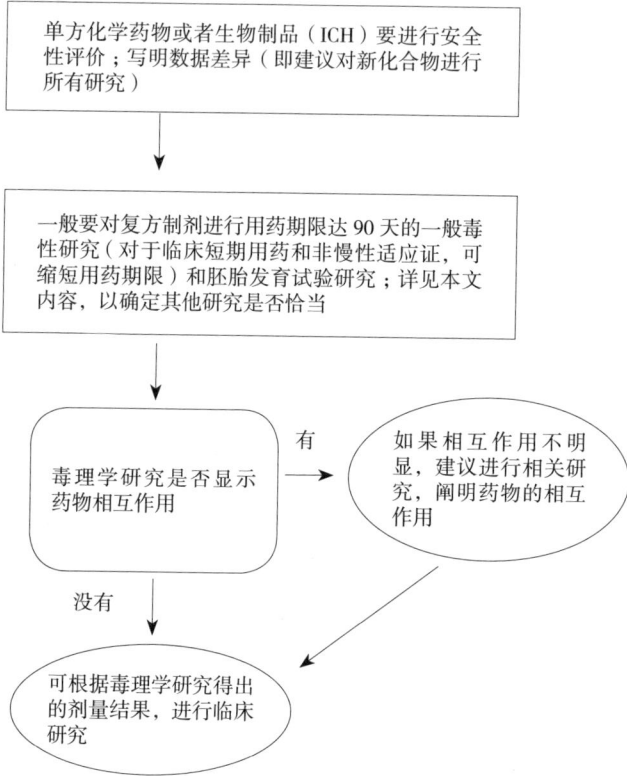

图 12-2 已上市药品或生物制品与 NMEs 组成的复方制剂

优选地，评价复方制剂之前评估每个 NME（ICH）。通常进行复方制
剂最长达 90 天的毒理学研究和胚胎－胎儿发育研究（详见正文）。如
果仅个别的 NMEs 进行了研究，使用下面的方法来解决安全问题

复方试剂是否
有 符 合 章 节
二 －（一）中
的因素

否 → 可以根据毒理
学研究结果开
展临床研究

是

是否存在代谢
的相互作用

使用体外代
谢数据进行
评价；如果
无法获得体
外代谢数据，
应进行体外
代谢研究（体
外代谢研究
不适用于生
物制品）

否 ↑

有代谢的相互
作用

否

除 PK 外，需要进行其他
毒性研究

有 ↓

要进行临床的
PK 研究

可通过调整临床
研 究 设 计 开 始 做
临床研究

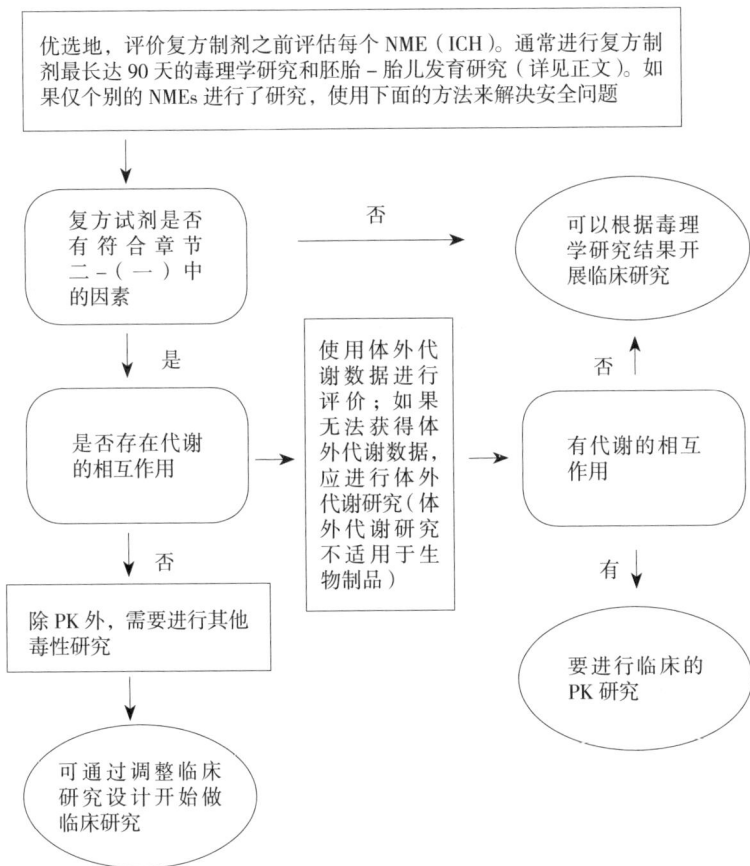

图 12-3　NMEs 与 NMEs 组成的复方制剂

第十三章 | 改变制剂处方和变更药物给药途径的非临床安全性评价
工业及审评人员指导原则
审评质量管理规范[1]

本指导原则草案最终定稿时,仅代表美国食品药品管理局 (FDA) 对该主题目前的观点。它不会赋予任何人任何权利, 也不会约束 FDA 或公众。如果有替代方法能够满足法令法规的要求, 您可以采用该替代方法。如果您想要讨论该替代方法, 请联系原文标题页中所列的 FDA 负责执行本指导原则的工作人员。

一、前言

本指导原则为申报者申请之前已批准的药物改变制剂处方或者给药途径的非临床评价提供建议。本指导原则用于申报者和美国食药品管理局(FDA)药物审评和研究中心(CDER)的审查人员对"之前已批准药物的改变制剂处方"以及"现有处方的改变给药途径"进行开发和审评。

---

[1] 本指导原则由美国食品药品管理局药品审评与研究中心药理学 / 毒理学协调委员会起草。

本指导原则的目的是：

● FDA 对支持药品批准所需要的安全数据的当前看法，与企业进行交流。

●统一 CDER 对"改变制剂处方药品"和"改变药途径药品"的非临床开发建议。

本指导原则假定原料药已经用于批准的药品中。本指导原则概括了制剂处方组成不变的新药开发的非临床评价推荐信息。

例如，相同的制剂处方用于新的给药途径，需用本指导原则中概括的考虑因素对毒性信息进行重新评估。

本指导原则不排除申报者免于提供完整的药品非临床信息，这类非临床信息可以直接提供（例如文献或研究报告），或通过引用参考文献，或依据已收录药品安全性和有效性的结果和对已收录药品建立的临床联系。[1]

本指导原则不能完全涵盖那些用于新处方工艺但没有在 FDA 之前批准的药品中使用过的辅料的安全评估。本指导原则中描述的试验可以为用于改变给药途径的辅料的安全评价予以支持。对于之前未经 FDA 批准的药用辅料非临床研究的相关建议，请参阅行业

---

[1] 已收录药品一词系指"一个已按照《联邦食品、药品和化妆品法》中关于安全性和有效性的 505（c）法案批准生效或 505（j）法案，未按照 505（e）（1）至（e）（5）法案或 505（j）法案被撤回，以及未被 FDA 以安全性或有效性（21CFR 314.3）的原因决定撤市的新的药品"。

指导原则《药用辅料安全性评估的非临床研究》。[1]

通常，FDA 指导原则文件没有规定强制性的法律责任。而是阐述了 FDA 对某个问题当前的观点，仅应作为推荐，引用了专门的法律和法规要求的情况除外。在 FDA 指导原则中，应该（Should）一词指建议或推荐，而非要求。虽然指导原则文件对 FDA 没有法律约束力，但是只有在有适当理由和监督同意时，审核人员才可能背离该指导原则文件。

二、背景

通常，非临床数据用来支持药品使用特定的给药途径，并能反映拟定用药期限。例如，短期使用抗生素不需要开展致癌性研究。用于支持批准最初制剂处方获得批准的非临床信息中，很多可以支持新制剂处方的安全性。但是在某些情况下，这些数据可能不足以支持额外的批准，原因是制剂处方的改变可能产生新的毒性，更常见的原因是新的制剂处方会应用在不同的给药途径下。当药物产品的给药途径不同或者用药持续时间显著变化时，这种不足尤为明显。在这些情况下，可能会推荐额外的非临床研究，以保证新配方的毒性得以完全表征。

如果新处方与原处方的用法相似，一般来说无需太多额外的非临床数据。然而，如果新处方使用方法有较大不同（例如新的给药途径或者更长的用药期限），即使制剂处方组成没有变化，仍需要额外的非临床数据和信息。例如，原本用于局部皮肤使用的乳

---

[1] 我们会定期更新指导原则。以确保您都能得到的指导原则是最新版本，请参看 CDER 指导原则网站 http://www.fda.gov/Drugs/GuidanceCompliance RegulatoryInformation/Guidances/default.htm.

霜用于阴道内时，应评估安全数据，以决定新的给药途径是否安全或者是否需要增加额外的试验。

三、一般考虑

本指导原则提供的的建议是假设已批准制剂的非临床评估能充分满足当前的标准。如果不能满足当前标准并且已批准制剂处方和给药途径的的改变需要进行额外试验，建议展开额外的非临床试验弥补之前存在的缺陷。

申报者应该回顾已得到的毒性信息以决定是否支持新处方制剂或者新给药途径计划的临床用途。此回顾工作应考虑，对于长期使用的新制剂是否需要额外的新数据（例如，长期毒性、致癌性研究）的建议。

推荐 ICH 的行业指导原则 M3（R2）：药物开展人体临床试验非临床安全性试验及上市批准或 S9：抗癌药物非临床评估并向适合的审评部分咨询与临床开发相关的非临床研究数据提交的时间。[1]

四、全身毒性考虑因素

所有给药途径都能导致全身暴露，因此应根据新制剂处方和之前批准的制剂处方给药后的系统暴露量的比较情况，评估所获得的全身毒性信息的充分性。制剂处方的改变能够改变活性成分的的药代动力学性质。如果可获得的毒性信息不足以支持新处方制剂、新给药途径、相关的暴露、制剂处方或给药途径的变更导致的显

---

[1] 见 21CFR 58。

著暴露特征差异，那么应推荐进行额外的毒性试验。

推荐充分的评估新制剂处方中原料药的药代动力学性质和吸收、分布、代谢和消除（PK/ADME）过程。上述数据和任何可获得的人体中的数据（如果有）都有助于决定推荐补充什么样的非临床毒性数据。

在对新制剂和已批准产品的 PK/ADME 数据进行比较时，不但要比较曲线下面积，比较药时曲线的形状也是非常重要。例如：吸收或给药频率的改变可以产生显著不同浓度 – 时间曲线，这可导致不同的毒理作用。在某些情况下，对于新制剂或给药途径，其 PK/ADME 参数可能无法获得。这些情况下，可以通过假设在临床推荐剂量下获得 100% 生物利用度，来判断现有全身性毒性信息的充分性。

五、 给药途径的考虑

除了评估现有毒性信息的充分性外，与特定给药途径相关的可能毒性作用也应该考虑。当制剂处方改变导致给药途径发生变化时，关于其毒性作用的信息可能不够充分。即使处方变更未导致给药途径发生变化，仍然可能具有先前没有观察到的局部毒性作用，因为活性和非活性成分的新组合可产生相加的或新的作用。例如，两种成分（活性或非活性成分）单独使用时可能仅产生轻微刺激，同时使用时，可能产生更强烈的刺激，或当两种成分合用，其中一种成分可能改变另一种成分代谢，后改变其毒性作用。

（一）所有给药途径的考虑

对于改变制剂处方或改变给药途径的药物，应采用临床给药途径，展开急性、重复给药毒性研究并进行组织学评价。如果已开展重复给药毒性研究，可不必再进行急毒研究。通常，毒性研究持续时间应遵循 ICH M3（R2）或 ICH S9 中的建议概述。对于新处方，采用之前批准制剂相同的给药途径，在进行毒性研究时，持续时间可以较 ICH M3（R2）中建议的时间，适当缩短。

对于新给药途径，如果其系统暴露量等于或少于之前已批准的给药途径，那组织学评价可能仅限于局部暴露组织。如果没有足够的数据或关于处方中辅料的安全性考虑，那应考虑进行包括盐、水及空白对照在内的安全性研究。

（二）特定给药途径的考虑

对于所有新制剂，不论是新给药途径还是与原制剂相同的给药途径，除第四和五 –（一）部分所列出的所有给药途径方面的考虑，都应考虑以下部分对特定给药途径的建议。需要注意的是，和全身毒性一样，如果现有信息已经足够，则可能不需要进行新研究。对于此处未提到的任何给药途径，均需考虑类似建议。

1. 口服给药

除第五 –（一）部分列出的毒性研究外，不建议进行其他研究。

2. 经皮给药（包括贴剂）

●应该对新制剂的潜在迟发性超敏反应进行评估。

●应该根据 ICH 行业指导原则 S10：药物光安全性评价中概述的原则来评价潜在光毒性。

●如果新制剂中包含尚未评估眼刺激性的药物成分，那么若眼睛无意中接触到该局部用药物，应对该药物导致的潜在眼部刺激进行评估。局部用药物的潜在眼部刺激应该通过使用适当的体外或离体方法进行评估。不再推荐局部药物制剂使用体内兔眼刺激试验方法。

● 如果新制剂包含尚未在经皮给药途径使用过的药物活性成分，则应该用一种非啮齿类动物（首选小型猪）进行前面提到的重复给药局部毒性研究。本研究的持续时间应该与临床使用时间（长期使用的药物长达 9 个月）一致，并且包括局部和全身评价。

● 局部使用药品的皮肤剂量可能比全身给药后皮肤剂量数量级更高。因此，对于慢性适应证药物，即使可以进行全身致癌性研究，但仍推荐皮肤致癌性研究。然而，如果在适当的非啮齿类动物的慢性皮肤试验中没有显示肿瘤前作用,并且没有其他关注病因（即不存在遗传毒性信号和全身致癌性风险），则可不必进行皮肤致癌性试验。

● 皮肤试验一般应进行未处理对照组、溶媒对照和完整处方组。

3. 静脉注射给药

应该评估与血液的相容性（例如体外溶血、蛋白质絮凝、血小板活化）。

4. 眼部给药

如果活性成分之前没有通过眼部途径给药，该新处方制剂应在两个种属动物中进行毒性试验，进行适合期限的完全的眼部和全身的毒性评估。如果活性成分之前通过眼部途径给药，那么在一种最适合的种属动物中进行研究即可满足要求。可使用裂隙生物灯

显微镜检查（使用或不使用荧光染色），眼底镜检查，眼压计测量法，视网膜电能检验和组织病理学检查对眼部毒性进行评估，

●眼部试验通常需要进行溶媒对照组和完全临床处方组。

●应评估全身暴露量和眼组织分布。

5. 耳部给药
●应评估新处方制剂的耳部刺激和迟发接触性过敏的可能性。

●应该确定药物制剂渗透进入完整鼓膜的能力，以及在保护屏障完整或不完整的情况下，评估在动物模型中耳和内耳的暴露情况。

●如果药物制剂在临床应用过程中，期望其达到中耳或内耳，或者被直接在该区域给药，应在鼓室内给药途径的急性和（或）重复给药试验中，应包含听觉脑干反应评估以及耳组织相关显微镜检查（包括耳蜗毛细胞图）。

6. 吸入给药
如果新处方制剂中的活性成分没有进行过吸入给药途径试验，应进行吸入毒性试验。该试验应包含在两个种属动物中进行短期试验（2~4周），以及随后的对于慢性病治疗药物来说新制剂处方在最适合种属动物中进行长达6个月试验。新处方制剂试验应包含假手术（空气）对照组、溶媒对照组、完整处方组。

对于长期吸入途径给药的药物，如果没有毒性提示发现增生性和癌前改变，并且已证明口服给药途径局部气道已充分暴露，口服给药途径致癌性研究已足够。

7. 鼻内给药

●新鼻内制剂的非临床研究一般应与新的吸入给药制剂的研究类似。

●对于需要长期服用的药品，研究应该包含在两个种属（至少包括一种非啮齿类）中进行的短期研究（2~4 周），以及之后在最适宜的种属中进行的长达 6 个月的研究。新制剂的研究应该包括溶媒对照组和完全处方组。溶媒对照组和完全处方组应通过鼻内途径（例如鼻内滴注）给药，以达到使鼻组织最大暴露量。组织学研究应该包括局部组织和可能受到影响的脑组织。如果能够证明药物在局部组织能够充分的暴露，那么吸入剂的研究足以充分评估鼻内安全性。

●如果制剂颗粒太小（小于或等于 5 μm）导致在肺内沉积，也应该建议展开吸入制剂的研究。

8. 阴道给药

●评估新制剂的迟发性超敏反应。

●如果先前新制剂研究没有覆盖阴道途径的暴露，或者研究结果没有显示具有发育风险，那么应该评估新制剂的在一种种属中阴道途径给药的生殖和发育毒性。

9. 直肠给药

●除了五 –（一）部分中列举的毒性研究，不需要进行其他的研究。

10. 口腔内给药（包括口腔、舌或牙周）

这种方法适用于在口腔内释放的药物，对于口腔内途径给药的药物应考虑以下建议。

● 当将新制剂处方的全身暴露量与不同给药途径或不同制剂得到的毒代动力学数据相比较时，应该考虑误吞的可能性。之前为支持口服制剂所做的口服试验可能是充分的。如果新制剂中包含以往口服给药途径试验过的活性成分，或者之前试验获得的数据无法证明新制剂的暴露量符合要求，那么应该进行口服给药途径的毒理研究（例如通过灌胃、摄食或者饮水）。研究包括胃肠道肉眼和的病理组织学检查。

新制剂处方应展开在一个种属动物中给药频率等于或超过临床给药频率口腔局部组织给毒性研究。如果该试验包括口腔黏膜损伤的动物，展开药物对于口腔损伤治愈作用的评估是合适的。或者，在临床开发的早期阶段对口腔进行频繁的临床监测，可以用来确保不会在人体中发生过度口腔局部刺激。

11. 海绵体或尿道内给药
如果未测试过活性成分对雄性生育力的影响，应评估新处方制剂在最合适种属中对雄性生育能力的影响。

12. 水泡内（膀胱内）给药
如果在以往试验中的暴露不足以覆盖水泡内（膀胱内）给药途径的暴露，并且以往试验没有显示出具有发育风险，应评估新制剂处方的生殖和发育毒性。

13. 延缓释放的注射或植入制剂
● 如果之前未对延缓释放制剂中活性成分进行过测定，但是对该给药途径下的所有非活性成分进行过测定，那么应在最合适的动物种属中进行新处方制剂的毒性研究。应在给药后对动物监测一定的时间，以对药物延缓释放的整个持续时间进行充分的评估。

●应确定与处方制剂相关的所有材料（例如植入制剂的固体材料）的去向。

14. 鞘内或硬膜外给药

如果活性成分之前未批准用于鞘内或硬膜外途径给药，应展开拟临床给药制剂在两个种属动物（其中至少一种为非啮齿类动物）中的毒性研究。

如果药物开发仅用于硬膜外途径给药，在两个种属动物中的研究应既包括硬膜外途径给药又包括鞘内途径给药，以了解在临床给药过程中由于穿刺意外发生导致的药物进入鞘内造成的风险。

如果活性成分药物开发仅用于硬膜外途径给药，不必进行硬膜外途径非临床试验。

目前已批准的鞘内或硬膜外途径给药的制剂变更制剂处方，在新处方中包含更高浓度的活性成分，新处方制剂应在两个种属动物展开中适当期限的的毒性研究。如已确定其中一种是最敏感的动物种属，申报者应向审评部分提供使用单一种属进行评估的合理论证。

●由于药物在局部的浓度水平较高，特别鼓励在所有试验中对神经毒性可进行评估（包括行为学观察和中枢神经系统整体和组织病理学分析）。此类分析可能需要特殊的技术和染色剂。

● 对新制剂处方药代动力学评估除了对药物在系统中的暴露水平分析以外，还应包括脑脊液稳态水平分析。

● 非临床试验设计应尽可能重现计划的临床给药方案，应考虑活性成分的浓度，给药体积和滴注速度。

15. 皮内或肌内注射给药

除了五 – （一）部分所列的毒性试验不推荐其他试验。

第十四章 | 儿科药物非临床安全性评价指导原则[1]

本指导原则仅代表美国食品药品管理局（FDA）对该主题目前的看法。本指导原则不会创造或授予任何人任何权利，也不会约束 FDA 或公众。您可以采用替代方法，如果该方法能够满足法律法规的要求。如果您想要讨论该替代方法，请联系 FDA 负责执行本指导原则的相关工作人员。如果您不能确认合适的 FDA 工作人员，请拨打原文标题页所列号码。

一、前言

本文为拟用于儿童患者的药物非临床安全性评估的作用和时间安排提供指导。本指导原则讨论了幼年动物有意义地预测药物对儿童患者毒性的一些状况，并提供了进行非临床研究的一些建议。

---

[1] 本指导原则由美国食品药品管理局药品审评与研究中心新药办公室药理学协调委员会儿科小组委员会起草。它不适用于由生物制品评价和研究中心（CBER）监管的儿科产品。CBER 监管的产品信息请与合适的 CBER 办公室联系。

本指导原则的适用范围限于在儿童临床试验中不能充分合乎伦理学并安全地评估的安全性影响，特别是不可逆的严重不良影响。本指导原则也为与不同分期的临床开发相关的幼年动物研究的时间安排和应用提供建议。鼓励申报者与适当的审评部门交流，以确定一种药物是否需要幼年动物试验，并在试验启动前讨论方案设计。

通常，包括本指导原则在内的 FDA 的指导原则，不建立法律强制性的责任。相反，指导原则描述了监管机构对某一问题的当前观点，应当仅视其为建议，除非引用了具体的法令法规要求。应当（Should）一词在监管机构指导原则中的意思是建议或推荐，而不是必须。

二、背景

许多在美国上市的用于儿童患者药物的说明书中，缺少儿童人群用药的充分信息。由美国儿科学会进行的调查显示，PDR 中的大部分药物缺少儿童用药的安全性和（或）有效性的信息（Committee on Drugs, American Academy of Pediatrics 1995）。但是，目前的儿童立法，包括儿科最佳药物法案（the Best Pharmaceuticals for Children Act，BPCA 2002）和儿科研究权益法案（the Pediatric Research Equity Act，PREA 2003），提供了一种获得药品说明书中所需的儿童安全性和有效性信息的机制。

药物开发计划中，由成年动物非临床试验支持成人临床试验，使用成人临床试验的安全性数据以支持药物在儿童患者中应用。这是基于"儿童患者具有相似的疾病进展过程，对拟定的治疗干预具有相似的反应"的假设。但是很明显，这样的研究并不总能评估药物对儿童人群特定发育过程可能存在的影响。与成人治疗用药比较，儿童患者的发育过程可能会对药代动力学和药效学产生不同的影响。有些不良影响难以在临床试验中或通过常规的上市后监督数据来发现。以儿童用药为目的的临床试验数据可发现无效剂量有效药物过量以及无效治疗药物不必要的用药发现新的儿童不良事件。幼年动物试验可辅助发现在生殖毒性试验中未能充分评估的在儿童临床试验中不能充分且安全地进行测试的出生后发育毒性。

三、需要在幼年动物中进行试验的一般考虑

本部分讨论了出生后发育和使用幼年动物进行研究的一些考虑。

（一）成熟体系和未成熟体系间药物安全性特征的差异

一些药物在儿童和成人中显示不同的安全性特征。成熟体系和未成熟体系间内在的差异，可能导致未成熟体系中出现成熟体系中观察不到的药物毒性或对毒性的抵抗力。可能有多种因素与这些潜在的差异相关。出生后生长和发育可影响药物的处置和作用。这些影响可能导致代谢（包括Ⅰ相和Ⅱ相酶活性的成熟速率）、身体组成（即水和脂质比例）、受体表达与功能、生长速率和器官功能量等发育过程的改变。这些发育过程易于受到药物的修饰或破坏。

虽然一些年龄依赖性的影响可在很大程度上通过对发育过程中药物代谢途径改变的了解进行预测，但其他的影响则不能被预测。现列举一些在成人和儿童患者中存在差异的药物。这些药物包括：

● 对乙酰氨基酚：对乙酰氨基酚的急性毒性是成熟体系如何影响

药物毒性特征的经典例子。由于儿童谷胱甘肽循环的速度较快，硫酸化作用较强，而使得幼童对对乙酰氨基酚急性毒性的敏感性要远低于成人。因此，与成人比较，儿童对过量的对乙酰氨基酚代谢和解毒的能力较强（Insel，1996）。

●丙戊酸：与对乙酰氨基酚相反，给予丙戊酸的幼童似乎不成比例地易于发生致死性肝毒性（Dreifuss 等人，1987）。

●氯霉素：由于新生儿中氯霉素的半衰期（$t_{1/2}$=26 小时）长于常人（$t_{1/2}$=4 小时），使得新生儿的暴露量增加而发生死亡（Kapusink-Uner 等人，1996）。

●吸入性皮质激素：研究发现吸入性皮质激素可降低儿童的生长速度，这却是一个在成人中不存在的问题（FDA 交流文件，含有可能抑制儿童生长药物的经鼻或经口吸入性皮质激素的说明书问题，1998）。

●阿司匹林：由于阿司匹林有增加儿童发生 Reye's 综合症的危险，因此不能用于儿童感冒或水痘感染，而该综合征却不在成人中出现（Belay 等人，1999）。

●拉莫三嗪：服用拉莫三嗪的儿童发生超敏反应的风险增加，包括史蒂文斯 – 约翰逊综合征（Guberman 等人，1999）。

（二）幼年动物试验的应用

一些情况下，成人临床试验数据可为在儿童中的进一步试验的试验设计和剂量选择提供有用信息。通常情况下，非临床发育毒性试验主要关注出生前发育，对出生后发育影响的评估有限。用于多次给药毒性试验的动物通常是围青春期阶段的动物。在一些情况下，这些试验产生的数据可能会为支持儿童临床试验提供充足的信息，而不需要另外的动物试验，特别是如果药物拟用于青春期儿童，而非年龄更小的儿童或婴儿时更是如此。由于幼年动物显示的发育特征，通常与儿童患者相似，因此，认为幼年动物是评估药物对儿童患者人群影响的合理模型。FDA 相信，幼年动物试验数据对评估药物对儿童人群的潜在毒性会有价值，可提供采用成年动物进行标准毒理学试验不能获得的信息或成人临床试验不能获得的安全性信息。

对药物毒性风险最高的器官系统，是那些在出生后进行显著发育的器官系统。因此，出生后发育毒性是主要担忧。在出生后成熟过程中所发生的生长和发育，可能导致许多器官系统的结构和功能特征在儿童和成人间出现显著不同。这样的器官系统有：

● 肾脏：功能大约在 1 岁时达到成人水平（Radde，1985）。

● 肺脏：大多数肺泡在 2 岁时成熟（Burri，1997）。

● 免疫系统：分别在 5 岁和 12 岁后 IgG 和 IgA 抗体反应才达到成人水平（Miyawaki 等人，1981）。

● 生殖系统：直到青春期后才发育成熟（Zoetis 和 Walls，2003）。

● 骨骼系统：直到 25~30 岁才能发育成熟（Zoetis 和 Walls，2003）。

●胃肠道系统：可能对药物的生物利用度、清除和生物转化有直接作用，其功能在约 1 岁时才成熟（Walthall，2005）。

幼年动物试验对于预测儿童年龄相关毒性可能有用，举例如下：

●苯巴比妥对儿童认知功能的影响，可通过观察该药物对发育中的啮齿类动物神经系统影响的试验研究来预测（Farwell 等人，1990；Fonseca 等人，1976；Diaz 等，1977）。

●通过幼年大鼠和猴模型可研究人类新生儿对六氯酚神经毒性的敏感性（Towfighi，1980）。

●未发育成熟的动物心脏对钙通道阻滞剂敏感性增加，可预测婴儿对维拉帕米诱导的心血管并发症的易感性增加（Skovranek 等人，1986；Boucek 等人，1984）。

●服用茶碱的儿童发生癫痫的危险增加，可通过幼年啮齿类动物对该药物的致抽搐效应研究进行预测（Mares 等人，1994；Yokoyama 等人，1997）。

在动物中出现药物诱导的出生后发育毒性的例子如下：

●大鼠出生后早期暴露于去氧麻黄碱，成年后会出现神经行为损害（Vorhees 等人，1994）。

●哌甲酯影响年幼大鼠生长和内分泌功能（Greeley 和 Kizer 1980; Pizzi 等人，1987）。

● 新生大鼠给予 NMDA 受体拮抗剂会导致凋亡性神经退变（Ikonomidou 等人，1999）。

● 离乳前大鼠给予氨己烯酸可抑制髓鞘形成，出现轴突损伤（Sidhu 等人，1997）。

● 大鼠幼年早期给予氟西汀可导致 5- 羟色胺能神经分布长期改变（Wegerer 等人，1999）。

● 未成年动物给予氟喹诺酮类药物可导致软骨毒性（Stahlmann 等人，1997）。

虽然这些研究结果对人的意义尚不确定，但是有证据提示某些影响与生长中的儿童具有相关性，特别是哌甲酯（Mattes 和 Gittelman，1983；Crochee 等人，1979）和氟喹诺酮类药物（Chang 等人，1996；Le Loet 等人，1991）。

四、在幼年动物中进行药物评估的一般考虑

（一）非临床安全性评价的范围

在幼年动物中进行儿童用药物非临床安全性评估，应主要关注在先前的非临床和临床研究中未研究或发现的对生长和发育的潜在影响。对于评估年龄特异性的发育毒性和成年与未成年动物间敏感性的差异，幼年动物试验可能会有帮助。虽然毒理学评估应集中于药物活性部分，但对临床用剂型中的无活性成分进行测试也是很重要的，特别是当无活性成分改变了药物的药效动力学或分布时，或采用了未经研究的辅料时。有关辅料测试的其他建议，请参考企业指南药用辅料非临床安全性评估指导原则（Nonclinical

Studies for the Safety Evaluation of Pharmaceutical Excipients）。[1]毒理学评估应包括对拟用儿童人群出生后生长与发育影响的局部和整体的分析。应考虑相对于拟用患者人群已知的药理学和毒理学特征。可通过幼年动物试验或改良的试验设计（如，改变Ⅱ段生殖毒性试验设计，以包括与相关儿童人群发育状态相似的动物）研究出生后发育毒性相关的所有担忧。如果成人中已经确定的靶器官毒性，该器官在出生后具有显著发育，这时进行幼年动物研究特别有意义。对于一个特定的药物，非临床安全性试验的范围和时间安排将依赖于现有的安全性信息。例如，就已经批准用于成人的药物而言，支持增加儿童用药适应证所需的信息，可能与支持一个新分子实体用于儿童所需的信息差异很大，这是基于对儿童人群的出生后发育安全性担忧。在药品审评部门，将根据药物的特定临床适应证对其担忧进行具体问题具体分析。

（二）与临床试验相对应的幼年动物试验的时间安排

与非临床研究相关的时间安排的建议参见 ICH 指导原则 M3 药物进行临床试验所需的非临床安全性试验（M3 Nonclinical Safety Studies for the Conduct of Human Clinical Trials for Pharmaceuticals，ICH-M3 safety studies guidance）。在此提出的幼年动物试验的建议，可辅助发现在以成年动物进行的一般毒理试验中未充分评估的、在儿童临床试验中不能充分并安全地测定的出生后发育毒性。

1. 儿童受试者长期用药

大多数儿童受试者临床试验通常为短期试验（短于 6 个月），因此不能涵盖治疗药物的长期暴露。特别是临床试验的目的是测定

---

[1] 我们会定期更新指导原则。以确保您都能得到的指导原则是最新版本，请参看 CDER 指导原则网站 http://www.fda.gov/cder/guidance/index.htm.

药代动力学而非有效性时更是如此。因此，出生后发育过程中的长期药物暴露通常不能在儿童临床试验中完成。如果药物拟定长期用药，则应在上市前在动物中对药物对发育的长期影响进行一些评估。但是，在那些儿童临床试验中包括长期用药的情况下，建议在开始长期临床试验之前进行幼年动物试验。在设计幼年动物试验时，药物拟用的儿童人群的年龄是十分重要的。新生儿、婴儿、年龄较大的儿童，是十分不同的发育阶段，应以适当的非临床试验数据支持药物在拟定的儿童人群使用。

2. 儿童受试者短期用药

根据适应证和药物的用法用量、安全性担忧、用药的受试者数量，可能需要进行与临床试验相对应的幼年动物试验，即使是临床试验设计为短期用药。由于幼年动物研究可能会检出潜在的危害，而这些危害可能与人体安全性具有相关性，因此，在临床试验开始前完成幼年动物试验，意义可能更大，这样可在临床试验设计中整合适当的监测措施以限制人体风险。

3. 启动儿童研究所需的临床资料不足

通常，当有了相当的成人经验后，临床试验才收入儿童受试者。当由于先前的成人和儿童经验很少而临床数据或经验不足时，在儿童临床试验开始前需要完成幼年动物试验，而不管临床试验是否包括长期用药。相似地，当儿童患者在说明书外用药而报告了不良影响，尚无充分的资料用于评估药物和不良影响间的关系时，需要在儿童临床试验开始前完成幼年动物研究。对于拟用于严重的或危及生命的儿科适应证的药物，支持临床试验所需的幼年动物试验的时间安排，审评部门将根据具体情况进行个案考虑。

（三）幼年动物试验需要考虑的问题

在确定幼年动物试验的合理性和试验设计时，考虑以下因素是重要的：①该药物在儿童中拟用的或可能的用途；②给药时间相当于儿童人群和幼年动物生长和发育的时期；③成熟和未成熟体系间可能存在的药理学和毒理学的差异；④已知的动物与儿童人群的发育相对差异。同时，建议在幼年动物试验设计中包含对发现不同动物种属间靶器官毒性有意义的指标。与成年相对稳定的发育状况比较，儿童的发育状况通常更具变化。虽然最大的担忧为长期治疗，但预期的儿童人群的疗程应根据发育敏感期来考虑。例如，青春期前儿童的发育变化发生于一个较长的时间段中，而新生儿的发育时间相对来说明显较短，因此新生儿相对较短的给药时间所涵盖的发育时间，可能明显长于青春期前儿童的更为长期的用药。幼年动物毒理学试验应有效设计采用最少的动物数来发现潜在的儿童安全性问题。当可行时，建议设计一项初步试验来解决多个儿童人群潜在问题。在各种情况下，当不能从标准的非临床研究或临床试验获得充分的信息时，采用幼年动物进行试验是合理的。以下是在幼年动物试验中评估毒性的特异性问题。

1. 拟用人群的发育阶段

应考虑拟用人群的年龄，即出生后发育阶段。被治疗的状况可能会影响到认为合理的试验类型、范围和时间安排。在非临床研究中选择合适的终点以研究特定儿童人群的相关担忧。在 ICH 企业指导原则 E11 儿童人群中药品的临床研究（E11 Clinical Investigation of Medicinal Products in the Pediatric Population）中，讨论了有关儿童亚群特定年龄范围的建议。

2. 对确定何时采用幼年动物试验的相关数据的评估

在考虑是否需要进行幼年动物试验时，评估现有资料是重要的。

当现有的非临床或临床资料不足以支持一种药物在儿童患者中具有充分的安全性时，进行幼年动物毒理学研究是合理的。现已广泛认识到标准毒理学试验采用的啮齿类动物和非啮齿类动物的年龄范围有差异。由于成熟过程延长，年龄差异能影响神经系统毒性终点的评估。成年动物标准毒理试验不能评估所有相关终点，特别是未成熟动物的生长过程。但是，在其他的情况下，幼年动物试验可能不会提供有用信息，也没有必要。例如，在以下情况时幼年动物试验可能没有必要：①同一类别的相似治疗药物的数据已经发现了特定的危害，更多的信息可能不会改变该预期；②已经获得了充足的临床数据，在临床试验过程中未观察到值得担忧的不良事件；③由于拟定儿童人群的毒性靶器官功能上已经成熟，有功能未成熟组织的年龄较小儿童不会服用该药物，因此预期成人患者和儿童患者间对靶器官毒性的敏感性无差异。

许多拟用于儿童患者的药物已经获得了在成人中的有效性和安全性信息。也可能从年龄为 12 岁及以上儿童患者中获得一些数据。对于一些药物，临床数据主要来自儿童，如吸入性皮质激素（FDA 交流文件，含有可能抑制儿童生长药物的经鼻或经口吸入性皮质激素的说明书问题，1998）。对于已批准的已经进行了广泛临床试验的药物，已经进行了大量的非临床药理学和毒理学试验。毒理学评估包括一般毒性、生殖毒性、遗传毒性、致癌性和特殊毒性，以及在某些情况下也进行幼年动物实验。在这些研究中应已经确定了人体和动物的毒性靶器官。对这些资料的系统评估可使科学家：①判断非临床信息是否充分；②确定对拟用人群的一些潜在安全性担忧；③确定可通过幼年动物解决的任何问题。

3. 在确定临床用药时间时考虑的发育阶段
研究发现胚胎胎仔发育对器官形成期的干扰特别敏感，基于此，儿童患者和幼年动物在出生后进行明显发育的组织，对一些药物诱导毒性的敏感性也可能高于成熟组织。在出生后进行发育的器官系统包括神经系统、生殖系统、肺脏、肾脏、骨骼、胃肠道系统、肝胆系统和免疫系统。考虑到儿童期不同阶段的出生后发育速率不同，因此长期用药的定义对于不同儿童群体是不同的。考虑到特定发育阶段的时限，为期数周的用药对青春期早期并不被定为长期用药，但对于新生儿来说可能涵盖了相当的发育过程。

4. 暴露时间

由于与出生后快速生长和发育阶段相关，故药物的拟用时间是很重要的。如果药物拟用于处于快速总体生长和发育期的儿童，应采用处于相当生长期的动物模型进行研究。在特定的动物中，不同的器官在特定的时间发育成熟。本文末第七部分的列出了人与动物神经系统、生殖系统、骨骼、肺脏、免疫系统、肾脏、心脏和代谢系统比较的发育时期。该比较可作为确定不同动物模型中评估特定系统发育的合理给药期的指导原则。未成年动物的发育时间表快于人体，采用已经确认的终点指标（如评估生殖功能或神经功能），利用评估短期或长期给药后的长期影响。

5. 试验模型选择

除了根据拟用儿童人群考虑动物模型和终点评估外，对在成人中发现的毒理学和药理学作用的靶器官也需要给予特别考虑。如果发现某种器官系统是成人药物毒性的特异性靶器官，并且在出生后进行显著发育，应在幼年动物对这些特异性影响进行研究，即使人体出生后主要发育期与拟定的治疗期不一致，其依据是，发育通常是一种持续进行的事件。此外，一个治疗靶组织可能在发育上受到其他组织或器官系统的调控。此时，对一种受试动物种属的所有这样的组织/器官，在其相关发育阶段中检查药物的影响是合理的。

五、在幼年动物中设计毒理学试验的一般考虑

（一）研究类型

试验方法可采用常规筛查试验进行危害确认也可专门设计来解决已经发现的问题。建议选择一种合理的、科学的试验设计，可系统评估给药和处理对未成年动物的影响。支持拟儿童用药物安全性而在幼年动物中进行的试验可以是解决特定安全性问题而设计的试验方案，也可以是改良得到出生前和出生后发育试验方案。为解决特定问题而专门设计的幼年动物试验方案应基于已知的药物特点、产品类别或其他信息来设计。一些情况下改良的重复给药毒性试验可以提供对潜在危害的更为广泛的筛查。但是推荐改变试验开始时动物年龄、给药时间、评价终点等的试验以解决特定问题。改变针对发育阶段 C 到 F[1] 的标准 ICH 试验设计以保证出生后阶段幼仔的充分暴露以及评估适合拟用儿童人群的发育终点指标。评估在标准重复给药毒性试验中通常不包含的发育终点也是合理的。除了确保药物的充分暴露外进行组织病理学检查、研究对幼年动物特定的生长指标和功能未成熟组织的影响是十分重要的。在这些经过改变的试验设计中动物开始给药的年龄可小于常规试验根据将要用药的儿童患者年龄，持续给药直至拟用儿童人群的发育阶段在该动物种属中完成。将这种研究中所得出的结果与相同种属成年动物获得的结果进行比较以评估出现的影响是否是幼年动物特异性的。

---

[1] ICH 指导原则 S5A 药物对生殖发育的毒性的检验。

（二）动物

1. 种属

试验用幼年动物种属应适应于评价对拟用儿童患者较为重要的毒性终点。大鼠和犬是传统上所选用的啮齿类和非啮齿类动物种属。然而在某些情况下其他的种属可能更为合适。例如当一种动物种属中药物代谢特征与人体明显不同时，而另外一种动物种属可能更适合（如小型猪、猪、猴子）。在确定合理的动物种属时，鼓励申报者考虑某些特定的因素例如：

● 药物的药理学、药代动力学、毒理学；

● 所关心的主要器官在幼年动物和儿童患者中相当的发育阶段；

● 所选择的动物对特别毒性的敏感性。

在一个种属的幼年动物中的试验可能能充分评估在成人和成年动物中已经认识的毒理学终点。虽然有其他的方法可用，但可通常可通过啮齿类动物改良的出生前和出生后试验完成上述评价。

2. 年龄

在开始给药时动物的年龄应根据所关注的出生后发育指标来确定。研究的动物发育阶段应与拟用儿童人群相当。

3. 性别和样本量

我们建议在这些试验中应使用两种性别的动物。应使用足够数量的动物以显示出有或无受试物影响。在确定样本量时，考虑所关注的生物效应的程度也是很重要的。采用的特别试验设计（如一项筛查试验，或解决特定问题而设计的试验，标准试验设计的改良，复合设计或拆分设计），会影响进行充分评估所需的动物数量。

（三）暴露

1. 给药途径和剂型

在进行非临床试验时，应采用拟定的临床用药途径和剂型，[1] 除非另外一种给药途径和剂型能获得更高的暴露量，或者是在达到充分暴露量的情况下损伤更小。如果临床拟多途径给药，则采用多途径给药进行毒理评估是合理的。当不同的途径可能产生不同的全身或局部暴露，而预期该暴露量的程度可能会影响到出生后毒性的发生时，申报者应考虑采用多途径进行试验。但临床拟用途径为静脉给药时，该途径应已充分。由于这些研究的主要目的是确认潜在的危害，因此通常可认为给药途径所带来的暴露量 / 分布的较小改变并不重要。

由于不良影响有时与成年和幼年动物间代谢差异有关，因此，毒代动力学试验可为辅助试验分析提供有用信息。应根据指导原则评估原型药物处置方面的差异和幼年动物中较多的代谢产物特征（ICH 指导原则 S3A: 毒性试验的系统暴露量评估）。

2. 暴露频率和持续时间

给药的频率应与药物临床拟用情况相关。但是在某些情况下，由于所使用的动物模型技术方面的考虑，使用与临床预期的给药频率相似的给药频率可能是不可行的。考虑到代谢和动力学差异等

---

[1] 建议进行无活性成分的安全性评估，以确定在儿童人群中潜在的不良影响。试验的类型取决于无活性成分安全性被了解的程度。

可变因素，可改变给药频率。

给药期限至少应包括与所选择种属出生后发育明显相关的阶段。但是当试验的目的是评估潜在的长期影响时，应根据拟定的治疗用药时间相对增加给药持续时间。一个方法是，先在一项剂量范围探索试验中确定暴露量和初始耐受性间的关系，然后进行一项确定试验以评估特定安全性问题。也应考虑设计停药恢复期，以评估可能出现的不良反应的可逆性。在试验中包含恢复期，利于区别急性至亚急性药效学影响与纯粹的发育毒性，这些信息可能影响到对潜在的人体危害的评价。根据需要解决的问题，需要在器官成熟过程评估迟发毒性，让幼年动物持续成长至成年是必要的。

3. 剂量选择

如果可能的话，在幼年动物中建立清晰的不良反应的剂量反应关系是重要的。高剂量能产生明显毒性（发育毒性或一般毒性）；中剂量应产生一些毒性，这样，如果存在的话，会出现量效关系；低剂量应产生很少或没有毒性，如果可能的话应确定未见毒性剂量（NOAEL）。建议根据在受试动物产生期望的药效学影响的剂量来考虑和修改所用的中、低剂量。

（四）毒理学终点和监测时间

在幼年动物的试验中选择监测的毒理学终点，在评价药物对发育和生长的影响中是十分关键的。试验应设计成用以检测药物对出生后总体生长以及特定器官系统的出生后发育的影响（如骨骼、肾脏、肺脏、神经系统、免疫系统、心血管系统和生殖系统）。试验中应包括总体生长检测（如体重，每单位时间的生长速度，腔骨长度）、临床观察、器官重量测定、大体检查和显微镜检查、性成熟评估（交配、生育力），以及神经行为测试。根据对药理学或毒理学靶点的认知，更为特异性的检测指标可作为个案进行评估。临床病理学检查也很有用，但可能会在收集足够分析样本的技术可行性上受到限制，特别是啮齿类动物。对于发育中的神经毒性评估，应采用成熟的方法监测中枢神经系统（CNS）的关键功能，包括反射形成、感觉运动功能、运动能力、反应性、学习和记忆功能。需要采用改良的现有毒理学试验还是完全的幼年动物试验，应根据需要解决的问题来确定。

确定检测毒理学终点和药物暴露量间的关系是很有帮助的（如药前、药后、达到血药浓度峰值时的暴露量）。每天即将给药前对某些指标进行测定，以区分对发育是长期影响还是急性影响。同时，在试验中加入恢复期试验组，有助于确定药物引起的影响是否可逆。存在的担忧越特殊，试验设计越需要有直接的针对性。而在未知的情况下，可用常规的筛查方法。

六、幼年动物数据在风险管理中应用的一般考虑

（一）在临床试验中应用

为支持儿童受试者临床试验的安全性而设计的非临床毒理学研究，应能确定对治疗人群特定的危害。这些试验应为限制不良事件的风险或确认适当的临床监测指标提供有用的信息。如果在非临床毒理学试验中观察到了不良反应，对于这些发现可能有多种用途。在非临床试验中可以确定不良反应的生物标志物，可将其用于临床试验中监测受试者。如果不能确定生物标志物，或该生物标志在临床试验中不够安全，可以利用非临床药代动力学资料，原因是一种特定的不良反应可能与某一特定的全身暴露水平相关，这样的暴露量水平可以外推至临床应用。此时，在临床试验中可以利用血液药物水平监测来最大程度地降低这些不良反应

发生的可能性。如在幼年动物中发现的毒性可能发生在儿童患者中，又不能在临床上监测，认为可能是给药带来的不能接受的后果，则可能不会安全地进行儿童临床试验。考虑一种药物的风险 / 获益分析是很重要的。

（二）在产品审批中应用

在幼年动物模型的非临床毒理学研究中出现了不良反应，申报者应考虑上市后承诺事项，在儿童用药说明书如何书写，确定是否可批准该药物用于儿童。迟发的或不可逆的不良反应可能在动物研究中发现，而在临床试验中可能发现不了，其原因是儿童临床试验的周期可能不足以显示这些不良反应。在非临床研究中发现的不良反应的生物标志可能在临床试验中观察不到，但收录进说明书中仍然是很必要的。根据不良反应的特点和严重程度以及拟定用药的风险 / 获益关系，申报者可能需要作为上市后承诺进行长期的人体安全性随访试验。如果不良反应为迟发性的或不可逆的，即使是短期用药，申报者也可能需要进行长期随访试验。根据非临床研究的结果，可能将药物限定用于严重的适应证，即使是发现的不良影响在临床试验中未观察到。在这种情况下，产品说明书中应收录在非临床研究中观察到的相关不良反应的信息。在非临床研究中出现的与长期给药相关的不良反应，可能在相当周期的临床试验中观察不到。此时，需要通过说明书来反映这些信息。幼年动物试验也可用于确定不能使用药物的特定年龄的人群，也用于确定药物暴露的不安全指标。最后，根据风险 / 获益分析，产品说明书中非临床研究结果可能会形成儿童患者的特殊警告。

七、表格：人和动物发育阶段的比较

以表 14-1~14-8 中有关发育时间的比较是建立本指导原则时的情况。在设计合理的幼年动物试验，以解决有关儿童人群危害的问题时，应考虑这些信息，如果有新的信息应一并考虑。由于遗传变异和检验终点的不同，人体和动物的资料均不能说明精确发育时间。根据科学的本质特点，这些表格仅可作为一般的起始点。

表 14-1 神经系统

发育事件	出生后发育阶段			
	人（岁）	灵长类动物（周）	犬（周）	大鼠（日）
谷氨酸受体[1]（最大结合）	皮层 1~2 岁达最大 2~16 岁逐渐降低到成人水平			28 天达最大；28 后逐渐降低到成年水平
单胺系统[2]	2~4 岁达最大受体密度			21~30 天达成年水平
眼优势	0~3			21~35
小脑永久性外向出芽层[3]	0.6~2			0~21
髓鞘形成末快速相[4]	2			25~30
认知发育迟发性学习反应[5]	1~2	9~36	12~16	10~35

[1] Ikonomidou 等人，1999。

[2] Rice 和 Barone，2000。

[3] Sidhu 等人，1997；Kimmel 和 Buelke-Sam，1994。

[4] Radde，1985。

[5] Wood 等人，2004。

表 14-2 生殖系统

发育事件	出生后发育阶段				
	人（岁）	恒河猴（岁）	犬（日）	小鼠（日）	大鼠（日）
青春期[①]	11~12	2.5~3	180~240	35~45	40~60

[①] DeSesso 和 Harris，1995；Marty 等 人，2003；Beckman 和 Feuston，2003；Lewis 等人，2002。

表 14-3 骨髓系统

发育事件	出生后发育阶段					
次级骨化中心的融合[①]	人（岁）	猴（岁）	犬（岁）	家兔(周)	大鼠(周)	小鼠(周)
股骨远端骺	14~19	3~6	0.7~0.9	32	15~162	12~13

[①] Zoetis 2003。

表 14-4 肺脏系统[①]

发育事件	出生后发育阶段（日）		
肺泡形成[②][③][④]	人	大鼠	小鼠
开始	出生前	1~4	1~2
完成	730	28	28

[①] 不同动物种属出生时肺脏发育（腺体、小管、囊、肺泡）的阶段不同。人体肺脏的肺泡较少，认为出生时处于肺泡阶段。啮齿类动物发育较慢，认为出生时处于无肺泡的小囊阶段（Zoetis 和 Hurtt，2003）。

[②] Burri，1997。

[③] Merkus 等人，1996。

[④] Tschanz 和 Burri，1997。

表 14-5 免疫系统

发育事件	出生后发育阶段（日）	
	人	小鼠
B 细胞形成[1]	出生前	出生前
T 细胞形成[1]	出生前	出生前
NK 细胞形成[1]	出生前	21
T 细胞依赖的抗体反应[1]	0	14 41~56 达成人水平
非 T 细胞依赖的抗体反应[1]	45~90	0 14~21 达成人水平
成人水平的 IgG[1]	1825	42~56

[1] Holladay 和 Smialowicz，2000。

表 14-6-1 肾脏 - 功能

发育事件	出生后发育阶段（日）	
	人	大鼠
血管小球发生 -/ 肾脏发生[1][2]	出生前	8~14
达成年肾小球滤过率和肾小管分泌[1][2]	45~180	15~21

[1] Snodgrass，1992。
[2] Travis，1991。

表 14-6-2 肾脏 - 解剖学

发育事件	出生后发育阶段（周）					
	人	犬	家兔	大鼠	小鼠	猪
肾脏发生完成[1]	出生前35周	2	2~3	4~6	出生前	3

[1] Zoetis，2003。

表 14-7　代谢

I相、II相代谢的发育调节			
酶活性成熟			
酶	人（岁）	大鼠（日）	兔（日）
CYP2D6[①②]	0~3	NA*	NA*
CYP2E1[②③④]	0~1	4~17 ↓断奶后（雄性 > 雌性）	14~35 天时为成年 兔的 2 倍
CYP1A2[①⑤⑥⑦]	0.5 1（>成人）	7~100 水平低	21~60
CYP2C8[①②]	<1	NA*	NA*
CYP2C9[①②]	<0.5 0.5（>成人）	NA*	NA*
CYP3A4[②]	0~2	NA*	NA*
乙酰化[①②]	1 （成人的 35%）	NA*	NA*
甲基化[①②]	<1 （成人的 50%）	NA*	NA*
葡萄糖苷酸[①②]	0（>成人） 12		NA*
硫酸化[①②]	0	NA*	NA*

*NA = 无数据
[①] Kearns 和 Reed，1989。
[②] Leeder 和 Kerns，1997。
[③] Waxman，Morrissey，Le Balnc，1989。
[④] Peng，Porter，Ding，Coon，1991。
[⑤] Ding,，Peng，Coon，1992。
[⑥] Imaoka，Fujita，Funai，1991。
[⑦] Pineau，Daujat，Pichard，Girard，Angevain，1991。

表 14-8 心脏[①]

心脏参数	出生后发育阶段（与成年相似的成熟水平）		
	人（岁）	犬	大鼠（周）
电生理（ECG）	5~7	NA*	3~8
心输出量（CO）与血流动力学	出生时 138bpm; 成年 85bpm <2 岁：与成年比较，心室体积、每博指数、射血分数较小 出生时 BP 62/40 2 个月时 85/47 0.5~8 岁时舒张压 58~62	从 1 周龄至 0.5 岁 BP 逐渐增加，HR 逐渐降低	HR 早期增加，随后恒定至成年 高 CO，低 PVR 新生至青春期舒张压加倍 10 周龄时达到成熟
心肌细胞	出生时为二倍体而成年人 60% 为二倍体（40% 为多倍体）	NA*	幼仔及成年主要为二倍体
冠脉血管	1 岁时动脉直径加倍，30 岁时达最大值 出生后发生毛细血管，随着年龄增大密度降低	出生后发生毛细血管，随着年龄增大密度降低	出生后发生毛细血管，1 月龄时动脉成熟
心脏神经支配	神经数量增加，儿童期达到成人的模式/密度	2~4 月龄持续发育	3 周龄时肾上腺素模式成熟，5 周龄时神经密度成熟。胆碱能功能出生后成熟

* NA = 无数据

[①] Hew 和 Keller，2003。

参考文献

[1] Beckman, DA and M Feuston, 2003, Landmarks in the Development of the Female Reproductive System, Birth Defects Research,（part B），68:137-143.

[2] Belay, ED, JS Bresee, RC Holman, AS Khan, A Shahriari et al.,

1999, Reye's Syndrome in the United States from 1981 through 1997, N Engl J Med, 340:1377–1382.

[3] Boucek Jr., RJ, M Shelton, M Artman, PS Mushlin, VA Starnes et al., 1984, Comparative Effects of Verapamil, Nifedipine, and Diltiazem on Contractile Function in the Isolated Immature and Adult Rabbit Heart, Pediatric Res, 18:948–952.

[4] Burri, P, 1997, Structural Aspects of Prenatal and Postnatal Development and Growth of the Lung, Lung Growth and Development, Ed. JA McNoald, Marcel Dekker, Inc., New York, p. 1– 35.

[5] Chang, H, MH Chung, and JH Kim, 1996, Pefloxacin–Induced Arthropathy in an Adolescent with Brain Abscess, Scand J Infect Dis, 28:641–643.

[6] Committee on Drugs, 1995, American Academy of Pediatrics, Guidelines for the Ethical Conduct of Studies to Evaluate Drugs in Pediatric Populations, Pediatrics, 95（2）:286–294.

[7] Croche, AF, RS Lipman, JE Overall, and W Hung, 1979, The Effects of Stimulant Medication on the Growth of Hyperkinetic Children, Pediatrics, 63（6）:847–50.

[8] DeSesso, JM and SB Harris, 1995, Principles Underlying Developmental Toxicity, Toxicology Risk Assessment, Eds. A Fan and LW Cgabg, Marcel Dekker, New York.

[9] Diaz, J, RJ Schain, and BG Bailey, 1977, Phenobarbital-Induced Brain Growth Retardation in Artificially Reared Rat Pups, Biol Neonate, 32:77-82.

[10] Ding, X, HM Peng, and MF Coon, 1992, Cytochromes P450 NMa, NMb（2G1）and LM4（1A2）are Differentially Expressed During Development in Rabbit Olfactory Mucosa and Liver, Mol Pharmacol, 42 （N6）:1027-1032.

[11] Division of Pulmonary Drug Products, 1998, Class Labeling for Intranasal and Oral Inhaled Corticosteroids Containing Drug Products Regarding the Potential for Growth Suppression in Children, Center for Drug Evaluation and Research, the Food and Drug Administration, http://www.fda.gov/cder/news/cs-label.htm.

[12] Dreifuss, FE, N Santilli, DH Langer, KP Sweeney, KA Moline et al., 1987, Valproic Acid Hepatic Fatalities: A Retrospective Review, Neurology, 37: 379-385.

[13] Farwell, JR, YJ Lee, DG Hirtz, SI Sulzbacher, JH Ellenberg et al., 1990, Phenobarbital for Febrile Seizures — Effects on Intelligence and on Seizure Recurrence, N Engl J Med, 322:364- 369.

[14] FDA Talk Paper, November 9, 1998, Class Labeling for Intranasal and Orally Inhaled Corticosteroid Containing Drug Products Regarding the Potential for Growth Suppression in Children.

[15] FDAMA, 1997, Pub. L., 105-115, 21 U.S.C.

[16] FDAMA, January 3, 2001, Pub. S.1789, Best Pharmaceuticals for Children Act.

[17] Fonseca, NM, AB Sell, and EA Carlini, 1976, Differential Behavioral Responses of Male and Female Adult Rats Treated with Five Psychotropic Drugs in the Neonatal Stage, Psychopharmacologia, 46:253–268.

[18] Greely, GH and JS Kizer, 1980, The Effects of Chronic Methylphenidate Treatment on Growth and Endocrine Function in the Developing Rat, J Pharmacol Exp Ther, 215:545–551.

[19] Guberman, AH, FM Besag, MJ Brodie, JM Dooley, MS Duchowny et al., 1999, Lamotrigine– Associated Rash: Risk/Benefit Considerations in Adults and Children, Epilepsia, 40:985–991.

[20] Hew, KW and KA Keller, 2003, Postnatal Anatomical and Functional Development of the Heart: A Species Comparison, Birth Defects Research,（part B）, 68:309–320.

[21] Holladay, SD and R Smialowicz, 2000, Development of the Murine and Human Immune System: Different Effects of Immunotoxicants Depend on Time of Exposure, Environ Health Perspect, 108:463–473.

[22] Hong, J, J Pan, Z Dong, SM Ning, and CS Yang, 1987, Regulation of N–Nitrosodimethylamine Demethylase in Rat Liver and Kidney, Cancer Res, 47（N11）:5948–5953.

[23] Ikonomidou, C, F Bosch, M Miksa, P Bittigau, J Vockler, K Dikranian et al., 1999, Blockade of NMDA Receptors and Apoptotic Neurodegeneration in the Developing Brain, Science, 283:70–74.

[24] Imaoka, S, S Fujita, and Y Funae, 1991, Age Dependent Expression of Cytochrome P450s in Rat Liver, Biochem Biophys Acta, 1097 (N3):187–192.

[25] Insel, PA, 1996, Analgesic–Antipyretic and Antiinflammatory Agents, Goodman & Gilman's The Pharmacological Basis of Therapeutics, 9th ed., Ed. JG Hardman, LE Limbird, PB Molinoff, RW Ruddon, and AG Gilman, McGraw–Hill, New York, p.632.

[26] Kapusnik–Uner, JE, MA Sande, and HF Chambers, 1996, Antimicrobial Agents, Goodman & Gilman's The Pharmacological Basis of Therapeutics, 9th ed., Ed. JG Hardman, LE Limbird, PB Molinoff, RW Ruddon, and AG Gilman, McGraw–Hill, New York, p. 1124–1153.

[27] Kearns, LK and MD Reed, 1989, Clinical Pharmacokinetics in Infants and Children. A Reappraisal, Clin Pharmacokin, 17 (supp 1):29–67.

[28] Kimmel, CA, RJ Kavlock, and EZ Francis, 1992, Animal Models for Assessing Developmental Toxicity, Similarities and Differences Between Children and Adults, Implications for Risk Assessment, Ed. PS Guzelian, CJ Henry, and SS Olin, ILSI press, Washington DC.

[29] Kimmel, CA and J Buelke-Sam, 1994, Target Organ Toxicology Series, Ed. Taylor and Frances, Raven Press.

[30] Langston, C, K Kida, M Reed, and WM Thurlbeck, 1984, Human Lung Growth in Late Gestation and in the Neonate, The American Review of Respiratory Disease, 129:607-613.

[31] Lauffman, RE, 1994, Scientific Issues in Biomedical Research, In: Children as Research Subjects, Ed. MA Grodin and LH Glantz, Oxford University Press, Oxford, England, p. 1-17.

[32] Le Loet X, C Fessard, C Noblet, LA Sait, and N Moore, 1991, Severe Polyarthropathy in an Adolescent Treated with Pefloxacin, J. Rheumatology, 18:1941-1942.

[33] Leeder, JS and GL Kearns, 1997, Pharmacogenetics in Pediatrics: Implications for Practice, New Frontiers in Pediatric Drug Therapy, Pediatric Clinics of North America, 44（1）:55-77.

[34] Lewis, EM, JF Barnett Jr., L Freshwater, AM Hoberman, and MS Christian, 2002, Sexual Maturation Data for CRL Sprague-Dawley Rats: Criteria and Confounding Factors, Drug and Chemical Toxicology, 25（4）:437-458.

[35] Lovejoy, FH, 1982, Fatal Benzyl Alcohol Poisoning in Neonatal Intensive Care Units, Am J Dis Child, 136:974-975.

[36] Mares, P, H Kubova, and SJ Czuczwar, 1994, Aminophylline

Exhibits Convulsant Action in Rats During Ontogenesis, Brain Development, 16 (4) :296–300.

[37] Marty, MS, R Chapin, L Parks, and B Thorsrud, 2003, Development and Maturation of the Male Reproductive System, Birth Defects Research, (part B) , 68:125–136.

[38]Mattes, JA and R Gittelman, 1983, Growth of Hyperactive Children on Maintenance Regimen of Methylphenidate, Arch Gen Psychiatry, 40:317–321.

[39] Merkus PJFM et al., 1996, Human Lung Growth: A Review, Pediatric Pulmonol, 21:383–397. Miyawaki, T, N Moriya, T Nagaoki, and N Taniguchi, 1981, Maturation of B–Cell Differentiation Ability and T–Cell Regulatory Function in Infancy and Childhood, Immunol Rev, 57:61–87.

[40] Peng, HM, TD Porter, XX Ding, and MJ Coon, 1991, Differences in the Developmental Expression of Rabbit Cytochromes P450 2E1 and 2E2, Mol Pharmacol, 40 (N1) :58–62.

[41] Pineau, T, M Daujat, L Pichard, F Girard, J Angevain et al., 1991, Developmental Expression of Rabbit Cytochrome P450 CYP1A1, CYP1A2, CYP3A6 Genes, Effect of Weaning and Rifampicin, Cur J Biochem, 197 (N1) :145–153.

[42] Pizzi, WJ, EC Rode, and JE Barnhart, 1987, Differential Effects of Methylphenidate on the Growth of Neonatal and Adolescent Rats,

Neurotox Teratol, 9:107–111.

[43] Radde, IC, 1985, Mechanism of Drug Absorption and Their Development, Textbook of Pediatric Clinical Pharmacology, Ed. SM Macleod and IC Radde, PSG Publishing Co., Littleton, MA. p. 17–43.

[44] Rice, D and S Barone Jr., 2000, Critical Periods of Vulnerability for the Developing Nervous System: Evidence from Humans and Animal Models, Environ Health Persp, 108（Suppl. 3）511–533.

[45] Rodier, PM, IR Cohen, and J Buelke–Sam, 1994, Developmental Neurotoxicology, Developmental Toxicology, 2nd ed., Ed. CA Kimmel and J Buelke–Sam, Raven Press, New York.

[46] Sidhu, RS, MR Del Bigio, UI Tuor, and SS Seshia, 1997, Low–Dose Vigabatrin（gamma–vinyl GABA）–Induced Damage in the Immature Rat Brain, Exp Neurol, 144:400–405.

[47] Skovranek, J, B Ostadal, V Pelouch, and J Prochazka, 1986, Ontogenetic Differences in Cardiac Sensitivity to Verapamil in Rats, Pediatric Cardiol, 7:25–29.

[48] Snodgrass, WR, 1992, Physiological and Biochemical Differences Between Children and Adults as Determinants of Toxic Response to Environmental Pollutants, Similarities and Differences Between Children and Adults, Implications for Risk Assessment, Ed. PS Guzelian, CJ Henry, and SS Olin, ILSI press, Washington DC, p. 35–42.

[49] Stahlmann, R, I Chahoud, R Thiel, S Klug, and C Forster, 1997, The Developmental Toxicity of Three Antimicrobial Agents Observed Only in Nonroutine Animal Studies, Reprod Toxicol, 11:1–7.

[50] The 1998 Pediatric Rule, Regulations Requiring Manufacturers to Assess the Safety and Effectiveness of New Drugs and Biological Products in Pediatric Patients; Final Rule, 1998, Fed Reg, 63（231）:66632 – 66672.

[51] The List, 1998, List of Approved Drugs for Which Additional Pediatric Information May Produce Health Benefits in the Pediatric Population, Fed Reg, 63（97）:27733.

[52] Thurlbeck, WM, 1975, Postnatal Growth and Development of the Lung, American Review of Respiratory Disease, 111:804–804.

[53] Towfighi, 1980, Experimental and Clinical Neurotoxicology, Spencer and Scaumburg, Eds., pp. 440–455, Williams and Williams, Baltimore.

[54] Travis, LB, 1991, The Kidney and Urinary Tract Morphogenic Development and Anatomy, Rudolph's Pediatrics, 19th ed., Chapter 25, pp. 1223–1236.

[55] Tschanz, SA and PH Burri, 1997, Postnatal Lung Development and Its Impairment by Glucocorticoids, Pediat Pulmonol, Supp 16:247–249.

[56] Vorhees, CV, KG Ahrens, KD Acuff-Smith, MA Schilling, and

JE Fisher, 1994, Methamphetamine Exposure During Early Postnatal Development in Rats: I. Acoustic Startle Augmentation and Spatial Learning Deficits, Psychopharmacol, 114:392–401.

[57] Walthall, K, GD Cappon, ME Hurtt, and T Zoetis, 2005, Postnatal Development of the Gastrointestinal System: A Species Comparison, Birth Defects Research,（part B），74:132– 156.

[58] Waxman, DJ, JJ Morrissey, and GA Le Balnc, 1989, Female Predominant Rat Hepatic P450 Forms（IIE1）and 3（IIA1）Are Under Hormonal Regulatory Controls Distinct from Those of Sex Specific P450 Forms, Endocrinology, 270（N2）:458–471.

[59] Wegerer, V, GH Moll, M Bagli, A Rothenberger, E Ruther, G Huether, 1999, Persistently Increased Density of Serotonin Transporters in the Frontal Cortex of Rats Treated with Fluoxetine During Early Juvenile Life, J Child Adolesc Psychopharmacol, 9:13–24.

[60] Wettrell, G and KE Andersson, 1986, Cardiovascular Drug II: Digioxin, Ther Drug Monitoring, 8:129–139.

[61] Wood, SL, BK Beyer, GD Cappon, 2004, Species Comparison of Postnatal CNS Development: Functional Measures, Birth Defects Research（in press）.

[62] Yokoyama, H, K Onodera, T Yagi, and K Iinuma, 1997, Therapeutic Doses of Theophylline Exert Proconvulsant Effects in Developing Mice, Brain Dev, 19:403–407.

[63] Zoetis, T and ME Hurtt, 2003, Species Comparison of Lung Development, Birth Defects Research,（part B）, 68:121-124.

[64] Zoetis, T, MS Tassinari, C Bagi, K Walthall, and ME Hurtt, 2003, Species Comparison of Postnatal Bone Growth and Development, Birth Defects Research,（part B）, 68:86-110.

[65] Zoetis, T and I Walls, 2003, Principles and Practices for Direct Dosing of Pre-Weaning Mammals in Toxicity Testing and Research, ILSI press, Washington DC, p.11 and p.13.

[66] Zoetis, T, 2003, Species Comparison of Anatomical and Functional Renal Development, Birth Defects Research,（part B）, 68:111-120.

第十五章 | **药用辅料的非临床安
全性评价技术指导原
则**[1]

本指导原则代表美国食品药品管理局（FDA）对该主题目前的
观点。它不会赋予任何人任何权利，也不会约束 FDA 或公众。
如果有替代方法能够满足法令法规的要求，您可以采用该替代
方法。如果您想要讨论该替代方法，请联系本指导原则标题页
中所列的 FDA 负责执行本指导原则的工作人员。如果您不能确
认合适的 FDA 工作人员，请拨打原文标题页所列号码。

一、前言

本文件为支持新辅料作为药品或生物制品成分而建立的安全性特
征提供指导原则。本文供药品审评与研究中心（CDER）和生物
制品审评与研究中心（CBER）的审评专家以及行业中相关的个
体使用。它也是为了鼓励和加快新辅料的开发，与药品和辅料生
产者就当前 CDER 和 CBER 关于支持辅料开发而展开的非临床安

---

[1] 本指南是由美国食品药品管理局药品研究与开发中心（CDER）和生物
制品审评与研究中心（CBER）起草。

全性数据的建议进行沟通，并且增进 CDER 和 CBER 在关于辅料非临床安全性评价预期的一致性。

包括本指导原则在内的 FDA 的指导原则文件不建立法律强制性的责任。相反，指导原则描述了监管机构对某一问题的当前观点，应当仅视其为建议，除非引用了具体的法令法规要求。应当（Should）一词在监管机构指导原则中的意思是建议或推荐，而不是必须。

二、背景

在本指导原则中，"新辅料"这一词汇是指拟添加到治疗用和诊断用药物中的任何无活性成分，但是：①尽管它们可能会改善药物输送，但是 FDA 认为在拟定的剂量下不会产生治疗作用（例如，增强原料药的吸收或者控制释放）；②现有的安全性数据未能充分评估当前拟定的暴露水平、暴露持续时间或者给药途径。这些辅料例子包括填充剂、增容剂、稀释剂、润湿剂、溶剂、乳化剂、防腐剂、矫味剂、吸收促进剂、持续释放基质和着色剂。在本指导原则中，"辅料"一词适用于药品和生物制品中使用的大分子物质，如白蛋白或者氨基酸和糖类等物质；然而，它不适用于工艺或者产品相关的杂质（例如降解产物、浸出液、残留溶剂）或者外来污染物。

不是所有的辅料均是惰性物质，一些辅料已经表明具有潜在的毒性。1938 年的联邦食品药品和化妆品法案是在 1937 年磺胺酏剂的悲剧之后颁布的，在磺胺酏剂中，未经监测的辅料是导致许多服用该制剂儿童死亡的元凶。该法案要求生产者在上市之前进行药物制剂的安全性试验，并提交新药申请（NDAs）来保证安全性。

从那时起，监管机构已经意识，某些用于商业产品中的其他辅料可能会在美国和其他国家的处方药和非处方药（OTC）消费者中造成严重的毒性反应。

本指导原则描述了监管机构用以确定一种潜在的新辅料用于人用药品是否安全的毒性数据类型。本指导原则还讨论了对拟用于OTC和仿制药中的辅料的安全性评价建议，描述了短期、中期和长期使用的制剂的试验策略。本指导原则也描述了对用于肺部给药、注射给药和局部给药的辅料的推荐毒性试验。

三、安全性数据的提交

大多数情况下（虽然不是全部）不使用辅料将不能制备药物制剂。片剂、胶囊、混悬剂和其他制剂在其处方中均需要一种或多种辅料。辅料也可有功能，比如缓释制剂或者增强制剂穿透皮肤能力。

对拟用于药物中的新辅料进行风险/获益评估并建立原料药可容许的、安全的限度是重要的。这需要对安全性数据库进行评价。然而，通过适当计划，相对高效地评价一种辅料的毒理学是可能的。比如，申报者可以与新药安全性评估的同时开发新辅料，可在原料药的试验中增加辅料组。CDER与CBER认为，一些辅料现有的人体数据可以替代某些非临床安全性数据，而且对于具有与拟定用途的暴露环境相关的先前人用经验的辅料，也可以不要求进行本指导原则中概述的整组毒理学评价。比如，CDER与CBER将继续考虑曾用于以前获得批准的产品或者直接作为食品添加剂使用的GRAS状态等因素。在某些情况下（例如相似的给药途径、暴露水平、患者群体和暴露持续时间），先前的使用经验可以充分的证明一种辅料的合理性。然而，该辅料相关的安全性数据达到当前的标准是有必要的（例如提交额外的遗传毒理学数据）。对于拟定的新用途，相关评价部门会考虑支持先前用途的信息。需要注意的是，收录于 USP/NF 或者其他的非 FDA 文件中的辅料，并不意味着这种物质已经被 FDA 审查过，并认为它可以安全地使用。

（一）非处方药

对于按 OTC 上市的药品，21CFR 330.1（e）要求："产品只含有合适的无活性成分，这些成分在服用剂量下是安全的，且不干扰制剂的有效性，也不干扰为了确定产品是否符合公开的鉴别、规格、质量和纯度标准进行的合适的检查或者含量测定。着色剂只有在符合法案的 721 部分和本章（一）部分时才可以使用。"生产者有责任遵守这些要求并且在其申请文件中包含适当的支持性数据。330.1（e）的规定不适用于以 NDAs 或者仿制药申请（ANDAs）上市的 OTC 药品。NDA 批准的药品中使用的一些辅料，在 OTC 产品中使用时可能是不安全的（如用于肿瘤化疗药物中的一些毒性辅料）。

（二）仿制药

21CFR 314.94（a）（9）中说明了关于提交仿制药在 ANDAs 中辅料安全性信息的要求。在该条例中，拟用于注射途径、眼或者耳用的药物制剂，应该与所列的参考制剂含有相同浓度相同辅料，如果申办人发现并描述了一些差异，并提供证据证明这些差异不影响拟定药物的安全性，而缓冲剂、抗氧化剂和防腐剂可除外。对于其他给药途径（如局部、经皮、口服）药物制剂来说，没有要求最终制剂中的辅料必须与所列的参考产品相同，尽管申办人必须证明非活性成分不影响拟定药物的安全性或者有效性 [21CFR 314.94（a）（9）（ii）]。然而，建议申报人发现并描述

辅料的差异，并提供证明这些差异不影响拟用药物制剂安全性的
资料。如果使用先前认为安全的辅料，应考虑先前的适应证和患
者群体。应参考支持新用法安全性的新的或追加的资料。

（三）新化学药或者新生物制品申请

拟用于依照 NDA、生物制品许可申请（BLA）或者 ANDA 上市产
品中的任何新的或者尚未充分验证过的无活性成分，应提供充分
支持数据。这些数据可以直接放在申请文件中，或者放在药品主
文件（DMF）中。本指导原则描述了在无充分的先前人用经验记
录时，应提交证实拟用辅料在使用剂量下安全的非临床数据。

（四）对追加安全性数据的要求

如果确定获得的数据不能完全支持预期的使用，则要求提供附加
的安全性数据。对于被大量吸收或者生物转化的辅料，要求提供
被广泛吸收并生物转化的辅料的药代动力学特征。如果适用，
也可能要求进行药物 - 辅料相互作用的研究。新辅料的预期使
用（如用于儿科患者）[1]可能会影响对毒理学数据的需求。FDA
鼓励申报者联系合适的评价部门获取指导原则。

（五）例外

FDA 认为每一种辅料都是独特的，并且对于辅料的特定组合和拟
定用途，可能存在科学合理理由来更改和去除本指导原则中列出
的某些非临床研究。比如，对于用于挽救生命药物的辅料安全性

---

[1] 关于在儿科患者的使用，参见 CDER 指导原则草案儿科药品非临
床安全性评价（Nonclinical Safety Evaluation of Pediatric Drug
Products）。最终，本指导原则代表 FDA 关于本主题目前的观点。若想
获得最新版指导原则，请参见 CDER 指导原则网站页 http://www.fda.gov/
cder/guidance/index.htm。

评价可以简化（相对于用于低死亡率适应证药物中辅料的评价），或者在获得批准后再完成，这被认为是合理的。如果一种辅料是大分子聚合物，与先前表征过的辅料的差异仅在于分子量（链长度），假定新辅料和先前研究过的辅料在物理状态、药代动力学和未反应的单体水平以及其他杂质方面具有充分的相似性，采用简化的方式使用较少的安全性数据足以对其进行充分表征。对于这样的辅料我们将按个案的方式来考虑。FDA 鼓励申报者在需要时联系适合的评价部门获取具体的指导。

四、支持药用新辅料上市的推荐策略

建议所有的关键性毒理学试验按照最新的方案和非临床研究质量管理规范来进行。下面的建议主要是针对先前没有充分的人体暴露的辅料。

（一）安全药理学
建议所有的新辅料采用标准试验组合（见 ICH 指导原则 S7A）[1]合理地评估药理学活性。这些评估可以在毒理学研究过程中完成，或者作为独立的安全药理学试验来进行。有助于在辅料安全性评价的早期获得这些数据，因为如果发现辅料具有药理学活性，则该信息会影响随后的开发。合适的管理指导原则可以由负责的评价部门提供。

（二）拟短期使用的辅料
对用于说明书中每个治疗阶段的临床使用天数限定为 14 天或者

---

[1] ICH 指导原则 S7A 人用药品安全药理学研究（S7A Safety Pharmacology Studies for Human Pharmaceuticals）。

更少且用药频率较低的药物中的新辅料，建议至少进行以下的安全评价：

1. 一种啮齿类动物和一种非啮齿类哺乳动物以临床拟用途径给药来进行急性毒理学试验 [参见 CDER 的指导原则药物单次给药急性毒性试验（Single Dose Acute Toxicity Testing for Pharmaceuticals）]，不必要测定辅料的 LD_{50}[1]。在某些情况下，可以从新辅料的安全性评价中省略急性毒理学试验。比如，如果进行了重复给药毒理学试验，其中高剂量是限制性剂量（即 2g/kg或者饮食的 2%），并且在该剂量下几乎没有或没有观察到毒性，则可以假定已经充分评估了急性毒性。在某些情况下，剂量递增试验被认为是单次给药试验设计的一种可以接受的替代方法（参见 ICH 指导原则 M3）。[2]

2. 建议按照临床相关的给药途径，与非临床安全性研究中相同的动物种属来研究辅料的吸收、分布、代谢和排泄（参见 ICH 指导原则 S3A 和 S3B）。[3]

---

[1] 53FR 39650 （1988 年 10 月 11 日）。
[2] ICH 指导原则 M3 支持药品人体临床试验实施的非临床安全性研究（M3 Nonclinical Safety Studies for the Conduct of Human Clinical Trials for Pharmaceuticals, http://www.fda.gov/cder/guidance/index.htm）。
[3] ICH 指导原则 S3A 毒代动力学：毒性研究中的系统暴露评价与 S3B 药代动力学：重复给药组织分布指导原则；
（S3A Toxicokinetics: The Assessment of Systemic Exposure in Toxicity Studies and S3B Pharmacokinetics: Guidance for Repeated Dose Tissue Distribution Studies, http://www.fda.gov/cder/guidance/index.htm）。

3. 建议按照 ICH 指导原则 S2B[1] 中所讨论的遗传毒理标准试验组合来评价辅料。

4. 建议按照临床拟用途径，以一种啮齿类动物和一种非啮齿类哺乳动物，进行 1 个月的重复给药毒理学试验。试验中应包括全面的临床病理学、组织病理学和毒代动力学分析。

5. 建议按照 ICH 指导原则 S5A 和 S5B[2] 中所讨论的方法来评价辅料的生殖毒性，包括：①评价对生育力或至着床的早期胚胎发育的潜在影响；②评估对一种啮齿类动物和一种非啮齿类哺乳动物的致畸性；③评估对围产期的影响，包括母体功能。解决对这些不同发育标志影响的最有效的方式是采用啮齿类动物单一试验设计（如 ICH 指导原则 S5A 所定义的）来评价生殖毒性的所有阶段，结合非啮齿类动物的致畸性试验，其前提是根据现有的数据预测辅料具有极小毒性。

（三）拟中期使用的辅料

对于用于说明书中标明每个治疗阶段的临床使用时间超过 2 周但是少于或者等于 3 个月的药物的新辅料，建议至少进行以下非临床安全性评价：

---

[1] ICH 指导原则 S2B 遗传毒性：药品遗传毒性试验的系列标准（S2B Genotoxicity: A Standard Battery for Genotoxicity Testing of Pharmaceuticals, http://www.fda.gov/cder/guidance/index.htm）。

[2] ICH 指导原则 S5A 药品生殖毒性的检验与 S5B 药品生殖毒性的检测：对雄性生育力毒性的增补（S5A Detection of Toxicity to Reproduction for Medicinal Products and S5B Detection of Toxicity to Reproduction for Medicinal Products: Addendum on Toxicity to Male Fertility, http://www.fda.gov/cder/guidance/index.htm）。

1. 本指导原则四 –（一）、四 –（二）节中除 1 个月毒性试验以外的所有试验。注意：如果在短期研究中观察到毒性或者明显的生物学活性，则 1 个月毒性试验有助于确定 3 个月试验的剂量。

2. 建议在一种啮齿类动物和一种非啮齿类哺乳动物中，以适当的给药途径进行 3 个月的重复给药毒性试验。重要的是，试验中应包括全面的临床病理学、组织病理学和毒代动力学分析。

3. 可能会要求附加的研究（例如涉及肠胃外给药的试验）。这种要求通常是根据已经完成试验的问题提出的。

（四）拟长期使用的辅料

对于用于说明书中标明在既定患者中的临床使用时间超过 3 个月（为单一治疗阶段，或者治疗慢性或复发性疾病的多疗程治疗）的药物的新辅料，建议至少进行以下的非临床安全性评价：

1. 本指导原则 IVA.、B 和 C 节的所有研究。注意，1 个月和 3 个月毒性试验不是必须的，但是可以提供有用的剂量选择数据。

2. 建议在一种啮齿类动物中，以合适的给药途径进行 6 个月的重复给药毒性试验。重要的是，试验中包括完整的临床病理学、组织病理学和毒代动力学分析。建议对于低毒性辅料通常采用限制性剂量作为最大剂量进行的试验。

3. 在非啮齿类哺乳动物中，以合适的途径进行长期毒理学试验是非常重要的。如果在先进的亚慢性试验中未观察到毒性和药理作用，则需要进行 6 个月的试验。如果在更短时间的试验中或者在啮齿类动物中检测到毒性，则在非啮齿动物中进行 9~12 个月的长期试验是恰当的。FDA 鼓励申报者联系适当的评价部门获取指导原则。

4. 如果合适（参见 ICH 指导原则 S1A）[1]，可以采用下面的一种方法来评价潜在的致癌性：

（1）在两种合适的动物和种属中以相关的给药途径进行 2 年的致癌性试验。[2]

（2）在一种啮齿类动物中进行一项 2 年致癌性试验，加上在另外一种啮齿类中进行一项替代试验（如使用适当的新生的或者转基因动物）。FDA 鼓励与适当的评价部门讨论替代试验的选择。

（3）提交不需要致癌性数据的科学合理性验证文件。比如，基于阴性的遗传毒性数据（参见 ICH 指导原则 S2B 推荐的试验）、有限的全身暴露、基于非临床的和临床的药代动力学数据无累积、最大可行剂量（MFD）下进行的长期毒理学试验阴性组织病理学数据（不存在癌前病变和其他毒理作用）以及对相同类型其他辅料的认识，不进行致癌性试验是合理的。关于本方法适用性的确定，将采用证据权重法，在具体问题具体分析的基础上做出。在其他情况下，充分的细胞转化试验、大鼠 2 年致癌性试验或一种

---

[1] ICH 导原则 S1A 药品的长期啮齿类致动物癌性研究的必要性（S1A The Need for Long-term Rodent Carcinogenicity Studies of Pharmaceuticals, http://www.fda.gov/cder/guidance/index.htm）。
[2] 辅料的致癌性研究如果纳入治疗性成分而进行的生物试验，是最具有成本效益的。在这种情况下，将辅料的致癌性评价局限于每个动物种属给予单一剂量的辅料（对每一种生物试验加入一组）是合适的，其前提是剂量是最大耐受剂量（MTD）或者最大可行剂量（MDF）。

转基因动物试验结果都是阴性的，则可以充分的支持证据权重评价，来说明辅料潜在的致癌性。FDA 强烈鼓励在咨询适当的评价部门职员后，应用在此描述的方法。

（五）拟用于注射、局部（经皮、鼻腔、口腔、眼科用药、直肠用药或者阴道用药）或者肺部给药的药物中的新辅料，FDA 建议安全性评价至少包括以下方面：[1]

1. 酌情通过适当的给药途径进行四 –（一）（二）（三）和（四）节所述的所有研究。如果该资料可以在辅料评价时获得，首选含有拟上市药物的处方的试验。

2. 致敏试验（如豚鼠最大化试验或者鼠类局部淋巴结试验）。更多的信息请参考 CDER 新药免疫毒性评价指导原则。

3. 对于拟用于注射使用的辅料，以下的考虑是恰当的：

（1）可以在静脉给药 [推注和（或）输注] 拟用浓度下进行体外溶血试验，以确定它的溶血性。

（2）辅料经肌内或皮下给药，在拟定浓度下测定得到的肌酐激酶的血浆浓度，可以提供潜在肌肉损伤的信息。

（3）可以进行与局部耐受性相关的蛋白质结合评价。

---

[1] 对于新辅料正处在与特定产品相关的开发阶段的情况，FDA 鼓励申报者咨询适当的审评部门来确定是否有附加的指导原则可用。

4. 预期局部使用的辅料，如果在最大暴露量下进行临床药代动力学试验，提示患者将会经历对辅料或其代谢产物的全身暴露，尤其是如果在通过临床用药途径进行的非临床研究中观察到了有限的全身暴露，可能需要来自预期的临床给药途径以及口服或者肠胃外途径给药的毒理学研究的支持。FDA 邀请新辅料的开发者联系合适的评价部门，讨论这对一种特定的辅料来说是否合适。

5. 对于局部经皮给药和眼科用药物，进行眼刺激性试验是恰当的。

（六）光安全性数据

我们建议按照 CDER 光照安全性试验指导原则（Photosafety Testing）描述，来评价需要进行光安全性试验的辅料。应该检查辅料或者整个药物制剂。FDA 鼓励在开始研究之前咨询合适的审评部门。

五、结语

FDA 认识到需要开发新辅料，并且推荐了一种灵活的方法，在这种方法中考虑了批准的产品中将使用的辅料类型以及分子实体的生物学活性和物理性质。在资料评价过程中，增加资料或免除某些试验的原因已很明确。在这种情况下，FDA 建议咨询合适的审评部门的工作人员，以避免延迟辅料的使用。

第十六章 | 光安全性检测 指导原则[1]

本指导原则代表美国食品药品管理局（FDA）对该主题目前的观点。它不会赋予任何人任何权利，也不会约束 FDA 或公众。如果有替代方法能够满足法令法规的要求，您可以采用该替代方法。如果您想要讨论该替代方法，请联系 FDA 负责执行本指导原则的工作人员。如果您不能确认合适的 FDA 工作人员，请拨打原文标题页所列号码。

一、前言

本指导原则旨在帮助申请者决定所申请的药物是否应该检测光刺激性并且评估药物增强紫外线（UV）- 相关皮肤癌变的可能性。本指导原则为局部和全身给药药品的光安全性评价，提供了一致、科学的方法。描述了光生物学和光检测的基本概念，以及用来决定试验或评价风险的过程。

---

[1] 本指导原则由 FDA 药品审评与研究中心（CDER）药理毒理协调委员会起草。

本指导原则中所述原则的使用应该尽量减少不必要的检测，同时确保光安全性的恰当评估。该文件并未推荐具体的检测，但涉及一些可用的检测方法。申报者可以在这些试验方法中选择某些方法来评价光刺激性、光化学致癌性的可能性或增强 UV– 相关皮肤癌变的可能性。申报者也可以提出其他科学合理的试验方法。涉及给药后人体皮肤中出现的生物标记物的试验，可以明确在非临床研究中所观察到的直接或间接光反应机制 [见第四 –（三）部分，机制基础试验和其他试验]。

当认为检测结果可能会产生重要的安全信息或能为消费者或保健医生提供重要信息，光安全性试验（对在光存在时药品产生的不良反应进行检测）是唯一推荐。

文件末尾的术语解释对用于描述光生物概念的缩写和重要术语进行了定义。光敏性的临床定义包括光毒性（光刺激）和光过敏。对于光化学刺激（光刺激），本文件仅使用了临床定义而未涉及非临床检测。此时，并不认为光过敏检测的非临床模型可以对临床效果进行预测，因此不建议使用。

文件末尾也提供了光刺激性药物和非光反应性药物的评价流程图。流程图阐明了决策过程，但并不能解决药物开发过程中可能出现的所有情况。

包括本指导原则在内的 FDA 所有指导原则文件均不具有法律强制性。相反，指导原则描述了机构针对一个主题的目前看法，仅被视为一种建议，除非引用具体的法律法规。应该（Should）一词在 FDA 指导原则中的意思是某事被建议或推荐，而不是必须要求。

二、背景

（一）光刺激性和光致癌性

光生物学是研究 UVA 和（或）UVB、可见光和红外（IR）辐射对生命系统的影响（Smith，1989；Kochevar 等人，1993）。光化学第一定律（格络塞斯 – 德雷珀定律）规定：光化学事件发生时，光必须被吸收（Megaw 和 Drake，1986）。药物发色团和真皮组织中的 DNA 是光化学反应的靶点。当光活性化学物质通过皮肤渗透或全身循环进入皮肤，且被适当的 UV 或可见光光子激发时，便发生光刺激性和（或）光过敏。

幸运的是，皮肤是一种光学非均匀介质，可以改变达到深层皮肤结构的辐射量，并且作为保护屏障，可以最大限度地减少光线照射造成的损伤。保护机制包括反射、折射、散射和吸收（Kornhauser 等人，1996）。UV– 损伤 DNA 的切除 – 修复和其他 DNA 修复机制（Hessel 等人，1992；Kraemer 等人，1994；Lindahl 等人，1997）对基因突变和皮肤癌提供了进一步保护。

光刺激是对光活性化学物质的一种光诱导性，非免疫性皮肤应答。通过直接施用于皮肤或通过以下全身给药循环系统暴露于光反应性化学物质。光刺激性与以单次暴露引发的原发性刺激反应类似，相比之下，光敏反应在诱导应答前存在诱导期。光活性化学品可以是母体药物或药物中的赋形剂，或者代谢产物、杂质或降解产物。许多不同类药物 [包括抗菌剂、非甾体抗炎药（NSAIDs）、抗抑郁药、抗惊厥药、利尿剂和抗高血压药物] 已被报道可以引发人体光刺激性 [Holzle 等人，1991；医师案头参考（Johnson，1984；Physicians' Desk Reference）2000]。急性光刺激反应与晒伤类似，从轻度红斑到皮肤起泡脱落。虽然相对较小比例的人群可能显示出光刺激症状，但是有更大比例可能存在直接的亚临床感染。在临床广泛暴露之前，非临床试验能识别一些光刺激性药物，可采取适当措施。

光敏反应是一种通过光对化学活性物质产生的获得性免疫介导反应。化学物质光敏反应的发生具有特异性（主要取决于宿主的特异性免疫反应），能引发光刺激的化合物也可能能够引发光敏反应。在人体中光敏反应的实例包括异丙嗪、苯佐卡因和对氨基苯甲酸（Holzle 等人，1991，Johnson，1984）。光敏反应最好进行临床评估；有几种评估临床光过敏可能性的方法可供选择。

动物和人体数据表明，至少有一些光刺激物能够增强 UV- 相关的皮肤癌变。用于 PUVA 疗法（Stern 和 Lunder，1998）的 8- 甲氧基补骨脂（8-MOP），被认为在人体中存在光致癌性，而在无毛小鼠中，几个氟喹诺酮类药物被证实存在光敏性且是光化学致癌物 [医师案头参考（Physicians' Desk Reference，2000）]。然而，许多其他药物的数据不可用。

不具有光刺激性的其他药物也能增强 UV- 诱导皮肤癌变。流行病学数据（Abel，1989；Frezza 等人，1997；Penn，1988）表明，接受慢性免疫抑制治疗的患者（例如，器官移植后服用环孢素）皮肤癌变风险比普通人群更高。化合物也可以间接通过改变生物过程、光学性能或充当保护机制功能的皮肤结构来增强 UV 致癌性。动物暴露于能降低皮肤保护性能溶媒所得数据支持这一观点（Gibbs 等人，1985）。

皮肤光学性能的改变（例如那些由药物载体所引发的），可以导致皮肤可见层更高的 UV 剂量。不同地区，UV 辐射和人体癌症风险的相关数据表明，UV 辐射即使仅增加 20% 也可能导致基底细胞癌的可能性增加 4 倍（Moan 等人，1999）。

（二）光安全检测的历史方法

历史上，大多数的全身性施用药物均未经过对照试验确定其光刺激可能性，然而，许多药物后来均被确认为对人体存在光毒性。局部施用皮肤病药物如果在 UVA、UVB 或可见光谱处存在吸收，则一般在动物和人体中均应进行光刺激性试验。当缺乏动物或人体光刺激性或光敏性试验数据，而且临床上广泛使用的药物出现不良反应报道后，光刺激性或光敏性相关的警告则添加到说明书中。

相对较少的药物进行过试验阐明其增强对皮肤 UV- 介导致癌性的可能性。本身来讲，UV 在人体中是一种致癌物（IARC，1992）。监管问题在于，一个药物的增强 UV 致癌作用是否已经达到显著增加潜在人体致癌的危险程度，从而导致有必要通知患者和医生。然而，在人体中进行光致癌性试验不人道；因此，应用动物实验替代。Skh1-hr 无毛小鼠模型已经普遍用于测试化合物的潜在光致癌性。光致癌试验阳性结果为在动物中，与单独暴露于相同剂量的 UV 辐射相比，暴露于试验物质加 UV 辐射（即仿真太阳光）发展成皮肤肿瘤的时间降低。该试验的资料已列入说明书，并且给不同药物之间比较提供一个参考框架。许多研究人员已经在不同种类剃毛的有毛小鼠中进行了该试验的不同版本。然而，由于从此种动物试验到人体推测存在不确定性，以及试验对部分局部免疫抑制剂和局部光遗传毒性物质的表观不敏感性，因此，在人体皮肤中需要其他科学有效的方法提供相关信息，评估药物对生物标记物的长期不良光效应。

三、试验注意事项

（一）药物或原料药试验的一般注意事项

大多数药物仅对原料药进行不良光效应的检测试验就足够了，无需检测辅料。对于应用于太阳光下暴露皮肤的外用药物，FDA 建议在模拟太阳光条件下评估该药物，而不仅仅是评估活性成分。这是因为这类药物中的许多辅料可以改变通常可传递相对大量的母体药物和溶媒至皮肤的皮肤和真皮给药。许多研究人员已经报道了局部施用溶媒对皮肤的影响，其中一些会改变人体皮肤的光学属性。这些影响的实例如下：

●药物载体（例如乳膏、凝胶、洗剂或溶液）可以减少人体和小鼠皮肤对光的反射、散射或吸收（Anderson 和 Parrish，1981；Serup 等人，1989），或者增加皮肤对药物的经皮吸收（Marzulli and Maibach，1991；Baynes 等人，1996）。

●辅料能够增加或减少不良光属性（Kaidbey 和 Kligman，1974；Dearman 等人，1996）或药物耐光性（Asker 和 Harris 1988；Islam 和 Asker，1995；Marti-Mestres 等人，1997）。辅料能够增强制剂中其他化合物的影响，并且：①增加啮齿类动物的皮肤表皮厚度（Wrench 1980）；②无毛小鼠胶原基因表达发生变化（Chaquor 等人，1997）；③影响药物的溶解性和一般稳定性（Chellquist 和 Gorman，1992）。

●已经发现部分乳膏辅料其本身就是光敏剂（专有属性），而部分油性软化剂能够增加 UVB 传输和 UV 致癌性（Gibbs 等人，1985）。

（二）光化学刺激检测

1. 背景

光化学刺激的非临床试验被认为可用于对人体影响的预测。以下讨论程序的目的是确定药物在人体广泛使用前引发光化学刺激反应的可能性。该程序将尝试充分解决这些安全性问题，同时优化资源利用。为了实现这一目标，建议应用决策树方法，确定是否需要检测并且哪种类型的检测更合适，其他方法也可以实现该目标。人类意识到，在紫外光存在时，即使短期暴露于部分非光反应性药物，也可能会导致皮肤不良反应（例如，能立即改变皮肤光学特性的药物）。

2. 识别光化学刺激物的建议方法（流程图 16-1-1）

以下所有原料药和制剂都应该考虑在动物体内进行短期光刺激检测，随后可能需要在人体内进行光刺激和光敏性研究：对 UVB、UVA 或可见光（290~700nm）有吸收的原料药和制剂，①直接施用于皮肤或眼睛，或当全身给药时，显著分布至以上区域；②已知会影响皮肤或眼睛的条件（见流程图 16-1-1）。如果服用该药物的患者不会暴露于太阳光光谱下而药物或光活性代谢物在体内，则该药物不必考虑进行光刺激可能性检测。此外，对于仅施用于皮肤且不暴露于太阳下的药物，如果药物未显著分布至太阳暴露的区域，则不必进行光化学刺激检测。

流程图检测模式描述如下。对于原料药或药物制剂，视情况而定，紫外－可见光辐射的吸收光谱有关信息对于做出检测决定非常重要。如果药物吸收在电磁波谱 290~700nm 之间，则确定进行光谱扫描。扫描是安全性评价的重要组成部分。仅介绍最大吸收不足以解决安全问题。在 290~700nm 之间无吸收的药物不能被光活化（图 16-1-1，框 1），因此，它们不是直接的光化学光敏剂（图 16-1-1，框 2），某些药物引发光敏反应与服用药物的 UV 吸收无关。这些次级机制包括：无光吸收药物（例如氨基乙酰丙酸，Physicians' Desk Reference，2000）给药后干扰血红素合成，并且增加其他光吸收内源性分子的形成。这些影响可以通过标准毒理试验进行鉴定。

除了 UV 或可见光辐射吸收，药物（或代谢物）应该以足够引起光刺激反应的剂量分布至皮肤或眼睛（图 16-1-1，框 3 和 4）。全身给药药物的组织分布研究通常包含在 IND 提交的材料中，可用于评估分配至皮肤或眼睛的程度。不存在划分光暴露区域时，光刺激检测不再有益且无需进行。然而，用于光动力疗法的活性剂例外，即使未分布至皮肤或眼睛，但是依然会形成有价值的安全信息（例如暴露于手术室灯光后对内脏器官的影响）。

当药物被确定为光刺激剂时，FDA 建议进行包括避免阳光暴晒的警告在内的风险沟通（图 16-1-1，框 6）。当无人体数据时，在非临床研究中显示出光刺激性的药物将被认为有可能导致光敏性。当存在足够的人体光刺激性数据时，将包含在产品说明中，且替代动物数据。

3. 改剂型药物检测（流程图 16-1-2）

通常，除通过局部皮肤给药以外的其他给药途径给药的改变剂型的制剂，均不需要进行检测，仅需对新辅料进行恰当评估。局部给药药物的大部分改剂型制剂的非临床光效应也无需进行评估。如果原料药或辅料之前已经表现出光刺激性，通常不需要额外的非临床光刺激试验（图 16-1-2，框 3）。然而，FDA 建议应该对可改变皮肤不良光效应的辅料变化进行检测（图 16-1-2，框 4 和

5)。例如该机构建议，从乙醇溶液改剂型为乳膏制剂，一般需要对光效应进行评估。辅料的光刺激属性和他们对药物渗透进皮肤的影响将有助于进一步确定新制剂是否需要进行研究。药物的其中一种制剂的皮肤吸收研究并不需要提供所有剂型吸收的相关数据。新剂型中纳入之前未进行不良光效应研究的外用辅料，则新制剂也必须进行检测。

4. 光敏性评价检测

检测应该在类似临床相关的太阳光条件下进行。尽管特定物质吸收辐射后在 UVA 或 UVB 存在基态吸收，但是仍然可能会在不同吸收范围内产生吸收的过渡态或稳定态光产物（Becker 等人，1996；Navaratnam 和 Claridge，2000）。光刺激性的检测使用了许多方法和方式。Marzulli 和 Maibach（1996, 1998）以及 Lambert 等（1996）讨论了恰当的动物模型（通常为小鼠或豚鼠，而不是兔子或猪）。几种体外光刺激筛选可用，例如 3T3 中性红摄取光毒性检测（Spielmann 等人，1998）。3T3 检测可用于 UVA、UVB 或可见光辐射吸收药物，该检测方法可能不适用于某些水不溶性物质或完整的药物制剂评价。当研究条件适用于所关注药物的评价，则体外研究数据可以提供足够的信息，并且对设计更有效全面的体内评价很重要。

对于体内非临床研究，急性药物暴露后，通常认为模拟太阳光辐射就足够确定潜在风险。某些情况下，光刺激评估可以纳入现行的一般毒理学研究中。通常也基于动物或体外评估进行人体研究，并且随访确认潜在风险。

四、UV- 相关皮肤癌变增强的检测（对皮肤直接光化学致癌性或间接影响）

（一）光敏药物长期光安全性检测的注意事项及决策树

通常仅在能够提供有用信息的情况下，进行长期光安全性检测。当药物已经收集了足够的信息或者一类药物的潜在使用者已获知有关光反应，可不必进行长期光安全性研究。

一旦全身或经皮给药的药物在动物或人体试验中已被确定具有光刺激性（见流程图 16-1-1），则需要考虑药物增加 UV- 相关皮肤癌风险的可能性（流程图 16-2）。在使用光敏性药物过程中，由于患者已经被警告不要过度暴露于阳光下，申报者可以选择加强有关光致癌性警告，而不是进行检测确定光刺激性药物的光化学致癌性潜能。加强警告声明而无需进行额外检测的选项主要适用于以下情况：光化学致癌性不会影响药物批准或显著减少药物使用。警告声明应该表达警告的基础和潜在致癌效应可能发生的条件（见流程图 16-2，框 5）。

由于光刺激性药品能够对暴露于阳光下且无足够保护措施的患者引起迅速红斑（晒斑）反应，仅发出警告可能就足够。与许多药物副作用不同，晒伤是受影响的患者会立即出现的不良反应，患者在使用过程中会迅速意识到该反应。然而，并不是所有服用光刺激药物的患者都可能会出现明显的光刺激作用。

部分药物会引发患者出现不明显的阈下光效应（例如 DNA 损伤）。因此，这些药物也可以构成皮肤不良影响的长期风险。药物警告解决这种情况非常重要。其他情况的药物警告声明，而不是长期检测，可适用于以下情况：

● 与已知光化学致癌物结构显著类似的药物；

● 该药物属于一类已知的光化学致癌物，该类药物的药理学与潜在致癌性直接相关；

● 该药物的其他几种光反应检测呈阳性，例如体外光遗传毒性、加合物的形成、人体光刺激性或短期体内非临床检测；

● 在不包括 UV 日光的其他检测中，该药物已被确定为潜在人体相关致癌物，例如传统的两年生物检测或基因检测法；

● 该药物拟用于平均寿命较短（即少于 5 年）的人群。

警告应该详实，建议患者避免暴露于阳光下，或者如果不能避免阳光暴晒，请使用防晒服和广谱（UVA/UVB）防晒剂（诱发光刺激的波长在遮光覆盖范围内）。然而，长时间使用亚临床光刺激反应也可能会导致皮肤癌风险增加，意识到这点很重要。通常，对于上述情况，警告声明是恰当的选择，并且即使光检测是潜在科学有益的，但依然可能无法保证。如果进一步检测可能有价值，通常可在药物开发过程的 IV 期阶段（即批准后）开展。

对于存在批准或使用问题的药物（如防晒剂），检测超过以上提到的内容可能属于恰当范围。检测应该使用已经有证据表明、使用相关终点进行评估且认为科学有效的模型进行（流程图 16-2，框 6）。在某些情况下，药物申报者可能想证明，尽管初步结果表明存在光致癌的可能性，但是药物并不会增加 UV- 相关皮肤癌的风险。恰当进行测定的结果将被纳入总体风险评估的任何沟通交流环节中（框 4 和 5，流程图 16-2）。

已经开发出测量光反应性（例如光基因毒性）的短期测定方法，希望能提供有关增强 UV- 引发皮肤癌风险可能性方面的信息。然而，这些检测的解释并不总是简单易懂，并且应该仔细评估该检测在人体风险性评估中所起的作用。尽管增强 UV- 诱发皮肤癌可能性的评估最常在白化病无毛小鼠模型中使用模拟太阳光进行，但是出于监管目的，其他评估光化学致癌性潜能的科学有效的检测方法也可以考虑。当考虑检测方法时，鼓励申报者与相应的 CDER 审评员讨论交流。一种潜在的方法是在人体皮肤上使用生物标记物，评价药物和 UV 照射组合的结果。基于科学数据的全面评估 [见四 -（三）部分，机制理论和其他分析]，应该考虑和支持使用生物标记物。

（二）非光反应药物长期光安全性决策树检测

决策树的方法适用于国际协调会议（ICH）指导原则药物致癌性 S1B 检测（S1B Testing for Carcinogenicity of Pharmaceuticals ）中定义的长期或慢性疾病使用的药物。[1] 如前所述，未引发光刺激反应的药物能够增强 UV 致癌性。非光反应性药物的决策树试图平衡这些未提及 UV- 诱发皮肤癌的增强剂，而不必要试图识别检测领域。药理活性 [见以下第四 -（二）-3 部分] 能够提供这些风险的信息。可以预期的是，即使不存在这些风险信息，大多数的非光反应性药物即使长期给药也不会对增强 UV- 诱发皮肤癌变的可能性进行检测。假设当长期给药时，药物通常需要通过传统的生物测定进行致癌性检测。一些增强 UV 致癌性的次级机制，例如免疫抑制或 DNA 修复抑制，将通过传统致癌性研究检测到。

---

[1] 我们会定期更新指导原则。为确保能获得最新指导原则版本，请在以下网址查看 CDER 指导原则页面：http://www.fda.gov/cder/guidance/index.htm。

非光反应性药物研究方法描述如下（流程图 16-3）：

1. 使用期限

未适用于长期或慢性疾病的非光反应性药物似乎不存在增强 UV- 诱发的皮肤癌变的显著风险。因此，这些药物并不可能在任何试验中检测增强 UV- 诱发皮肤癌的可能性。另外，拟用于预期寿命短（少于 5 年）人群的药物不需要进行检测。长期使用是指连续的或者大量的、重复给药，即可以进行这些检测。

2. 给药途径（图 16-3，框 3）

通常，仅用于非阳光暴露皮肤区域，预期效果是局部效果，并且未达到药理学可测量全身水平的局部施用药物，无需进行增强 UV- 诱发皮肤癌可能性的检测。该原则也适用于其他未达到可预测水平的药物（例如药物对呼吸道主要是局部影响）。

3. 怀疑药物可能会增强 UV- 诱导皮肤癌变的原因（图 16-3，框 5）

绝大多数已经被研究和销售的药品都没有光反应性，也不太可能是光致癌剂。然而，一大类强效、已知的造成人皮肤肿瘤光助癌剂 [例如，环孢菌素等免疫抑制剂（Abel，1989，Penn，1988）] 是非光反应性的。还有一些其他药物溶媒或非光反应性药物可增强 UV 诱导小鼠皮肤癌变的实例（Jacobs 等人，1999；Learn 等人，2000）。目前尚未研究这些非光反应性药物或溶媒的增强机制，只能进行推测。这些非光反应性溶媒或药物能够增强 UV- 诱导皮肤癌变的一些机制，包括但不限于免疫抑制、肿瘤促进、细胞凋亡或 DNA 修复的抑制以及刺激，改变表皮保护层和（或）改变皮肤的光学特性。这些机制适用于啮齿类和人体皮肤，并且是生物学上可能的增强机制。一些如润肤剂类的产品，其能改变皮肤的光学性质或改变表皮保护层，可极大地改变皮肤的 UV 穿透性或皮肤吸收的有效 UV 剂量。公开文献包含充分的有关溶媒对皮肤和药品整体性能影响的参考资料。这些影响以及其他间接影响也可发生在人体皮肤中，并且可能与直接光反应性影响同样重要。例如，由化妆品行业发起的研究表明使用 α – 羟基酸制剂的人对 UVB 的敏感性增加。因此，化妆品成分审查专家小组（CIR1998）建议使用这些产品的人避免无保护的暴露在阳光下。这些研究中所使用的 α – 羟基酸不吸收 280~400nm 间的 UV。因此，当确定一个用于检测增强 UV– 诱导皮肤癌变可能性的额外检测是否合理时，需要一个比较谨慎的方法。

4. 警告或检测（图 16–3，框 6、7、8）

如果初步评估提示一个药物或药物制剂具有增加 UV– 诱导皮肤癌变的可能，申报者应当警惕该潜在影响或进行研究以评估该可能性。这些研究可以是一组经恰当选择和科学有效的人体皮肤生物标志物 [第四 –（三）机制基础试验和其他试验中所提到的]。尽管一些不吸收光的药品可通过改变皮肤光学特性来降低最小红斑量（MED），从而增加 UV 影响，但是根据当前检测规范无需进行不吸收光药品的光刺激性检测。如果被证实一个非光反应性药品会通过皮肤增加 UV 辐射传输，进而导致 UV 光敏感性显著增加，如降低动物或人体的 MED，那么在动物中所进行的进一步光安全性研究，如光致癌性研究可能并不合适。可增加穿透皮肤 UV 剂量的产品可能会缩短发生皮肤肿瘤的时间，应适当标记。

（三）机制基础试验和其他试验

小鼠和人体皮肤对阳光和药物有着很多相同的反应。暴露于阳光可明显地修饰动物和人体 DNA，并导致非黑色素瘤皮肤癌（IARC，1992）。对于许多提出的原料药或药物制剂可增加 UV 相关皮肤癌变的机制，尽管存在很多差异，但是小鼠和人许多都可共享。人体皮肤经亚红斑量太阳能模拟光照射后原位被证实出现嘧啶二聚体的形成和 p53 蛋白诱导（Burren 等人，1998）。倘若该生物标志物已得到科学证明，那么使用皮肤生物标志物评估间接增加 UV 致癌性的可能性或许是合适的。对于检测策略可与相应的 CDER 审评部门进行讨论。为了改善检测程序，有助于确定增加 UV 照射或 UV 损伤的适当人体皮肤替代标志物。

所谓有益的检测，应该是那些能够提供与体外或动物（相对于人体而言）中不良光电效应相关或对其敏感的信息的检测。检测可能包括，但不限于光细胞毒性的体外测定，光基因毒性的体外测定（例如沙门氏菌、酵母或 V79 细胞），转基因模型和增加人体皮肤 UV 诱导皮肤癌变的生物标志物（分子的、生物化学的、细胞的或结构性）。MED 的改变、晒伤细胞数目（Lavker 和 Kaidbey，1997），p53 的改变，DNA 二聚体的形成（Katiyar 等人，2000），以及其他评价终点已经被提出作为增加 UVB 照射或皮肤损伤的标志物。可增加 UVA 以及 UVB 照射的标志物将较为理想。尽管这些试验中首选的光照为太阳光模拟光，且在最低限度，但是对于光反应性药品而言应包括适当的吸收光谱。用于评估特别是人体皮肤中免疫抑制或 DNA 修复抑制的试验，对于检测其他产品可能是有益处的。详述试验的优势和局限性很重要。体外光刺激性结果与对照临床研究中所得数据的相关性将补充说明该类检测的潜在效用。对于相同的 UV 剂量，动物皮肤的生物标志物反应与人体皮肤生物标志物反应的相关性，可以为用于转换成皮肤癌风险临床意义增加的临床替代提供一个评估反应大小的基础。提交一项检验或包括相关数据的基本原理，应伴随提交应用新方法的所有建议。

本指导原则建议，识别不良光效应和恰当地评估人体风险难度的重要性。该指导原则允许使用灵活方式来解决不良光效应问题，并且不要求使用特定的检测法。最重要的是，其鼓励那些可以高效率地评估人体安全性方法的开发。

参考文献

[1] Abel, E. A., 1989, "Cutaneous Manifestations of Immunosuppression in Organ Transplant Recipients," J. Am. Acad. Dermatol. 21（2 part 1）: 167–179.

[2] Anderson, R. R., and J. A. Parrish, 1981, "The Optics of Human Skin," J. Invest. Dermatol. 77: 13–19.

[3] Asker, A. F., and C. W. Harris, 1988, "Influence of Certain Additives on the Photostability of Physostigmine Sulfate Solutions," Drug Development and Industrial Pharmacy 14（5）:733–746.

[4] Baynes, R. E., C. Browne, H. Freeman, and J. E. Riviere, 1996, "In Vitro Percutaneous Absorption of Benzidine in Complex Mechanistically Defined Chemical Mixtures," Toxicol. Appl. Pharmacol. 141: 497–506.

[5] Becker L., B. Eberlein–Konig, and B. Przybilla, 1996, "Phototoxicity of Non–steroidal Anti– inflammatory Drugs: In Vitro Studies with Visible Light," Acta Derm. Venereol. 76（5）:337–340.

[6] Burren, R., C. Scaletta, E. Frenk, R. G. Panizzon, and L. A. Applegate, 1998, "Sunlight and Carcinogenesis: Expression of p53 and Pyrimidine Dimers in Human Skin Following UVA I, UVA I +II and

Solar Simulating Radiations," Int. J. Cancer 76: 201–206.

[7] Chaquor, B., G. Bellon, S. Seite, J. P. Borel, and A. Fourtanier, 1997, "All Trans–Retinoic Acid Enhances Collagen Gene Expression in Irradiated and Non–Irradiated Hairless Mouse Skin," J. Photochem. Photobiol. B: Biology 37: 52–59.

[8] Chellquist, E. M., and W. G. Gorman, 1992, "Benzoyl Peroxide Solubility and Stability in Hydric Solvents," Pharm. Res. 9（10）: 1341–1346.

[9] CIR（Cosmetic Ingredient Review）, 1998, "Final Report on the Safety Assessment of Glycolic Acid, Ammonium, Calcium, Potassium, and Sodium Glycolate, Methyl, Ethyl, Propyl, and Butyl Glycolate, and Lactic Acid, Ammonium, Calcium, Potassium, Sodium, and TEA–Lactate, Methyl, Ethyl, Isopropyl, and Butyl Lactate, and Lauryl, Myristyl, and Cetyl Lactate," Int. J. Toxicol. 17（Suppl. 1）: 1–241.

[10] Dearman, R. J., M. Cumberbatch, J. Hilton, H. M. Clowes, I. Fielding, J. R. Heylings, and I. Kimber, 1996, "Influence of Dibutyl Phthalate on Dermal Sensitization to Fluorescein Isothiocyanate," Fundam. Appl. Pharmacol. 33: 24–30.

[11] Frezza, E. E., J. Fung, and D. H. van Thiel, 1997, "Non–lymphoid Cancer After Liver Transplantation," Hepatogastroenterology 44（16）: 1172–1181.

[12] Gibbs, N. K., A. R. Young, and I. A. Magnus, 1985, "Failure of

UVR Dose Reciprocity for Skin Tumorigenesis in Hairless Mice Treated With 8–Methoxypsoralen," Photochem. Photobiol. 42（1）: 39–42.

[13] Hessel, A., R. J. Siegle, D.L. Mitchell, and J. E. Cleaver, 1992, "Xeroderma Pigmentosum Variant With Multisystem Involvement," Arch. Dermatol. 128（9）: 1233–1237.

[14] Holzle, E., N. Neumann, B. Hausen, B. Przybilla, S. Schauder, H. Honigsmann, A. Bircher, and G. Plewig, 1991, "Photopatch Testing: The 5 Year Experience of the German, Austrian, and Swiss Photopatch Test Group," J. Am. Acad. Dermatol. 25: 59–68.

[15] IARC, 1992, "Solar and Ultraviolet Radiation," IARC Monographs on the Evaluation of Carcinogenic Risk to Humans, Vol. 55, IARC, WHO.

[16] ICH guidance for Industry S1B Testing for Carcinogenicity of Pharmaceuticals, available on the Internet at http://www.fda.gov/der/guidance/index.htm.

[17] Islam, M. S., and A. F. Asker, 1995, "Photoprotection of Daunorubicin Hydrochloride With Sodium Sulfite," PDA J. Pharmaceut. Sci. Technol. 49（3）: 122–126.

[18] Jacobs, A., J. Avalos, P. Brown, and J. Wilkin, 1999, "Does Photosensitivity Predict Photococarcinogenicity?" Internat. J. Toxicol. 187（4）: 191–198.

[19] Johnson, B. E., N. K. Gibbs, and J. Ferguson, 1997, "Quinolone Antibiotic With Potential to Photosensitize Skin Tumorigenesis," J. Photochem. Photobiol. B: Biology 37: 171–173.

[20] Johnson, B. E., 1984, "Light Sensitivity Associated With Drugs and Chemicals," Physiol. Pathophysiol. Skin 8: 2542–2606.

[21] Kaidbey, K., and A. Kligman, 1974, "Topical Photosensitizers: Influence of Vehicles on Penetration," Arch. Dermatol. 110: 868–870.

[22] Katiyar, S. K., M. S. Matsui, and H. Mukhtar, 2000, "Kinetics of UV Light–induced Cyclobutane Pyrimidine Dimers in Human Skin in Vivo: An Immunohistochemical Analysis of Both Epidermis and Dermis," Photochem. Photobiol. 72（6）: 788–793.

[23] Kochevar, I. E., M. A. Pathak, and J. A. Parrish, 1993, "Photophysics, Photochemistry, and Photobiology," Dermatology in General Medicine, Fitzpatrick, T. B., A. Z. Eisen, K. Wolff, I. M. Freedburg, K.F. Austen, Eds,. Fourth ed., McGraw–Hill, New York, pp. 1627–1638.

[24] Kornhauser, A., W. G. Wamer, and L. A. Lambert, 1996, "Cellular and Molecular Events Following Ultraviolet Irradiation of Skin," in Dermatotoxicology, Fifth ed., Taylor and Francis, Washington, DC, pp. 189–230.

[25] Kraemer, K. H., M. M. Lee, A. D. Andrews, and W.C. Lambert, 1994, "The Role of Sunlight and DNA Repair in Melanoma and

Nonmelanoma Skin Cancer – The Xeroderma Pigmentosum Paradigm," Arch. Dermatol. 130（8）: 1018–1021.

[26] Lambert, L. A., W. G. Wamer, and A. Kornhauser, 1996, "Animal Models for Phototoxicity Testing," in Dermatotoxicology, Fifth ed., Marzulli, F. N., and H. I. Maibach, eds., Taylor and Francis, New York, pp. 515–529.

[27] Lavker, R., and K. Kaidbey, 1997, "The Spectral Dependence for UVA–induced Cumulative Damage in Human Skin, " J. Invest. Dermatol. 108（1）: 17–21.

[28] Learn, D. B., C. P. Sambuco, P. D. Forbes, and A. M. Hoberman, 2000, "Phototoxicology: Photocarcinogenesis Historical Control Data as a Key Interpretative Element," The Toxicologist 54（No. 1, pt. 2）: 145.

[29] Lindahl, T., P. Karran, and R. D. Wood, 1997, "DNA Excision Repair Pathways," Curr. Opin. Genet. Dev. 7（2）: 158–169.

[30] Marti–Mestres, G., G. Fernandez, N. Parsotam, F. Nielloud, J. P. Mestres, and H. Maillols, 1997, "Stability of UV Filters in Different Vehicles: Solvents and Emulsions, Drug Development Industry," Pharmacy 23（7）: 647–655.

[31] Marzulli, F. N., and H. I. Maibach, 1991, Dermatotoxicology, Fourth ed., Marzulli, F. N., and H. I. Maibach, eds., Taylor and Francis, New York, p. 585.

[32] Marzulli, F. N., and H. I. Maibach, 1996, "Photoirritation (Phototoxicity, Phototoxic Dermatitis)," Dermatotoxicology, Fifth ed., Marzulli, F. N., and H. I. Maibach, eds., Taylor and Francis, New York, p. 231–237.

[33] Marzulli, F. N., and H. I. Maibach, eds., 1998, Dermatotoxicology Methods, Taylor and Francis, New York.

[34] Megaw, J. M., and L. A. Drake, 1986, Photobiology of the Skin and Eye, Marcel Dekker: New York.

[35] Moan, J., A. Dahlback, and R. B. Setlow, 1999, "Epidemiological Support for an Hypothesis for Melanoma Induction Indicating a Role for UVA Radiation," Photochem. Photobiol. 70 (2) : 243–247

[36] Navaratnam S., and J. Claridge, 2000, "Primary Photophysical Properties of Ofloxacin," Photochem. Photobiol. 72 (3) : 283–290.

[37] Penn, I., 1988, "Tumors of the Immune Compromised Patient," Ann. Rev. Med. 39: 63–73.

[38] Physicians' Desk Reference, 2000, 54th ed., Medical Economics Co., Montvale, NJ.

[39] Serup, J., A. Winther, and C. Blichmann, 1989, "A Simple Method for the Study of Scale Pattern and Effects of a Moisturizer--Qualitative and Quantitative Evaluation by D- Squame Tape Compared With Parameters of Epidermal Hydration," Clin. Experiment. Dermatol. 14:

277–282.

[40] Smith, K. C., Ed., 1989, The Science of Photobiology, 2nd ed., Plenum Press: New York. Spielmann, H., M. Balls, J. Dupuis, W. J. Pape, G. Pechovitch, et al., 1998, "The International EU/COLIPA in Vitro Phototoxicity Validation Study: Results of Phase II (Blind Trial): Part 1: The 3T3 NRU Phototoxicity Test," Toxicology in Vitro 12 (3): 305–327.

[41] Stern, R. S. , and E. J. Lunder, 1998, "Risk of Squamous Cell Carcinoma and Methoxsalen (Psoralen) and UV–A Radiation (PUVA). A Meta–Analysis, " Arch. Dermatol. 134 (12): 1582–1585.

[42] Wrench, R., 1980, "Epidermal Thinning: Evaluation of Commercial Corticosteroids," Arch. Dermatol. Res. 267: 7–24.

术语解释

ADR：药物不良反应。

IR：红外辐射 0.76~1000 μm。

MED：最小红斑量。

8-MOP：8- 甲氧基补骨脂素。

NSAID：非甾体抗炎药。

辅料：人为加入到治疗性产品中，但在预期剂量下不会直接发挥药理作用的成分。

间接光效应：一个药物制剂、溶媒或产品对皮肤光学的、结构的、分子的或生理特性的影响，使得光与皮肤间的相互作用或药物对皮肤的作用被改变。

非光反应性：经 UVA、UVB 或可见光照射后，不与制剂处方中其他分子或皮肤发生反应的药物或化学品。

光变态性反应：当药物或化学品经光照射时，通过光产物形成所启动的对该药物或化学品的获得性免疫介导反应。

光化学致癌作用：与光活化药物或化学品反应产生的致癌作用。

光致癌性：药物或化学品可直接（光化学致癌作用）或间接增加 UV 相关皮肤癌变（例如，阳光相关致癌作用）。

光刺激性或光化学刺激性：对光反应性药物或化学品所产生的光诱导的非免疫性皮肤反应。

光产物：通过药物或化学品辐射的吸收所生产的化合物。

光反应性：经 UVA、UVB 或可见光照射后，可与制剂处方中其他分子或皮肤发生反应的药物或化学品。

光安全性检测：检测药品引起光刺激或光过敏，或者增加 UV 诱导皮肤癌变的可能性。

光敏性：光刺激或光过敏诱导反应。

光敏剂：在 UVA/UVB 或可见光存在下，可引起的不良反应的药物或化学品。

光毒性：对光反应性药物或化学品产生的光诱导的非免疫反应。

PUVA：补骨脂素联合使用 UVA 暴露疗法。

UV：紫外线辐射（波长在 10~400nm 之间）。

UVA：紫外线 A 波段（波长在 320~400nm 之间）。

UVB：紫外线 B 波段（波长在 290~320nm 之间）。

UVC：紫外线 C 波段（波长在 200~290nm 之间）。

附录

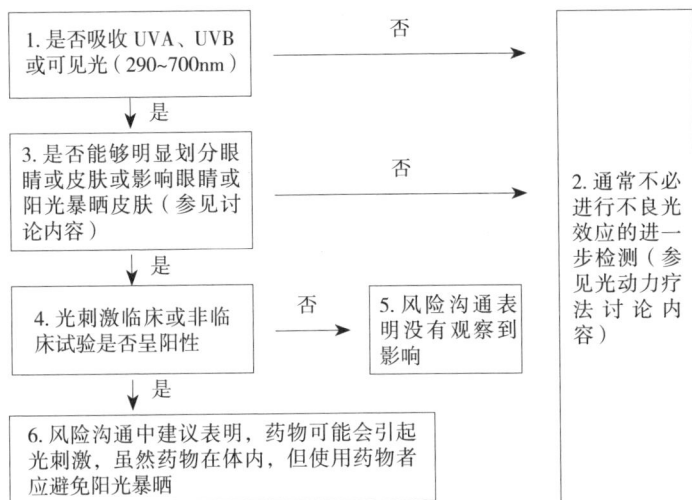

图 16-1-1 用以确定建议何时进行短期光化学刺激检测的决策树

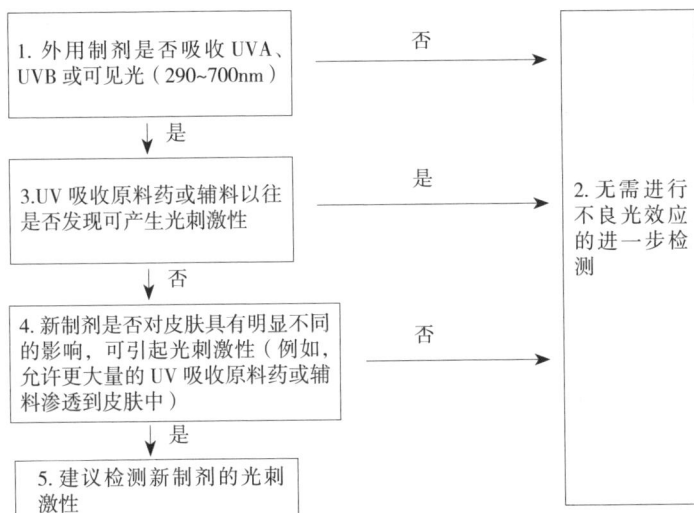

图 16-1-2 用以确定改变外用制剂处方后，建议何时进行光化学刺激检测的决策树

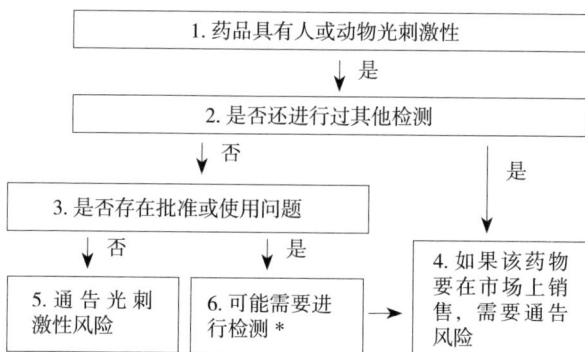

图 16-2　检测光反应刺激性药品的光化学致癌可能性*并标记结果

* 检测应以一个合适的模型。可使用适当的体内生物标志物分析；建议咨询 CDER 工作人员。

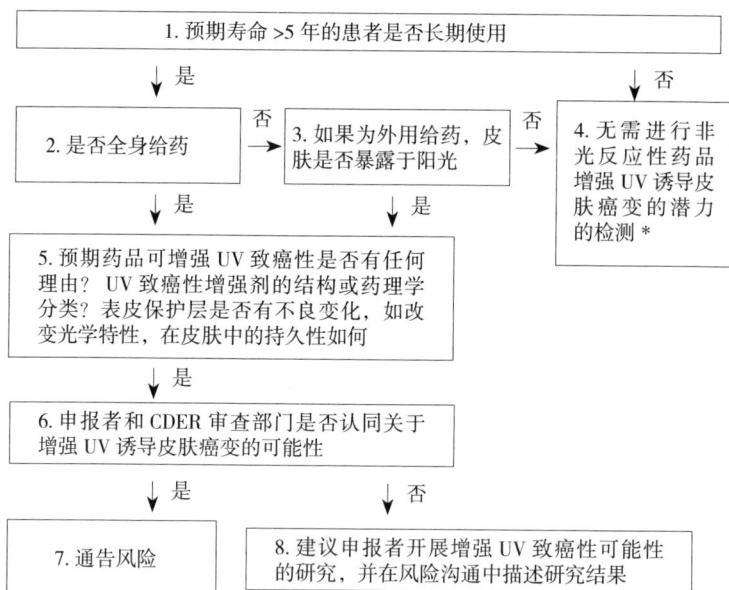

图 16-3　检测非光反应性药品增强 UV 诱导皮肤癌变的潜力

* 专门用于阳光下使用的产品应检测其增强 UV 致癌性的可能性。检测应选取合适的模型。可使用适当的增加 UV 暴露的体内生物标志物分析；建议咨询 CDER 人员。

第十七章 | 推荐的遗传毒性试验结果综合分析法指导原则（企业及审评人员用）[1]

本指导原则代表美国食品药品管理局（FDA）对该主题目前的观点。它不会赋予任何人任何权利，也不会约束 FDA 或公众。如果有替代方法能够满足法令法规的要求，您可以采用该替代方法。如果您想要讨论该替代方法，请联系 FDA 负责执行本指导原则的工作人员。如果您不能确认合适的 FDA 工作人员，请拨打原文标题页所列号码。

一、前言

本指导原则的目的是为了向企业和 CDER 的审评人员说明，CDER 如何看待药物开发过程中出现的遗传毒理学试验阳性结果。当遗传毒性试验结果提示药物具有潜在的致癌性或遗传风险时，本指导原则为如何继续进行临床试验并保证受试者的安全性提供

---

[1] 本指导原则由美国食品药品管理局药品审评与研究中心（CDER），新药办公室（OND），药理学毒理学协调委员会（PTCC）起草。

建议。本指导原则中讨论了单次给药和多次给药临床试验相关的管理决策。本指导原则适用于经口、静脉、局部和其他途径给药的药物。

FDA 的指导原则文件，包括本指导原则在内，并不具有法律上的强制性，而是描述了当前 FDA 对某一问题的想法，应该被认为仅是一种建议，除非是引用了特殊的监管或法律要求。FDA 指导原则中的应该（Should）一词是指建议或推荐，而不是必须要求。

二、背景

遗传毒性试验的时间安排和如何进行在 ICH 指导原则 M3、S2A 和 S2B[1] 中已有描述。建议参考这些指导原则，而本指导原则可认为是仅作为补充原则。

通常是在啮齿类动物试验中评估致癌性风险，包括周期为 2 年的试验或采用替代模型进行的短周期试验[2]。通过 ICH 程序，企业和监管者接受了遗传毒性核心组合试验方案。这些试验是用于确定化合物的遗传毒性，包括：

---

[1] ICH 指导原则 M3 支持药品人体临床试验实施的非临床安全性研究（M3 Nonclinical Safety Studies for the Conduct of Human Clinical Trials for Pharmaceuticals），ICH 指导原则 S2A 受法规管辖的药物基因毒性检验的特定方面（S2A Specific Aspects of Regulatory Genotoxicity Tests for Pharmaceuticals）以及 ICH 指导原则 S2B 遗传毒性：药物遗传毒性标准试验组合（S2B Genotoxicity: A Standard Battery for Genotoxicity Testing of Pharmaceuticals, http://www.fda.gov/cder/guidance/index.htm）。
[2] ICH 指导原则 S1B 药物致癌性试验（S1B Testing for Carcinogenicity of Pharmaceuticals, http://www.fda.gov/cder/guidance/index.htm）。

● 一项细菌基因突变试验；

● 一项采用哺乳动物细胞进行的体外染色体损伤评估试验，或体外小鼠淋巴瘤 tk+/– 试验；

● 一项采用啮齿类动物造血细胞进行的体内染色体损伤试验。

以下讨论是根据当前的指导原则文件进行的。[1] 建议在进行 I 期临床试验前完成体外遗传毒性试验。

三、遗传毒性试验结果的综合分析

当遗传毒性结果为阳性结果时，对继续进行临床试验是否安全，FDA 会考虑所有的安全性资料。这些考虑包括对所有遗传毒性资料的全面彻底的评价和拟进行的临床试验的性质。如果这些遗传毒性试验的结果提示无潜在的遗传毒性，临床研究一般可在健康受试者和临床拟用适应证的患者中进行。

遗传毒性试验出现阳性结果、但不直接与 DNA 发生作用的药物，可能不总是带来明显的体内给药的风险。在这种情况下，建议提供有关遗传毒性机制以及这种机制与预期体内暴露的相关性的证据。另外，排除直接与 DNA 作用的机制也是适合的（如证明药物不产生烷化或 DNA 链断裂）。

已知直接损伤 DNA 的药物可能会允许用于极其虚弱

---

[1] 我们实时更新指导原则。为确保您获得最新版本的指导原则，请访问 CDER 网站 http://www.fda.gov/cder/guidance/index.htm。

（debilitating）或患有危及生命疾病的患者，如癌症，但不应在健康受试者中使用。[1]

如果 ICH 推荐的标准三项试验组合中任何一项结果为阳性，建议完成 ICH 试验组合中的第四项试验。若结果模棱两可时需重复试验以确保结果的可重现性。如果一项或多项试验结果为阳性，申报者应考虑以下选择中一项或更多项。

（一）证据权衡法（Weight-of-evidence approach）

在某些情况下，对所有现有资料进行评估后，证据权衡提示无遗传毒性危害。例如，在体外细胞遗传学试验的一种暴露方案下出现了阳性反应，这个阳性结果仅在高剂量时出现，而发生率升高的程度在所用溶剂和细胞系的历史对照数据范围内或刚刚超出该范围。证据权衡法可能提示，虽然染色体异常频率的轻微升高有统计学意义，但无生物学相关性。有帮助的考虑因素包括①在出现阳性反应的剂量时，细胞毒性的水平；②相同试验或补充试验的确证性数据。例如，在无代谢活化下短期暴露时出现阳性结果，但在相当细胞毒性水平的长期暴露中未得到确证，这时阳性反应可能不具有生物学意义。相似地，在体外染色体异常试验得到阳性结果，而在相当暴露方案下小鼠淋巴瘤试验中未得到确证，也会对该阳性结果的意义产生疑问。如果证据权衡法提示无遗传毒性风险，可进行重复给药的临床试验，该阳性结果应写入研究者手册和知情同意书。

---

[1] ICH 指导原则 S2A 受法规管辖的药物基因毒性检验的特定方面（S2A Specific Aspects of Regulatory Genotoxicity Tests for Pharmaceuticals, http://www.fda.gov/cder/guidance/index.htm）。

（二）作用机制

有些情况下作用机制的相关信息可以满意地解释阳性结果出现的原因。例如资料显示，高渗透压或较低的 pH 值可导致体外染色体断裂反应。在这种非生理性暴露条件下出现的阳性反应与人体风险无相关性。此外，某些遗传毒性反应被认为具有风险产生阈值。有些药物通过非直接机制产生影响，例如干扰核苷及其前体的代谢、损伤纺锤体蛋白、抑制 DNA 合成或抑制拓扑异构酶，这些药物的遗传毒性反应可能具有阈值。在这种情况下，建议提供阈值存在的证据，而该阈值在拟进行的临床暴露过程中可能达不到，或者机制存在的证据在体内预期是无效的。如果阳性反应能被作用机制（MOA）合理解释时，可能会允许在正常志愿者或患者上进行临床试验而不需要额外试验。

（三）额外的支持性试验

有些情况下，体外试验的结果显示出了可重复性的阳性剂量反应关系。骨髓细胞遗传学试验的结果经常为阴性，即使是体外遗传毒理学试验结果为阳性的药物。这种差异可能来源于培养细胞和整体动物间的多种差异：体外和体内不同的代谢途径、整体动物的代谢灭活作用、原型化合物或活性代谢产物不能到达靶细胞；或者很简单，仅仅是因为体内血浆药物浓度不能达到在体外试验中产生阳性反应的药物浓度。

对于确证体外试验的阳性结果，附加的体内试验可能很有用。例如，小鼠重复给药毒性试验中进行外周血涂片，可以用来评估诱导微核的作用；大鼠或猴重复给药毒性试验进行外周血淋巴细胞培养，可用于评估细胞分裂中期的染色体损伤。在潜在的靶组织中应评估 DNA 损伤（如通过彗星或碱基洗脱试验来评估 DNA 加合物或 DNA 链断裂），或用转基因大鼠或小鼠来评估在可能的靶组织中的诱变性。[1]

当体外遗传毒性试验结果为阳性时，叙利亚仓鼠胚胎细胞（syrian hamster embryo，SHE）转化试验可用作附加试验。文献资料显示，通常化学物质的 SHE 试验与啮齿类动物致癌性试验结果具有良好的相关性（Isfort 等人，1996）。国际生命科学会（International Life Sciences Institute，ILSI）对人用药物进行确证性研究，虽然在较小范围进行，但结果提示 SHE 试验对人体致癌性风险的预测能力较差（Mauthe 等人，2001）。对于人用药物，ILSI 研究发现 SHE 对于检测人体致癌性具有高敏感性（83%）；但是，对于假定的人体非致癌剂（putative human noncarcinogens）预测的特异性较低（15%），这导致总体一致性仅为 37%。虽然，转化试验检测的终点与所担忧的健康影响（癌症）更为接近，可能在进行证据权衡判断时有用，他们也有其固有的局限性。在两年啮齿类致癌性试验中表现出阳性结果的很多药物，是通过扩大的药理学作用、免疫抑制或激素失衡出现的。体外试验如何能反映出这些机制尚不明确。

在最近几年中，已经有一些转基因小鼠可以在短期致癌性试验中应用。研究显示 p53 单一缺陷小鼠在致突变性致癌剂的鉴定方面有用（MacDonald 等人，2004）。当 p53 致癌性试验结果阴性时，可认为一种遗传毒性药物不会通过 p53 介导的机制对人体产生致癌性危害。

---

[1] ICH 指导原则 S2B 遗传毒性：药物遗传毒性标准试验组合（S2B Genotoxicity: A Standard Battery for Genotoxicity Testing of Pharmaceuticals, http://www.fda.gov/cder/guidance/index.htm）。

一个药物的一项 ICH 指定的试验结果为阳性时，支持性试验有助于证据权衡，以判断是否可为参加临床试验的受试者带来产生遗传损伤的风险。确定是否需进行潜在致瘤性早期评价，可能是必要的，这将基于在具体情况具体分析基础上。影响这个决定的因素包括目标人群、适应证、暴露时间及同系的其他药物或相同用途的其他药物的安全特性。

参考文献

[1] ICH guidance for industry S1A The Need for Long-Term Rodent Carcinogenicity Studies of Pharmaceuticals.（http://www.fda.gov/cder/guidance/index.htm）

[2] Isfort, RJ, GA Kerckaert, and RA LeBoeuf, 1996. Comparison of the Standard and Reduced pH Syrian Hamster Embryo（SHE）Cell Transformation Assays in Predicting the Carcinogenic Potential of Chemicals. Mutat. Res. 356:11-63.

[3] MacDonald, J, JE French, RJ Gerson, J Goodman, T Inoue et al., 2004. The Utility of Transgenic Mouse Assays for Identifying Human Carcinogens — A Basic Understanding and Path Forward, Toxicol. Sci. 77（2）: 188-194.

[4] Mauthe, RJ, DP Gibson, RT Bunch, and L Custer, 2001. The Syrian Hamster Embryo（SHE）Cell Transformation Assay: Review of Methods and Results. Toxicologic Pathology 29（Supplement）: 138-146.

第十八章 | 临床试验之前进行的药物毒性评估指导原则

一、前言

本指导原则讨论了对于用于非危及生命疾病的抗病毒药品的非临床毒性研究，本指导原则还适用于抗病毒药物产品部（DAVDP）审评责任下的其他类别开发中的非危及生命的疾病药物。作为DAVDP 在用于 AIDS 药物 IND 项目前准备的类似文档，AIDS 药物仅用于 AIDS 药物的临床前研究和开发，本文档独立于该类药物的专门文档。

本指导原则旨在帮助指导药物开发者对新药物的研究和开发，特别针对其非临床毒性。本"参考指导原则"包括所包含的概念，药品开发者在计划非临床开阿发新药时应牢记在心。本指导原则适用于 IND 下的药物研究以及 21CFR 200 至 500 规定的 NDA。根据 21CFR 314.430，所有由 IND 即 NDA 支持提供给 FDA 的数据应保密。

所有下文给出的建议不倾向于包含在与新药物临床开发前相关的

许多事物中，特别是与药物毒性相关的内容。每种新药物的开发都要求其图形研究设计体现药物用于人体的毒性特点。这可能要求对"标准"毒性实验方案进行修改，以便处理与药品或者药品用于人体方法相关的新特点。因此，本指导原则旨在加强毒性研究设计实施中的科学判断，并不阻止药品开发者采取额外的必要研究。目的在于实施设计良好的、与药品用于人体具体方法相关的、产生最多有用信息的毒性研究。

另外，本指导原则中的建议可作为一种科学的、有效的监管信息产品出版。与药物研发或监管政策的变化相关的生物医药学科的任何一点进步，未来该指导原则都可能会被修改。建议药物开发者咨询 DAVDP 以保证本参考指导原则为现有最新版本。

二、术语

1.非临床毒性研究包括所有的体外以及体内实验室研究，帮助认识药物毒性特点。这些研究通常于药物临床应用之前进行，持续整个药物临床开发。因此，非临床毒性研究应该分为两组进行。

（1）在 I 期临床研究开始之前：临床前研究。

（2）临床研究开始之后：I 期后研究。

在本文中，"临床前"旨在只指定在 I 期试验中先于药物的首次临床应用阶段的研究。

2.急性毒性研究指单剂量毒性研究，不是典型的"LD_{50}"研究

（50% 动物中致死剂量）。LD_{50} 研究不做要求，通常 DAVDP 或者 FAD[联邦文件档（Federal Register）VOL. 53. No, 196] 也不会推荐。从对动物单次给药的结果中得知，单剂量急性毒性研究应反映毒性范围，而不仅仅是致命性。典型情况是，动物在 24 小时内单剂量给药后观察 14 天，监测其临床症状、临床病理学、大体病理和有限的病理组织学。

3. 重复给药毒性研究：亚急性或者亚慢性毒性研究，以及慢性或者长期毒性研究都是重复给药毒性研究。在重复给药毒理学中"亚急性""亚慢性"和"慢性"的定义模糊，不同类型的研究及其给药同期的精确长度常常引起混淆（例子参考 4 周、3 个月、6 个月或者 12 个月毒性研究）。

4. 非危及生命的疾病通常与过早死亡无关。然而，有些极少致命的疾病，可能产生严重或者永久致残效果，在治疗严重或者致命疾病时，应开发适合的药物（联邦公布，VOL. 53. No, 204）。如动物毒性研究中所示，在疾病预期有害的自然进程中，首次用于人体的新药所产生的风险 / 获益平衡了药物可能的毒性。因此，动物毒性研究越完整详细，越能获得更多信息，从而可以判断药物的毒性是否比不危及生命本身更严重。

三、非临床毒性

（一）一般信息

在 I 期临床试验中，新药用于人体之前，新药毒性必须在临床前毒性研究中有充分的表述。在获得可用的人体临床数据之前，临床前毒性研究通常用于设计多学科研究以及开发程序的安全评估的唯一数据来源，以便在用于人体之前提供关于药品药理学、毒

理学和药代动力学方面更宽泛的观点。这些信息对于决定人体用
药潜在风险以及好处的评估必不可少。

在 1966 年 1 月的 FDA 文件——人体用药安全评估现行观点
（Current Views on Safety Evaluation of Drugs for Human Use）中可以
找到 FDA 非临床毒性研究指导原则的一般背景参考。在 FDA 出
版的申请非临床药理学 / 毒理学格式和内容指导原则（Guideline
for the Format and Content of the Nonclinical Pharmacology/Toxicology
Section of an Application）中描述了申请非临床毒理学以及药理学
数据的格式。这些参考文献可以帮助药物开发者根据历史事实了
解 FDA 对新药预期的毒性研究的基本类型。然而，本指导原则中
反映的只是上述两种参考的延伸和升级，药物开发者应该使用本
指导原则以及 DAVDP 审评者的直接指导原则，作为开发 DAVDP
审评药物的特别指导原则。

所有支持 IND 以及 NDA 的非临床毒性研究都应根据 GLP（21CFR
58）进行，并根据当前 GMP（21CFR 210 、211）进行药物物质准
备。用于非临床研究的药物最好与用于人体的药物形式（药品的
最终制剂处方）相同，尤其当最终药物制剂处方成为决定药物毒
性的主要因素时。

（二）药代动力学

作为药物临床前开发的一部分，药物的吸收、分布、代谢和排
泄（ADME）应被充分研究。通常申报者应针对药物及其主要代
谢物对全身以及组织的定量研究开发分析方法。药物的 ADME 研
究应该是该药物动物毒性研究设计和阐释的主要部分，研究还包
括测试物种的选择、给药途径、剂量范围以及给药方案、组织病
理学以及临床病理学测量，还有研究设计中需要的额外观察。如

下所述，当调查员计划使用一种不建议人体使用的给药途径时，ADME 数据对于判断动物毒性研究的给药途径是否合理十分重要。

对于局部用药而言，药品的全身吸收应在能代表局部用药药物临床使用的动物模型上确定。

（三）单剂量急性毒性研究

为了支持新药在人体的首次使用，应至少在三种动物物种中确定药物的单剂量急性毒性，三种动物中至少有一种是啮齿类动物。急性毒性研究旨在提供单次给药时产生的毒性信息。如上所述，这些不是经典的 LD_{50} 或者急性致命测试。

如果静脉给药不是预期给药途径，除了静脉给药，药物给药途径应与人体给药途径相同。

（四）重复给药毒性研究

为了支持长达一个月的重复给药临床研究，在评估新药毒性时，应进行至少四周的重复给药试验。至少测试两种动物种属，其中至少一种为啮齿类。这些研究中的剂量范围应保证能判断出最高非毒性剂量以及关于药物毒性的定量定性特点。通常最少应采用三种剂量，最高剂量产生过量毒性，最低剂量不产生毒性。中间剂量应方便计算药物毒性的剂量 - 反应关系。

用于重复给药动物毒性研究的给药途径应与人体给药途径相同。如果无法复制，则应采取 DAVDP 提议的替代方法。如上所述，支持从替代的给药途径中获得的被测物种的 ADME 数据足够用于研究药物的毒性。

另一需重点考虑的内容就是给药方案。如果希望是人体每天多次剂量给药，那么可以考虑动物毒性研究中的剂量方案。在毒性研究设计中应主要考虑药物毒性的给药方案依赖，因为在重复给药期间，定性和定量的药物毒性会随着给药方案的不同发生重大改变。如果动物模型中单次给药不足以表述药物毒性的特征，则要进行每天多次剂量给药，否则就达不到临床用药时对药物潜在毒性的充分表述。另外，针对特殊毒性的药物给药方案的精准描述更便利了起始剂量和适用于临床试验的给药方案的选择。

为了支持超过一个月的人体重复给药研究，申报者应该在至少两种动物种属中进行至少三个月的重复给药动物毒性研究，其中应至少包含一种啮齿类动物。对上述四周重复给药的毒性研究的总体考虑事宜同样适用于三个月重复给药的毒性研究。

对于局部用药而言，药物产生皮肤刺激和过敏可能的毒性研究也应进行；另外，因为局部用药可能会进入眼睛，还应进行眼刺激性研究。皮肤毒性研究的整体设计应反映药物用于人体时的情况。

（五）免疫毒理学

药效评估是临床前药物的必备因素。为了评估一种药物的免疫毒理学,可以使用国家毒理学计划（NTP）开发的分层方法 [Luster 等 , 基础和应用毒理学（fundamental and applied toxicology）10：2-19,1988]。为了评估免疫毒理 NTP 分层方法采用了一套试验，其中第一层试验为初步筛选，检测出哺乳免疫系统重要成分的功能以及病理学影响。对于大多数新药而言，在 I 期研究之前，一般只需要进行第一层研究。

（六）遗传毒理学

药物遗传毒性应通过一系列的遗传毒性测试进行评估。因为遗传毒理学领域的发展，药物开发者须联系 DAVDP 审评者获取某种具体药品遗传毒性研究相关的具体指导原则，以便应用现行的科学知识。然而，通常单次测试都不足以描述新药的潜在遗传毒性或者致癌性。应对药物进行一系列的短期试验，该试验可能与基因损伤产生的多种原理相关。

（七）一般药理学

应评估药物的一般药理学或者生理活性。本评估可以通过筛选药理学或者生理学反应主要类型的体外和体内试验建立，这些反应可以生产药物副作用，比如会影响中枢神经系统、植物性神经系统和心血管系统。因为一般药理学研究测出的药物副作用在其他毒性研究中可能检测不到，所以需要完成药物潜在毒性的整体概况并补全上述动物研究。

四、人体临床数据

某些实例中会存在人体用药前数据。无论何时只要可能，应将这些数据包含在 IND 或 NDA 中提交给 FDA 审评。根据数据的科学质量以及与建议临床使用的相关性，DAVDP 可能以个案为基础修改其非临床毒理学要求。

第十九章│药物代谢产物安全性试验指导原则[1]

本指导原则代表美国食品药品管理局（FDA）对该主题目前的观点。它不会赋予任何人任何权利，也不会约束 FDA 或公众。如果有替代方法能够满足法令法规的要求，您可以采用该替代方法。如果您想要讨论该替代方法，请联系 FDA 负责执行本指导原则的工作人员。如果您不能确认合适的 FDA 工作人员，请拨打原文标题页所列号码。

一、前言

对于那些需要进行非临床毒性评估的药物代谢产物，本指导原则在何时以及如何进行鉴别和表征药物代谢产物为企业提供建议。药物代谢产物的安全性可能需要在非临床研究阶段进行评估，因为这些代谢产物可能仅在人体内出现，或者在人体中的含量远高

---

[1] 本指导原则由 FDA 的药品审评与研究中心（CDER）药理学与毒理学协调委员会（Pharmacology and Toxicology Coordinating Committee, PTCC）的药代动力学小组起草。

于任何一种标准非临床毒理试验中采用的动物种属中的浓度。[1]

本指导原则适用于小分子非生物药。本指导原则不适用于某些抗癌药物，这些药物需考虑风险／获益评估。美国食品药品管理局正在制定更多具体的关于抗癌药代谢产物安全性试验的指导原则。

包括本指导原则在内的 FDA 所有指导原则文件均不具有法律强制性。相反，指导原则代表 FDA 当前对该主题的认识，可被认为仅仅是一种建议，除非要求引用特定的法律或法规要求。应该（Should）一词在 FDA 指导原则中的意思应被理解为建议或推荐，而不是强制要求。

二、背景

药物安全性非临床评估通常是由标准动物毒理学试验组成，[2]包括药物暴露量评估，主要是原型药血浆浓度。一般来说，非临床研究中药物血浆浓度和系统暴露量与在人体中的暴露量进行比较来评估非临床试验结果提示的潜在风险并指导临床试验监控。当人体中的代谢情况与非临床试验中至少一种动物种属的相似，说明这个试验模式通常是充分的，不同种属的代谢特征在质和量上均会随着不同种属发生改变。有些情况，在非临床安全性研究中，临床相关代谢物没有被鉴定或充分评估。如果代谢产物仅仅在人

---

[1] 参见术语解释中有关非比例的高水平代谢产物（disproportionate drug metabolite）的定义。

[2] 参见 ICH 企业指导原则 S6 生物技术药物的临床前安全性评价和 S7A 人用药物安全药理学研究指导原则（http://www.ich.orgicache/compo/276-254-1.html）。

体中代谢产生，而在测试的其他种属中不存在，或者如果代谢产物在人体中的含量比采用原型药进行标准毒理试验的动物种属中的含量有较大提高，那么这种情况就有可能发生。

在跨种属安全性评价中分别评价代谢物不是标准的操作规程，代谢产物对于原型药总体毒性研究的作用经常是未知。缺乏药物毒理试验代谢产物作用的评价在一定程度上是因为检测和表征原型药代谢生成的代谢产物的分析方法不够灵敏。过去十年随着科技的进步对代谢产物进行检测鉴定，表征的方法得到了极大的改善，让我们对药物安全评价中代谢物所起到的作用有了更好的了解。

药物进入人体后通过 I 相和 II 相代谢途径进行生物转化。根据所涉及的化学反应的性质，I 相代谢反应生成的代谢物更有可能具有化学反应性和药理学活性，因此更需要进行安全性评估。活性代谢产物能够与治疗靶点受体或其他受体结合，与其他靶点相互作用（例如酶、蛋白质），造成无法预测的效应。当一个代谢产物只在人体中产生，动物体内没有时，那么这就是一相当严重的问题，但是这种情况很少见。大多数情况是代谢物在人体中的含量远远大于采用原型药进行安全性试验的动物种属中的含量。这种差别是因为人和动物代谢特征中质和量的差异。在采用原型药进行毒理学试验的过程中，如果至少一种试验动物中的代谢产物有足够的暴露量，（等于或大于人体中的暴露量）那么就可以认为代谢产物对整体毒理学评价的作用已得到评估。[1]

由于形成的化学反应性中间体的代谢产物的半衰期太短，很难被

---

[1] 参见附件 A：决策流程图。该流程图描述了测定药物代谢产物可能需要进行的试验。

检测，但是它们能够形成可检测的稳定的产物（例如谷胱甘肽结合物），因此不需要进一步的评估。二相结合反应一般会形成水溶性更好的、无药理活性的代谢产物，因此不需要进一步的评估。然而如果共轭形成毒性的化合物如乙酰葡萄糖醛酸，需要另外进行安全性评价。[1]

即使证实代谢产物靶受体不具有药理活性，也不能保证它是无毒的，因此依旧需要进行非临床毒理学研究。[2]

三、代谢产物安全性试验的一般概念

鼓励在药物开发阶段尽早发现非临床安全性评价中的动物与人代谢差异。[3] 在药物开发后期发现高浓度代谢产物，很有可能造成药物的开发和上市的推迟。

一般来说，仅仅在人血浆中出现的代谢产物或者在人体中浓度远远高于试验动物的代谢产物应考虑展开安全性评价。人体中的代谢产物超过稳态时原型药系统暴露量的 10%，就会产生安全方面的担心。[4] 代谢选择高于水平 10% 来表征代谢物与 FDA 及环境保

---

[1] Faed, EM, 1984, Properties of Acyl Glucuronides. Implications for Studies of the Pharmacokinetics and Metabolism of Acidic Drugs, Drug Metab Rev, 15, 1213-1249。

[2] 参见附录 B：药物代谢产物案例。

[3] Baillie, TA, MN Cayen, H Fouda, RJ Gerson, JD Green et al., 2002, Drug Metabolites in Safety Testing, Toxicol Appl Pharmacol, 182, 188-196. Hastings, KL, J El-Hage, A Jacobs, J Leighton, D Morse, R Osterberg, 2003, Drug Metabolites in Safety Testing, Toxicol Appl Pharmacol, 190（1），91-92。

[4] 应该为稳态时的暴露量，除非有其他合理的检测暴露量的不同方法。人体与动物暴露量的比较，通常基于曲线下面积，但是有些情况下采用 C_{max} 可能更合理。

护机构指导原则要求一致。[1]

（一）代谢物安全性评估的一般方法

代谢产物只在动物体内出现，而不在人体内出现，意味着在该动物种属中发现的由于该代谢产物带来的毒性可能与人无关。相反，药物的代谢产物在临床开发阶段被发现，并且不在试验动物体内出现或者在动物体内的含量远低于人体，则血药在动物体内开展进一步的研究以确定代谢产物潜在的毒性。在这种情况下，可以考虑以下两种方法评估药物代谢产物。①第一种方法是确定常规毒理试验中使用的动物种属，该种属能够形成暴露水平足够多的代谢产物（大于或等于人体中的暴露量），然后研究在该种属中的药物毒性。②第二种方法，如果不能确定产生代谢产物的相关动物种属，则可将该代谢产物合成，然后直接给予动物进行进一步的安全评估。用这种方法，就需要开发能够鉴定和测量非临床毒理学研究中代谢产物的分析方法。

合成一个特定的代谢产物和直接给予代谢产物有其固有的复杂性是公认的。直接将代谢产物给予动物可能会导致接下来的代谢不能真正反映临床状态，而且可能会使毒理学评估复杂化。此外，以代谢产物给药可能会产生以原型药给药时未发现的新的和不同

---

[1] U.S. Environmental Protection Agency, 1998, Health Effects Test Guidelines, OPPTS 870.7485, Metabolism and Pharmacokinetics. （http://www.epa.gov/epahome/research.htm）
U.S. Food and Drug Administration, 2002, Guideline for Metabolism Studies and for Selection of Residues for Toxicological Testing, U.S. Food and Drug Administration,
Center for Veterinary Medicine. （http://www.fda.govicvm/Guidance/guideline3pt 1 .html）

的毒性。尽管可能发生这些复杂的情况，还是认为鉴定和评估代谢产物的潜在毒性对于确保临床安全还是至关重要的，决定是否直接进行代谢物安全试验应基于对原型药的试验数据和代谢产物信息的综合评估。附件 B 提供药物代谢产物在人体中的水平远远高于非临床研究采用的试验动物的水平的 3 个案例，以及如何进行安全性评估。在案例 1 中，不需要检测药物代谢产物，因为原型药非临床毒理学研究中已经对代谢产物进行了充分的表征。然而，在案例 2 和 3 中，药物代谢产物必须采用代谢产物直接给药的方式进行非临床毒理学研究。在案例 3 中，药物代谢产物在治疗靶受体不具有药理学活性，但是发现了在原型分子未观察到的特有毒性。

（二）代谢产物鉴定

不能通过检测原型药物的浓度推荐代谢产物的浓度。在药物开发过程中，应该确定药物的代谢情况。在开发的不同阶段使用体内体外方法完成代谢情况的确定。体外研究可以采用动物和人肝微粒体、肝切片或者肝细胞，一般应该在临床试验开始之前进行。非临床测试种属体内代谢研究一般应该在药物开发的早期进行，其结果将会证实体外的试验结果，或者揭示不同种属代谢质和量的差别。后者可能会引起安全方面的担忧。人体内代谢研究通常在药物开发的后期展开，但是我们强烈建议尽早展开人体内代谢评估。

非临床试验中，对动物水平远低于人体代谢产物的暴露充分性应该具体问题具体分析。通常，通过测定稳态时原型药在血清或者血浆中的浓度评价系统暴露情况。然而，由于某些原因无法实现在测试种属的血浆中进行检测时，可通过测定其他生物基质，如

尿、粪或胆汁，来验证暴露是否充分。[1]鼓励在药物早期开发阶
段与 FDA 联系讨论这类问题。

（三）非临床试验设计的一般考虑
当设计一个高水平代谢产物非临床试验时，应考虑以下重要因素：

● 原型分子和代谢产物的相似性；

● 药理学或化学分类；

● 溶解性；

● 胃液 pH 值下稳定性；

● Ⅰ 及 Ⅱ 相代谢物；

● 人和动物体内检测到的含量。

其他因素如药物适应证和患者人群应该纳入考虑中 [例如对于严
重适应证的非临床研究可以简化，如肌萎缩侧索硬化症（ALS）]。
在进行代谢产物非临床试验设计时，计划服药的时间（短期、中期、

---

[1] 参见 ICH 企业指导原则 S3A 毒代动力学指导原则注释：毒性研究中全
身暴露量的评价（http://www.ich.orgicache/compo/276-254-1.html）。
虽然具有毒理学担忧的药物代谢产物通常是一种大于母体药物系统暴露
量 10% 的血浆循环代谢物，但其他代谢产物也可能产生安全性问
题。例如，相对于可生物利用的剂量，一种代谢产物高于尿液排泄量的
10%，或当人体主要代谢途径为胆汁排泄时人体粪便中的代谢产物量，
可能会分别提示有潜在的肾脏或胆管的局部毒性。上述情况下的进一步
研究需要与审评部门根据具体情况进行讨论。

长期）和治疗剂量下暴露水平也应该被纳入考虑。

四、代谢产物安全性评价的推荐试验

安全性评估代谢产物非临床研究应符合药品非临床研究质量管理规范（21CFR 58）。高比例化合物进行安全性评价需要进行下列试验。

（一）一般毒理学研究

需要评估高比例化合物潜在的毒性来比较代谢产物和原型药的差别。代谢产物直接给药的一般毒理学研究的持续时间应符合 ICH 指导原则 M3（R1）药物分析临床试验需要的非临床安全性试验（Nonclinical Safety Studies for the Conduct of Human Clinical Trials for Pharmaceuticals）的建议。[1] 代谢产物的毒理学研究的暴露水平应该数倍于人体暴露水平，至少与人体暴露水平相同。推荐给药途径与原型药临床给药途径相同。然而，如果有充分的理由证明其他给药途径能够使高水平代谢物达到充分的暴露，也可以使用其他给药途径。如果临床给药途径是口服给药，证明代谢物在胃液环境中的稳定性是非常重要的。在这类数据中搜集毒代动力学数据是至关重要的，以确保充分的暴露。

（二）遗传毒性研究

通过检测点突变的体外分析和检测染色体畸变的其他分析实验来评估代谢产物的潜在的遗传毒性。这类分析试验应符合 ICH 指导原则 S2A 药物审评遗传毒性的特殊指导原则和 S2B 遗传毒性：药物遗传毒性实验标准组合（S2A Guidance on Specific

---

[1] See http://www.ich.org/cache/compo/276-254-1.html。

Aspects of Regulatory Genotoxicity Tests for Pharmaceuticals and S2B Genotoxicity: A Standard Battery for Genotoxicity Testing of Pharmaceuticals）中的建议。[1] 如果其中一项或者两项试验均得到可疑的或者阳性结果，那么有必要进行完整的遗传毒理学标准组合试验。

（三）胚胎 – 胎儿发育毒性研究

当一个药物的服药人群中包含有生育可能性的女性，应该展开代谢产物的胚胎 – 胎儿发育毒理学研究。根据一般毒性和胚胎 – 胎儿发育研究的结果，应根据具体的情况进行其他生殖毒性研究。

生殖毒性研究应该依照 ICH 指导原则 S5（R2）药品生殖毒性和雄性生育力毒性检测（Detection of Toxicity to Reproduction for Medicinal Products and Toxicity to Male Fertility）进行。[2] 有时候胚胎 – 胎儿发育毒性研究仅在一种可以生成代谢产物的种属中进行即可。

（四）致癌性研究

药物连续用药至少 6 个月，或需间歇用药用于治疗慢性或周期性复发疾病，如果在母体药物的致癌性试验中不能对代谢产物的致癌性进行充分评估，则应该进行代谢产物的致癌性试验。应展开单一致癌性研究或一项替代生物分析，该研究应该依照 ICH 指导原则 S1A 药物致癌性试验必要性的指导原则和 S1C（R1）药物致癌性试验的剂量选择和剂量限度（Need for Carcinogenicity Studies of Pharmaceuticals, S1B Testing for Carcinogenicity of Pharmaceuticals,

---

[1] See http://www.ich.org/cache/compo/276-254-1.html。

and S1C（R1）Dose Selection for Carcinogenicity Studies of Pharmaceuticals and Limit Dose）。[1]

五、安全性评估的时间

高比例代谢物的早期鉴定能够帮助判断非临床动物实验，有助于解释和规划临床试验，防止造成药物开发进程的推迟。如果需要展开代谢物毒理学研究，在大规模临床试验开始前应该完成该项研究并且将研究报告提交给FDA。如果要优化和加快出癌症意外的严重危害生命药物的开发（例如ALS、中风、HIV），对那些具有显著治疗优势的药物和缺乏已批准的有效治疗方法的疾病的药物，代谢产物非临床研究的数量和类型可根据具体情况做调整。申报者应该与相关审评部门联系讨论上述这些情况。

术语解释

高水平代谢产物：仅在人体中存在或者在人血浆中的含量比非临床研究使用动物的含量高的代谢产物。通常，以稳态药时曲线下面积（AUC）评价暴露水平，如果这些代谢产物在血浆中暴露高于原型药系统暴露量的10%，对这类代谢产物应给予关注。

代谢产物：原形药经过Ⅰ相和（或）Ⅱ相代谢途径生成的化合物。

药理学活性代谢产物：在靶受体具有药理学活性的代谢产物。其活性大于、等于或小于原型药。

---

[1] See http://www.ich.org/cache/compo/276-254-1.html。

附录 A:

```
                        ┌─────────────────────┐
                        │     高水平代谢产物      │
                        └─────────────────────┘
                          │                  │
                          ▼                  ▼
              ┌──────────────────┐  ┌──────────────────┐
              │ ≤ 10% 原型药系     │  │ >10% 原型药系      │
              │ 统暴露量(AUC)     │  │ 统暴露量(AUC)     │
              └──────────────────┘  └──────────────────┘
                          │                  │
                          ▼                  ▼
              ┌──────────────────┐  ┌──────────────────┐
              │ 不需要进一步试      │  │ 是否在试验动        │
              │ 验评估代谢产物      │  │ 物体内产生         │
              └──────────────────┘  └──────────────────┘
                                        │          │
                        ┌──────┐        │          │
                        │  否   │◄───────┘          │
                        └──────┘                   ▼
                          │         ┌──────────┐ ┌──────────┐
                          │         │是,含量是多少│ │          │
                          │         └──────────┘ │          │
                          │            │         │          │
                          │            ▼         ▼
                          │   ┌──────────────┐ ┌──────────────┐
                          │   │ 在试验动物体内的│ │ 在试验动物体内的│
                          │   │ 暴露量与在人体内│ │ 暴露量与在人体内│
                          │   │ 的暴露量相差很大│ │ 的暴露量接近   │
                          │   └──────────────┘ └──────────────┘
                          ▼            ▼              ▼
                 ┌──────────────┐        ┌──────────────┐
                 │ 进行代谢产物非临│        │ 不需要进一步的试│
                 │ 床试验        │        │ 验鉴定代谢产物 │
                 └──────────────┘        └──────────────┘
```

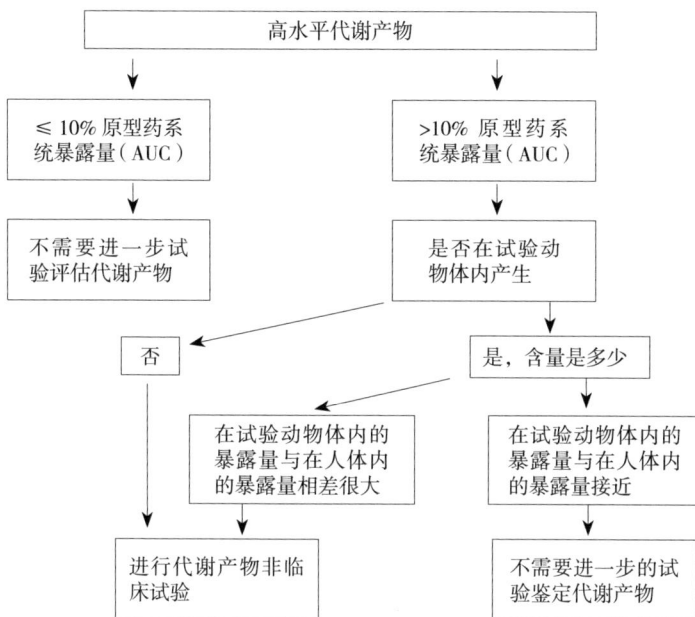

图 19-1 决策流程图

附录 B：代谢产物案例

案例 1

来自于一个初始物料平衡试验，代谢产物占大鼠血浆中总放射性浓度的 1%~2%，占狗血浆 5%，占人血浆 20%[这个代谢产物在尿和（或）粪中的放射性浓度非常少]，由于在人体中的暴露是动物体内暴露量的 20 倍，推荐开展非临床安全性试验。然而，原型药一般毒理学研究得到的数据提示，最大测试剂量给药是使代谢产物的暴露量能够至少与最大推荐人用剂量（MRHD）下治疗暴露量相当。原型药体内遗传毒性试验、胚胎 – 胎儿发育毒性试验和致癌性试验测得的血浆中代谢产物的浓度使代谢产物充分的暴露以及被表征。因此，不需要额外的代谢产物试验。

案例 2

在人、猴子、大鼠、狗、兔子和小鼠肝微粒体和肝细胞中，两个主要的羟基化代谢产 M1 和 M2，经过进一步的氧化形成二级代谢产物 M3 和 M4。该代谢特征在后来的体内试验中得到证实，结果显示：

M1 和 M4 是人，猴子和狗微粒体中的主要代谢产物，而 M2 和 M3 是大鼠，小鼠和兔子微粒体中的代谢产物。

M4 在人体中的含量比原型药高 4 倍，但是 M4 在啮齿类动物体内的水平非常低，在猴子体内的含量仅为原型药暴露量的三分之一。

表 19-1　最大给药剂量下 $AUC_{0 \sim 24h}$

	人（MRHD）	猴子	大鼠
原型药	1800	15 000	12 500
M4	7700	5000	135

● 猴子体内发现严重的药物相关和新的靶器官毒性，而在大鼠体
内没有发现。

● M4 在靶受体不具有药理学活性。

以下是 M4 的附加试验：

● 重复给药试验：三个月大鼠试验，

● 大鼠胚胎 – 胎儿发育研究，

● 体外遗传毒性试验：点突变和染色体畸变试验，M4 显阳性，
原形药显阴性。

● 由于基因毒性的阳性结果，建议开展 M4 的致癌性研究。

案例 3

M2 是 I 相氧化代谢产物，在人体中的暴露量为原型药的 50%，
在小鼠体内占 10%，狗体内占 15%，仅有大鼠体内微量。这些种
属的体外代谢研究结果支持体内试验中的发现。根据构效关系推
测，与原型分子相比，代谢产物预计不会产生任何不同或者严重
的毒性。在任何安全性评价测试动物种属中，原型药都不会产生
显著的毒性，或者可确定的靶器官毒性。因为已确定在人体内高
水平代谢物的存在，需要进一步的展开安全性试验。狗的短期耐
受性试验中，在所有剂量组中的所有狗体内，M2 都产生了不希
望和严重的致癌性。M2 在治疗靶受体中不具有药理活性。

第二十章 | 药物单次给药急性毒性试验指导原则 [1]

一、前言

拟用于人体的药物通常需要在动物体内进行急性毒性试验。这些试验获得的信息有助于重复给药试验的剂量选择，初步确定毒性靶器官，偶尔还能揭示延迟毒性。急性毒性试验也可能有助于 I

---

[1] 本指导原则最初作为一篇题为"美国 FDA 提出关于新药申请实施国际协调会议（ICH）安全工作组一致意见的实施建议（U.S. FDA's Proposed Implementation of International Conference on Harmonisation（ICH）Safety Working Group Consensus Regarding new Drug Applications）"的执行文件的一部分进行发表。该审评机构已根据收到的实施意见修订本指导原则。这种方法旨在促进药物开发的早期阶段，虽然在急性毒理研究上与 ICH 总体上一致，但它还不是 ICH 共识。本指导原则于 1996 年 8 月 26 日公布于联邦公报（Federal Register）（61FR 43934）。它不会赋予任何人任何权利，也不会约束 FDA 或公众。它仅代表审评机构对单剂量的药物毒性试验目前的观点。关于本指导原则的副本请与 CDER, FDA 药品信息处, HFD-210,（5600 Fishers Lane, Rockville, MD 20857 电话：301-827-4573），或 FDA CBER 制造商援助和联络部（HFM-42,1401 Rockville Pike, Rockville, MD 20852-1448）联系。发送一个已写好发信人姓名地址的不干胶标签，以协助办事处处理您的要求。本指导原则电子版也可使用万维网（WWW）通过互联网获得（连接到 CDER 主页 http://www.fda.gov/cder 的"法规指导原则"部分）。

期人体试验初始剂量的选择，并提供人体中急性过量给药的相关信息。

二、定义

急性毒性是一种药物在单次或 24 小时内多次给药后，产生的毒性反应。

三、试验程序

应给予动物受试化合物以确定不产生不良反应剂量和产生重大毒性（危及生命）的剂量。应考虑使用溶剂对照组。对于毒性较低的化合物，应给予最大可行剂量。

在动物的急性毒性试验中，通常采用两种给药途径：①临床拟用途径；②静脉给药，如果可行的话。当临床拟用途径为静脉给药时，动物试验中仅采用这一途径已足够。

试验应该在至少两个哺乳动物种属中展开，包含一种非啮齿类物种较为合理。急性毒性试验通常在啮齿类动物中进行，采用小组动物模式（例如 3~5 只啮齿类动物每种性别每剂量）。适合在非啮齿类种属进行的试验中，可以考虑使用更少的动物。提供非啮齿类物种急性作用信息的任何数据，包括用于重复给药毒性试验的初步剂量范围探索数据，都是可以接受的。

四、观察

动物给药后应观察 14 天。应记录所有死亡、临床症状、发病时间、持续时间和可逆毒性。所有动物均应进行总体尸检，包括那些濒临死亡处死的、死亡的和在第 14 天仍存活而处死的动物。

此外，如果动物急性毒性试验提供的主要安全数据用于支持人体单剂量的安全性 / 动力学试验（例如研究筛选多个类似物，以帮助选择一个先导化合物进行临床开发），则应该设计毒性试验，对剂量 – 反应关系和药代动力学进行评估。应在研究早期和终期监测临床病理学和组织病理学（即理想的情况下，最大作用和恢复）。

五、动物保护

研究设计应争取从最小数量动物中获取最大数量的信息。像以前一样使用大量的动物来计算致死参数（例如，LD <INF> 50）的做法是不推荐的 [联邦公报（Federal Register），1988 年 10 月 11 日，53 FR 39650]。

为避免引起动物身上的过度疼痛或组织损伤，对具有刺激性或腐蚀性的药物，其给药浓度不能使动物产生严重的局部毒副作用。

第二十一章 | 药物的啮齿类动物长期致癌性研究设计、分析和阐述的统计学方面指导原则[1]

本指导原则草案最终定稿时，仅代表美国食品药品管理局对该主题目前的观点。它不会赋予任何人任何权利，也不会约束FDA或公众。如果有替代方法能够满足法令法规的要求，您可以采用该替代方法。

一、前言

本文件旨在为申报者就动物致癌性试验设计、肿瘤数据统计学分析方法、研究结果分析、报告中数据与结果展示，以及肿瘤数据提交至 FDA 的统计评审者时提供指导。在第二部分提供 FDA 药品审评与研究中心（CDER）中致癌性研究统计评审操作的背景简述。在第三部分提供试验设计的有效性讨论。第四部分讨论统计分析方法。第五部分讨论结果应如何解释，第六部分讨论数据描述与提交。

---

[1] 本指导原则在美国食品药品管理局(FDA)的药品审评与研究中心(CDER)的审查管理办公室参与下，由生物统计学办公室起草。

二、背景

药物在人体中的暴露风险评估包括啮齿类动物试验中的致癌性评估。隶属于食品药品管理局（FDA）药品审评与研究中心（CDER）生物统计学办公室的生物计量学部门负责对申报者提交至 FDA 的药物的长期动物（啮齿）致癌性研究进行统计学评审。在利用一系列剂量递增的新药致癌性研究中，肿瘤发生率呈阳性趋势的统计学检验通常是最受关注的，但是根据本文件所讨论的，在某些情况下，配对比较会比上述趋势试验更有指导性。

在致癌性研究的统计学评审中，统计学家会评估申报者所采用的数据分析方法的合理性和设计的有效性。他们还利用电子版的原始研究数据进行额外的统计学分析。

下述建议是基于 FDA 对现有文献评估、外部专家咨询和内部研究提出的。

三、设计的有效性

致癌性研究的充分性受许多因素限定，其中包括动物的种属和品系、样本容量、剂量选择、动物分组方法、给药途径、动物饲养、笼饲、药物稳定性和研究持续期。统计学家尤其感兴趣的内容包括动物分配至治疗组的方法和笼饲旋转、样本容量确定，以及研究的持续时间。

尽管剂量选择通常不属于统计学问题，但却特别重要。针对研究遗传毒性机制设计的致癌性试验的前提是对少量动物进行长时间暴露和大剂量给药，这为降低人体用药剂量、减少暴露时间从而

降低风险提供了信息。因此，基本目标应是通过检测啮齿类动物
的最大耐受剂量来增加其暴露时间。

国际药品注册协调（ICH）会议指导原则中题为"S1C 药物致
癌性研究（S1C）剂量选择指导原则"[S1C Dose Selection for
Carcinogenicity Studies of Pharmaceuticals（S1C）] 是国际公认的致
癌性研究中剂量选择的指导原则，建议申报者多参照该文件。基
于毒性终点（Sontag, Page, Saffiotti, 1976；Chu, Cueto, 和 Ward
1981）、药代动力学终点（最大人体暴露量倍数）、药效动力学终
点和最大可行剂量，该指导原则保留了高剂量的方法选择。更深
入的说明，应当咨询相关医学审评部门。[1]

随机分配动物到不同治疗组，这就允许存在下述假设：实验员无
法控制的外源性变异导致了治疗有缺陷或不会被持续青睐（即使
可能的偏差最小化）。

然而，在组织的微观评估领域中也有偏差。目前，在致癌性研究
领域，来自于受试动物组织中的开放或非盲微观评估是兽医病理
学家获得组织病理学数据采用的常规方法。兽医病理学家不赞成
动物组织 / 器官切片的盲法读取，因为他们认为这会导致解释数
据时关键信息丢失，例如在不同组织间关联观察的能力。

此外，他们认为变量构成了定义试验控制的基线，进行盲法切片

---

[1] 申报者可寻求 CDER 并行的致癌性方案的建议，并应该参考其他可用
的指导原则（例如 ICH 指导原则 S1A、S1B、S1C、S1C（R））。此
外，题为致癌性研究方案申报的指导原则草案（Carcinogenicity Study
Protocol Submissions）于 2000 年 11 月公布。一旦定稿，指导原则将
代表监察机构对该主题的看法。

读取是不切实际的，因为各个动物有如此多的组织。分组、公开编号和结果记录导致的盲法读取是十分容易出现错误结果的（Iatropoulos，1988；Prasse 等人，1986）。然而另外一些人认为应使用盲法评估，可预防因病理学家对受试动物治疗组的了解而引入偏差（Temple，Fairweather，Glocklin，O'Neill，1988）。当然，盲法再读取在已处理或有争议的案件中普遍存在。

全程研究保持的动物数量是十分重要的统计考量因素。实验中必须保证足够数量的动物，以确保所检测的致癌性结果真实、合理。建议各剂量组和并行对照组中每种性别的动物的数量至少在50~60 个。若预计实验中期有部分动物死亡，则起始时期动物的数量应随预计实验中期动物的死亡数有所增加。应预先分配治疗组和中期死亡组动物的数量（Bannasch 等人，1986）。

通常将动物暴露于受试物质中直至死亡，对大鼠和小鼠而言，整个生命期通常为 24 个月。因此使用大鼠进行将提交至 CDER 审评的绝大多数药物的致癌性研究其持续时间为 24 个月，并允许存在合理的生存率。使用小鼠进行研究的持续时间为 18~24 个月，即使在整个研究期间死亡率非常低的情况下，大多数只需持续18~21 个月。在小鼠研究中使用较短持续期的一个原因是在 1985的联邦政府公布的一份声明中。该声明称在小鼠和大鼠中进行的致癌性研究应至少分别持续 18 个月和 24 个月（OFR 1985）。然而，该声明也陈述，若在计划研究的结果阶段其累积死亡率较低，继续较长的持续期是合理的。CDER 推荐，若出现如下所述的过高死亡率，药物申报者需提交持续 24 个月的小鼠研究报告。最近一篇关于研究持续时间统计对致癌性研究影响的报道 [Kodell，Lin，Thorn 和 Chen（2000）] 支持了上述 CDER 的推荐。该报道指出，在 18 个月终止研究将会使各种致癌性模型的预测能力降

低至不可接受的水平，并且预测能力的损失越大，越不能提早在
21 个月终止研究，对生存率的影响也会减少。

然而对于致死率研究过早的终止，只有少数动物在受试药品中得
到充分暴露，不可避免的会导致研究信息的不足。这对评价所涉
及的负面研究的有效性特别重要。通常，在任意治疗组中若起始
动物数量为 50 只，在 80~90 周后，存活率达到 50% 的，即被认
为该试验设计是恰当的。若每个治疗组 / 性别组的起始数量多于
或少于 50 只，在 80~90 周后，存活率的比或高或低，但只要保
证 20~30 只动物的存活量即可（Lin 和 Ali，1994）。如果任何治
疗组的存活率低于 50% 或者存活动物少于 20~30 只，研究是否可
在计划终止日期之前终止（前提是有足够数量的动物暴露 80~90
周）取决于当时的情况。

例如，如果仅低剂量组和（或）中剂量组的存活率改变，没有理
由终止该研究，因为还需要对照组与高剂量组的对比信息。80 周
后，如果高剂量组的存活率低于 50%，动物存活量低于 20~30 只，
研究应该继续，同时不能停止高剂量组动物的给药或者终止仅剩
高剂量组，因为至少对照组和低 / 中剂量组的比较仍可提供有效
信息（高剂量比较将取决于具体情况）。如果 80~90 周后，对照
组的存活率低于 50% 或者少于 20~30 只动物存活，研究可提早
终止，因为以后的比较不会提供有价值的信息。所以有人建议当
对照组或低剂量组的存活数量低至起始动物数量的 20%~25% 时，
试验可提早终止。如果仅高剂量组的致死率增加，可以考虑提早
终止该组试验（OFR 1985）。[1] 因为早期的研究终止会带来复杂的

---

[1] 所述论文还出现在 Gart, J.J., D. Krewski, P. N. Lee, R. E. Tarone, 和 J.
Wahrendorf, 1986, U.S. Interagency Staff Group on Carcinogens。

问题，强烈建议决定终止一个或一组研究时，应提早将该信息输入至中心和负责相关申请审评的医学部门。

如果在与 CDER 的讨论中，中心根据建议批准该研究提早终止，研究的发起人需确保该项研究持续药物暴露时间足够且被中心认可其数据有效。

四、统计分析方法

（一）肿瘤数据统计分析复杂性概述

新药在啮齿类动物上的长期致癌性研究的主要目的是通过在动物正常生命期的大多数时间内给药，以评估药物的致癌潜能。然而，药物可影响不同治疗组的死亡率。根据下一章节中实例所示，活得更长的受试动物是比早期死亡的动物更可能形成肿瘤，并且治疗组间肿瘤发生率的比较仅基于患肿瘤动物的粗略比率而不考虑动物形成肿瘤的比率，这在分析中会引起严重偏差（Petro 等人，1980；McKight 和 Crowley，1984；Gart 等人，1986）。因此，肿瘤数据分析中，重要的是对治疗组间死亡率的区别做出判断。

肿瘤发生率（即先前无肿瘤群体中肿瘤产生的比率）是肿瘤发生最适当的量度，基于以下两种原因，确切的肿瘤发作时间是不知道（Dinse，1994；McKight 和 Crowley，1984；Malani 和 Van Ryzin，1988）：①通过调整时间差异和调节在后时间点动物存活可能性的比率，肿瘤发生率降低因死亡率的差异引起的患肿瘤动物大概发生比率的偏差，并且②不同于患肿瘤或肿瘤引起的死亡率，肿瘤发生率不混淆肿瘤期间的信息与肿瘤发作的信息。除了所述可通过触诊和目测发现的肿瘤例如皮肤和乳腺肿瘤，大多数肿瘤是隐藏的，并且仅在动物死亡时被发现。确切的肿瘤发作时间是未知的。

当对治疗组间死亡率的差异进行判断时，由于缺乏上述隐藏肿瘤可见的发作时间，肿瘤数据的分析是复杂的。文献中针对处理上述复杂性问题推荐了多个统计学方法。一般来讲，它们遵守"不直接观察肿瘤发作时间，关于肿瘤致死率、死亡原因、多重死亡或参数模型，通常通过假设进行，完成所需存活率的调整"（Dinse 1994）。

下面"（三）"中讨论的患病率方法（Hoel 和 Walburg，1972；Peto 等人，1980）、死亡率方法（Tarone，1975；Peto 等人，1980），和发作比率（Peto 等人，1980）分别用于分析非致命性的、致命性的和看得见的肿瘤，它们是基于假设或肿瘤致死率信息。"（三）"还讨论用于分析肿瘤数据的 Peto 检验（Peto 等人，1980），基于假设或者肿瘤是否引起动物死亡的信息，肿瘤被认为对部分动物是非致命性的，且对其余动物是致命性的。如果对肿瘤致死率和死亡起因的假设或信息不是有效或者精确的，分析将产生偏差（Dinse，1994）。

不是所有致癌性研究的数据都包含肿瘤致死率和死因的信息。即使当提供了所述信息，死因和肿瘤致死率测定方面的困难和主观性导致所提供的信息非常不准确和不客观，无法保证利用上述统计学方法进行有效分析。不根据肿瘤致死率和死因信息分析肿瘤发生率的另一种方法是利用不同时间点的多重死亡的设计。在无死因信息或者简化假设的情况下，对于在生物分析数据中确定隐藏肿瘤的肿瘤发生率，动物组的多重死亡是必需的（McKight 和 Crowley，1984；Kodell 和 Ahn，1997；Dinse，1994）。现在所推荐的用于分析肿瘤发生率的统计方法，更多的是根据多重死亡信息，而不是根据死因和肿瘤致死率信息。[1]然而事实上因为费用和其复杂性，对多重死亡进行的研究非常少。因为其很少用于实践，本指导原则中未给出多重死亡数据分析的建议。

最后，由于无肿瘤致死率或死因信息（或假设），以及无间隔死亡信息（或假设）的生物学测定数据，Dinse（1991）和 Lindsey 与 Ryan（1993 和 1994）提出了调整存活率的统计检验，通过进行一些参数假定，来研究肿瘤发生率的剂量相关趋势。Dinse 检验是基于患和不患肿瘤的动物的死亡率之间差异不变的假设；而 Lindsey 和 Ryan 的检验假设是上述死亡率间的比率不变。最近，这种类型的其他统计学方法已在文献中提出，用于处理肿瘤数据分析的复杂性。所述方法不需要肿瘤致死率数据、死因数据和多重死亡的应用。在所述方法中，poly-3（一般是 poly-k）检验（Bieler 和 Portier，1988；Dinse，1994），以及比率趋势检验（改良的 poly-k 检验）（Bieler 和 Williams，1993；Dinse，1994）已得到最广泛的研究，并显示在实际研究条件下，完成良好。"（四）"给出 poly-k 检验和比率趋势检验的详细讨论。

一些最近提出的统计学方法例如 Kodell、Pearce、Turturro 和 Ahn（1997），以及 Moon、Ahn 和 Kodell（2000），从略微不同的方向处理肿瘤数据分析的复杂性。对于结束处死的最终时间区间之前的时间区间，所述方法利用强迫非参数极大似然估计方法，以估算（估计）致命肿瘤和非致命肿瘤的发生率。所述方法不需要肿瘤致死率和死因资料，并可用于单一死亡案例的研究。然后，可将

---

[1] 参见例如 Berlin, Brodsky, 和 Clifford 1979; Dewanji 和 Kalbfleisch 1986; Portier 和 Dinse 1987; Dinse 1988; Malani 和 Van Ryzin 1988; Willams 和 Portier 1992; Malani 和 Lu 1993; Ahn 和 Kodell 1995; Kodell 和 Ahn 1996 和 1997; 以及 Ahn, Kodell, 和 Moon 2000）.

估算的肿瘤发生率用于死亡率方法、患病率方法或 Peto 检验。所述方法涉及大量计算，其性质未进行广泛研究。

（二）并发死亡率的肿瘤比率调整

并发死亡率指被非分析作为致癌性证据的肿瘤导致死亡的其他死亡。和人一样，年长的啮齿类动物比更年青的啮齿类动物罹患或死于肿瘤的概率高数倍。因此，在肿瘤数据分析中，重要的是确证和调整治疗组间并发死亡率的可能性差异，以消除或降低所述差异引起的偏差。已指出"长寿差异对荷瘤动物的影响可以是非常重要的，并因此，无论作用是否显现出来，当陈述试验结果时，应常规将其进行校正"（Peto 等人，1980）。下面的示例显示所述要点。

示例 1（Peto 等人，1980）：认为小鼠研究由一个对照组和一个治疗组构成，每组 100 只动物。将有毒但是无致癌性的新药混入饮食中持续给药 2 年。假定第 15 个月两组的自发肿瘤发生率是 30%，在第 18 个月是 80%，并且由于药物的毒性，假设第 15 个月对照组和治疗组的致死率分别是 20% 和 60%。表 21-1 中总结所述试验的结果。

表 21-1　致死率差异对肿瘤发生率的影响

	对照组			治疗组		
	T	D	%	T	D	%
15 个月	6	20	30	18	60	30
18 个月	64	80	80	32	40	80
总计	70	100	70	50	100	50

注：T= 尸检发现的肿瘤发生；D = 死亡。

如果仅看到对照组和治疗组的全部肿瘤发病率（分别是 70% 和 50%），而不考虑所述新药的毒性引起的治疗组显著更高的早期死亡，将表观显著性（$P = 0.002$，单侧的）误解为显示所述肿瘤类型在治疗组的降低。然而，当利用存活率调整的发病率方法时，单侧 $P-$ 值是 0.5，其显示治疗无作用。

实例 2（Gart, Krewski, Lee, Tarone 和 Wahrendorf 1986）。假定试验中所用的设计与示例 1 试验中所用的设计相同。并且，假定除了具有前面示例中相同的严重毒性之外，本实例中的受试新药还可诱导肿瘤发生，该肿瘤不直接或间接引起动物死亡。还假定 15 月龄之前，对照组和治疗组发生肿瘤的发病率分别是 5% 和 20%，并且 15 月龄之后，对照组和治疗组发生肿瘤的发病率分别是 30% 和 70%；以及假定第 15 个月对照组和治疗组的致死率分别是 20% 和 90%。表 21-2 中总结所述试验的结果。

表 21-2 致死率差异对肿瘤发生率的影响

	对照组			治疗组		
	T	D	%	T	D	%
15 个月之前	1	20	5	18	90	20
15 个月之后	24	80	30	7	10	70
总计	25	100	25	25	100	25

注：T= 尸检发现的肿瘤发生；D = 死亡。

年龄分组肿瘤发生率在治疗组比在对照组明显更高。调整存活率的发病率方法产生 0.003 的单侧 $P-$ 值，表明新药明显的肿瘤发生作用。然而，两个组的整体肿瘤发生率是 25%。不调整治疗组显著更高的早期致死率，阳性发现将会错过。

Peto 等人（1980）建议：无论治疗组间的存活率是否显著不同，当表述试验结果时，应常规调整存活者的肿瘤比率。将 Cox 检验

（Cox，1972；Thomas，Breslow 和 Gart，1977；Gart 等人，1986）；
通 用 的 Wilcoxon 或 Kruskal–Wallis 检 验（Breslow 1970；Gehan，
1965；Thomas，Breslow 和 Gart，1977）；以及 Tarone 趋势检验（Cox
1959；Peto 等人，1980；Tarone，1975）常规用于检验存活分布的
异质性和存活者中的显著剂量 – 响应关系（趋势）。

（三）具有死因、肿瘤致死率信息但无多重死亡信息的
肿瘤数据的统计学分析

1. 肿瘤在动物死亡中的作用（观察肿瘤类型的内容）

在肿瘤数据分析选择适当的存活率调整方法的一种途径是基于肿
瘤在动物死因中的作用的分析。根据 Peto 等人（1980）所述的观
察内容，可将肿瘤分为偶发的、致命的，以及致死率无关的（或
看得见的）。不直接或者间接引起动物死亡但仅在动物死于不相
关原因后的尸检中才被发现的肿瘤，据称发现于偶发的情境中。
直接或间接杀死动物的肿瘤据称已在致命性内容中观察到。非动
物死亡时检测到的肿瘤例如皮肤肿瘤据称已在致死率无关（或看
得见的）内容中观察到。为了根据所述信息正确采用调整存活率
的方法，尽可能准确地确定肿瘤在动物死亡中的作用（或者肿瘤
观察的内容）是必须的。

当得到肿瘤在引起死亡中的作用的信息时，不同的统计学方法被
推荐用于分析肿瘤数据。例如，推荐将致病率方法、死亡率方法
和发作比率方法分别用于在偶发、致命和致死无关的观察内容中，
分析观察到的肿瘤数据（Peto 等人，1980）。在所述论文中，Peto
等人举例证明将偶发肿瘤误分为致命肿瘤或者将致命肿瘤误分为
偶发肿瘤产生的可能偏差。

无论肿瘤是否是偶发的、致命的或致死无关的，其测定通常是困难的，尤其是对于前两种类型，因为通常区分肿瘤是否引起动物死亡是很难的。实际上根据 Haseman（1999）报道，所述两个极端之间的连续带是存在的：一些肿瘤最终引起动物死亡，但并不是立即发生（或者甚至快速致命的）引起。技术上，这些肿瘤既不是偶发的，也不是致命的，目前尚不清楚应该如何界定所述肿瘤。即使个体动物情况和肿瘤的信息是可信的且可得到的，假设所有指定类型的肿瘤是 100% 致命的或者 100% 偶发假设的也过于简化，最可能的是存在偶发和致命肿瘤的混合物。

如上所述，不需要所述信息的调整存活率的替代统计学方法已得到发展，并用于肿瘤数据分析。在四 –（三）–1 部分中简单讨论一些所述方法，并在四 –（四）部分中详细讨论所述方法。当无信息可用或者信息不够准确以完成有价值的统计分析时，在肿瘤数据分析中，应将替代方法用于替换 Peto 等人（1980）推荐的方法。

2. 偶发肿瘤的统计学分析

Peto 等人（1980）的论文中所述的发病率方法被用于检验偶发肿瘤发病率的阳性趋势。该方法在此被简单描述。

本方法针对年龄分组的肿瘤发病率，在阳性趋势或者偶发肿瘤差异方面，校正治疗组间并行致死率的差异。将试验期分层，变成一系列，加上中期（如果有）和终点死亡的区间。然后，将偶发肿瘤利用存活时间的区间分层。试验期的划分选择不是非常重要，只要区间"不是非常短，以至于在所含尸检中偶发肿瘤的发病率是不稳定的；也不是非常长，以至于一个间隔前半期的真正发病率显著不同于后半期的真正发病率"（Peto 等人，1980）。

在各时间区间，对于各组将尸检中发现患有特定肿瘤类型的动物
的观察数量与预期数量进行比较。在无剂量相关趋势的检验假设
下计算预期数量。最后，将死亡后发现患有肿瘤类型的动物的观
察数量和预期数量的所有时间区间差异合并，以利用 Mantel 和
Haenszel（1959）论文中所述的方法，产生完整的检验统计量。

Peto 发病率统计检验的下述引申使用了表 21–3 中的符号。将试
验区间分成下述 m 区间 I1, I2, …, Im。如上所述，应将中间（如
果有）和终点死亡作为单独区间处理。

R_k 是未死于所关注肿瘤类型但是计入时间区间 k 的尸检的动物数，
P_{ik} 是 i 组中 R_k 的比率，并且 O_{ik} 是 i 组中观察到的尸检动物的数目，
且间隔 k 发现具有偶发肿瘤类型。

定义 $O_{\cdot k} = \Sigma_i O_{ik}$.

在无治疗效果为零的假设下，预计 i 组和间隔 k 中患有特定偶发
肿瘤的尸检动物的数目是：

$$E_{ik} = O_{\cdot k} P_{ik}.$$

（$O_{ik} - E_{ik}$）和（$O_{jk} - E_{jk}$）的方差 – 协方差是：

$$V_{ijk} = \alpha_k P_{ik} （\delta_{ij} - P_{jk}）$$

其中
$$\alpha_k = O_{\cdot k} （R_k - O_{\cdot k}）/（R_k - 1）$$

并且

$$1 \quad \text{如果 } i = j,$$

$$\delta_{ij} =$$

$$0 \quad \text{另外}$$

定义

$$O_i = \Sigma_k\, O_{ik}$$

$$E_i = \Sigma_k\, V_{ijk}.$$

和 $V_{ij} = \Sigma_k\, V_{ijk}.$

将偶发肿瘤中阳性趋势的检验统计量 T 定义为：

$$T = \Sigma_i\, D_i\, (\,O_i \,-\, E_i\,)$$

估计方差

$$V\,(\,T\,) = \Sigma_i\, \Sigma_j\, D_i\, D_j\, V_{ij}$$

其中 D_i 是第 i 组的剂量水平。

在治疗组间平等患病率为零的假设下，

统计值

$$Z = T\,/\,[\mathrm{V}\,(\,T\,)\,]^{1/2}$$

大约分布为标准正态。

表 21-3　用于 Peto 患病试验统计推导的符号

间隔	组	0	1	⋯	i	⋯	r	Sum
	剂量	D_0	D_1	⋯	D_i	⋯	D_r	
l_1　R_1		O_{01}	O_{11}	⋯	O_{i1}	⋯	O_{r1}	$O_{\cdot 1}$
		P_{01}	P_{11}	⋯	P_{i1}	⋯	P_{r1}	$P_{\cdot 1}$
l_2　R_2		O_{02}	O_{12}	⋯	O_{i2}	⋯	O_{r2}	$O_{\cdot 2}$
		P_{02}	P_{12}	⋯	P_{i2}	⋯	P_{r2}	$P_{\cdot 2}$
·	·	·	·	⋯	·	⋯	·	·
·	·	·	·	⋯	·	⋯	·	·
·	·	·	·	⋯	·	⋯	·	·
l_k　R_k		O_{0k}	O_{1k}	⋯	O_{ik}	⋯	O_{rk}	$O_{\cdot k}$
		P_{0k}	P_{1k}	⋯	P_{ik}	⋯	P_{rk}	$P_{\cdot k}$
·	·	·	·	⋯	·	⋯	·	·
·	·	·	·	⋯	·	⋯	·	·
·	·	·	·	⋯	·	⋯	·	·
l_m　R_m		O_{0m}	O_{1m}	⋯	O_{im}	⋯	O_{rm}	$O_{\cdot m}$
		P_{0m}	P_{1m}	⋯	P_{im}	⋯	P_{rm}	$P_{\cdot m}$

注：
R_k：未死于肿瘤类型但计入时间间隔 k 的尸检动物数。
P_{ik}：i 组中 R_k 的比率。
O_{ik}：i 组中观察到的尸检动物数，且间隔 k 发现具有偶发肿瘤类型。
$O_{\cdot k}$：$\cdot_i O_{ik}$。

如上所述，试验周期应使用阶段发病率方法进行划分包含一段试验间隔加中期死亡（如果有）和末期死亡。药品审评与研究中心（CDER）的统计学家经常使用以下划分方法（按周计），以 2 年试验为例：① 0~51 周、51~80 周、81~104 周、中期死亡（如果有）以及末期死亡；② 0~52 周、53~78 周、79~92 周、93~104 周、中期死亡（如果有）以及末期死亡（国家毒物学计划推荐的）以及③ Peto 等人 (1980) 通过特设运行过程来决定划分方法。

致癌性研究中，以雄性小鼠肝脏内肝细胞腺瘤数据为例，解释用于检测偶发性肿瘤的肿瘤率阳性趋势的通用方法。该方法包括四个治疗组。其中 3 个治疗组各有 50 个动物。而每个对照组具有100 个动物，对于对照组、低剂量组、中剂量组和高剂量组，所用的剂量水平分别是 0 mg/（kg·d）、10 mg/（kg·d）、20 mg/（kg·d）和 40 mg/（kg · d）。研究持续 106 周。在该试验中，将研究周期划分为四个阶段 0~50 周、51~80 周、81~106 周和末期死亡。根据治疗组，表 21-4 中包括各阶段死亡尸检的动物数，以及尸检患有肝细胞腺瘤的动物数。

表 21-4　雄性小鼠的肝细胞腺瘤数据

时间阶段（周）	组											
	对照组			低剂量组			中剂量组			高剂量组		
	T	N	%	T	N	%	T	N	%	T	N	%
0~50	0	6	0	0	2	0	0	2	0	0	4	0
51~80	1	26	4	1	18	6	3	17	18	1	13	8
81~106	4	31	11	2	14	14	2	14	14	7	19	37
末期死亡	2	37	6	5	16	31	3	17	18	4	14	29
总计	7	100	7	8	50	16	8	50	16	12	50	24

注：T = 患有上述肿瘤的尸检数目。
N = 时间间隔内的尸检数目。
% = 患有上述肿瘤尸检的百分数。

在无趋势（或药物诱导的增加）的检验假设下，观察到的发病率及通过肿瘤模型计算得到的预测发病率如表 21-5 所示。用下述方法计算每个阶段预期的肿瘤发生率。首先，每个阶段的肿瘤发生率由每个阶段治疗组的据进行评估。例如，在 51~80 周阶段，估计的肿瘤发生率为 6/74 = 0.0811。

其次，通过尸检数量乘以估计的肿瘤发生率，计算各个阶段内每个组的预期发病率。在 51~80 周阶段，对照组、低剂量组、中剂量组和高剂量组的预期肿瘤发生率分别是 26 ×（6/74）=2.11，

$18 \times （6/74）=1.46，17 \times （6/74）=1.38，$ 和 $13 \times （6/74）=1.05$。

表 21-5 观察和预期的雄性小鼠肝细胞腺瘤的发病率

时间阶段（周）	观察 & 预期的发病率	组			
		对照组	低剂量组	中剂量组	高剂量组
0 ~ 50	观察的	0	0	0	0
	预期的	0	0	0	0
51 ~ 80	观察的	1	1	3	1
	预期的	2.11	1.46	1.38	1.05
	观察的	4	2	2	7
	预期的	6.61	2.50	2.50	3.39
末期死亡	观察的	2	5	3	4
	预期的	5.56	2.87	3.05	2.51
总计	观察的	7	8	8	12
	预期的	14.28	6.83	6.93	6.95

注：在无趋势的假设下，计算预期的肿瘤发病率。

表 21－6 中包括通过上文所列公式计算的 5 个阶段数据的检验
统计量 T's 及其方差 V（T）'s。注意：第一个阶段，即 0~50 周基
本对整个检验结果无贡献，因为在第一阶段死亡的 14 只动物中，
无一只动物患肝细胞腺瘤。整体结果显示肝细胞腺瘤的发生率呈
现统计显著阳性趋势（单侧 $P-$ 值为 0.002）。

表 21-6 使用 Peto 通用方法分析偏发性肿瘤的检验统计量、方差、
Z 值及 P 值

雄性小鼠肝细胞腺瘤

时间阶段（周）	T-Stat T	T-Stat 的方差 $V（T）$	$z = \dfrac{T}{[V（T）]^{0.5}}$	P 值
0 ~ 50	–	–	–	–
51 ~ 80	25.6756	1116.583	0.7683	0.2211
81 ~ 106	129.2857	3091.314	2.3253	0.0100
末期死亡	79.7453	2445.855	1.6124	0.0534
总计	234.7408	6653.752	2.8773	0.0020

注：Z 列值和 P 列值之和并不基于全部总和。每排的 Z 值和 P 值均基于
每排的 T 和 $V（T）$ 值计算而得。

另外值得注意的是，本方法用正态近似检验肿瘤发生率的阳性趋势或差异。正态近似的准确性取决于各阶段各组中肿瘤发生数目、所分的阶段数和死亡模式。当治疗全程肿瘤发生数量小，该近似则不稳定，也不可信。在上述情况下，一个精确的排列趋势检验要基于超几何分布的延伸[将在第三 –（三）–6 中讨论]。

3. 致命肿瘤的统计学分析

推荐将 Peto 等人（1980）所述的死亡率方法用来检测在一个致命环性中观察到的肿瘤发生率的阳性趋势或差异。

第三 –（三）–2 部分的修改可用于本部分，以导出死亡率法的检验符号注释。当一个或多个动物死于致命性肿瘤时，$t1<t2 < \cdots <tm$ 任何一个时间都可以成为一个时间点。

这些时间点就是用来取代发生率方法中所使用的阶段。

表 21–3 中的符号注释定义如下 :

R_k : t_k 前所有组濒临危险的动物数目。
P_{ik} :（与发病率方法中相同）第 i 组中 R_k 的比率。
O_{ik} : 在时间 t_k 时，第 i 组中观察到的死于致命性肿瘤的动物数目。$O_{\cdot k} = \Sigma_i O_{ik}$.

与发病率方法中相同，将致命性肿瘤中用于阳性趋势的检验统计量 T 定义为 :

$$T = \Sigma_i D_i (O_i - E_i)$$

具有估计方差

$$V(T) = \Sigma_i \Sigma_j D_i D_j V_{ij}.$$

其中 D_i、O_i、E_i 和 V_{ij} 类似于第三 –（三）–2 部分所定义的。
在治疗组相同肿瘤发生率的假设下，统计量

$$Z = T / [V(T)]^{1/2}$$

近似为标准正态分布。

4. 偶发和致命情况下观察到的肿瘤统计学分析

如果在试验中，肿瘤对于一些动物是致命的，而对于其他动物是
偶发的时，应利用发病率和死亡率方法，单独分析偶发性肿瘤和
致命性肿瘤的数据。将两种方法下所得结果整合，即可得到一个
整体结果。该整体结果也可以通过每人观察到的发生率，预期的
发生率及方差相加得到，或通过每次得 T 统计法及其方差（Peto
等人，1980）相加得到。

5. 非致死性肿瘤统计学分析

非致死性肿瘤，如皮肤瘤和乳腺瘤，都在活体动物中可见或（和）
通过触诊检查到。对此类肿瘤，CDER 统计评审员会使用初期发
病率的方法进行分析。针对非致死性肿瘤的初期发病率方法和针
对致死性肿瘤的死亡率方法原则上基本相同，只是非致死性肿瘤
的初期发病率方法的终点是一个肿瘤的发生而不是动物死亡的时
间或原因。

在初期发病率方法中，已患非致死性肿瘤的动物虽然活着，但不
再属于患此类肿瘤的高风险群体，而被排除在计算属于此类肿瘤
高风险群体动物数之外。对初期发病率方法而言，在第三 –（三）–3

部分表述的 R_k、P_{ik} 或 O_{ik} 重做定义如下：

R_k：t_k 前，所有组中活着的且未患非致死性肿瘤的动物数目。

P_{ik}：（与死亡率方法中相同）第 i 组中 R_k 的比率。

O_{ik}：在时间 t_k 时，第 i 组中观察到的已患非致死性肿瘤的动物的数目。

检验统计量 T 及其估算方差 $V(T)$ 同死亡率方法中所定义的内容相同。

6. 精准方法

如前面部分所述，在肿瘤发生率的阳性趋势检测中，发病率、死亡率和初期发病率三种方法均使用正态近似。死亡方式、研究期划分的阶段数目，以及每阶段单个个体中肿瘤出现的数量和方式对正态近似的准确度均有影响。众所周知近似结果不能作为稳定及可信的终结果，且当治疗组中肿瘤发生的数量不多时，往往会估低 Pm 精确值（Ali，1990）。此时，需使用精准排列趋势试验检测阳性趋势（Gart 等人，1986；Goldberg，1985）。精准排列趋势检验是将 Fisher 精确检验泛化成一系列 $2 \times (r+1)$ 表格。以下所述的该检验步骤适用于偶发性情况下观察到的肿瘤。然而，致命或非致命情况下分观察到的肿瘤发生率的阳性趋势也可用类似方法检验。在所述情况下，当一个或多个动物死于一种特别致命的肿瘤或一种非致命的肿瘤时，$2 \times (r+1)$ 表格的数量等于时间点的数量。Fairweather 等人（1998）对将精准方法用于致命性肿瘤的局限性进行了讨论。

通过限定表 21–3 分区数据集形成的各个 2×（r+1）表的行和列边缘总数，将精确方法进行衍生。考虑第 k 个阶段的 I_k（表 21–3 中），并如表 21–7 中将其重写。固定总列数 $C_{0k}, C_{1k}, \cdots, C_{rk}$，以及总行数 $O_{\cdot k}$ 和 $A_{\cdot k}$。定义 $P_{ik} = C_{ik}/R_k$。则量 $E_{ik} = O_{\cdot k} P_{ik}$，$V_{ijk} = \alpha_k P_{ik}(\delta_{ij} - P_{jk})$，$E_i$ 和 V（T）[按第三 –（三）–2 部分中定义的内容] 都是已知常数。

表 21–7　将第 k 时的时间阶段 I_k 的数据写成 2×（r + 1）表

组	0	1	i	r	
剂量	D_0	D_1	D_i	D_r	总计
#w 肿瘤	O_{0k}	O_{1k}	O_{ik}	O_{rk}	$O_{\cdot k}$
#w/o 肿瘤	A_{0k}	A_{1k}	A_{ik}	A_{rk}	$A_{\cdot k}$
总计	C_{0k}	C_{1k}	C_{ik}	C_{rk}	R_k

假定 y 是 $Y = \Sigma D_i O_i$ 的观测值，其中 $O_i = \Sigma_k O_{ik}$，治疗组 i 中患所测肿瘤动物携带的肿瘤数。然后（在各表中限定列和行边缘总数的条件下），观测的显著性水平或

P– 值 = $P[\Sigma D_i O_i >= y] = P（\Sigma_i D_i \Sigma_k O_{ik} >= y）= P（\Sigma_k \Sigma_i D_i O_{ik} >= y）$
$= P（\Sigma_k Y_k >= \Sigma y_k）= P（Y >= y）$，

其中 $Y = \Sigma Y_k = \Sigma_k \Sigma_i D_i O_{ik}$ 和 $y = \Sigma y_k$，Y 的观测值。

P 值 [P（Y>=y）] 由 Y 的精准排列分布计算而存。于 2×（r+1）表中观测到的行和列的边缘总数，所有可能具有相同边缘总数的表格均可获得。假定 S_k（k=1,2,…,K）是来自于第 k 个观察表获得的所有上述表格的集合。从 k 表的集合中，取各 S_k 中的一个，并假定 K 表间彼此独立，上述 P 值的表达形式作为：

P 值 = $\Sigma[P（Y_1 = y_i）\cdots P（Y_k = yk）]$

其中，$yk = \Sigma_i D_i O_{ik}$（k=1,2,…,K），总和超过 k 表的所有集合，即

$y_i+y_2+\cdots+y_k >=y$，Y 为观测值，$P(Y_k=y_k)$ 是基于第 k 个表中边缘总数的概率，如

$$P(Y_k=y_k) = \left[\binom{C_{0k}}{O_{0k}} \binom{C_{1k}}{O_{1k}} \cdots \binom{C_{rk}}{O_{rk}} \right] \Big/ \binom{R_k}{O_k}$$

实例（Lin 和 Ali 1994）。考虑具有 3 个治疗组的试验（对照组、低剂量组和高剂量组），剂量水平分别是 $D_0=0$、$D_1=1$ 和 $D_2=2$。假设将研究周期分成 0~50 周、51~80 周、81~104 周，以及末期死亡周四个阶段。考虑具有表 21-8 数据的肿瘤类型（属偶发性的）。

表 21-8　**精准排列趋势试验的假设肿瘤数据**

时间阶段		剂量水平			总计
		0	1	2	
0~50	O	0	0	0	0
	C	1	3	3	7
51~80	O	0	0	0	0
	C	4	5	7	16
81~104	O	0	1	0	1
	O	10	12	15	37
末期死亡	O	0	1	0	1
	O	35	30	25	90

O = 观察到的肿瘤数；C = 尸检的动物数。

前两个时间阶段中观测到的肿瘤总数（即 $O's$）为 0，则上述阶段的数据对统计试验无贡献，可忽略。后两个阶段形成的子表如表 21-9 中所示。

现在，从观测得到的子表 1 中产生所有可能得到的表格。因为边缘总数是固定的，所以可通过在三个治疗组中分配总的肿瘤发生

率 $O_{.1}$（=2）获得这些表格。这样，各表将对应 $O_{.1}$ 分布的配置。
上述配置、Y_1 值以及 P（$Y_1=y_1$）如表 21–10 中所示。

表 21–9　从上述假设肿瘤数据观测级到的子表

观测到的子表 1				观测到的子表 2			
剂量	0	1	2	总计	剂量	0	1	2	总计
O	0	0	2	2=$O_{.1}$	O	0	0	2	2=$O_{.1}$
A	10	12	13	35=$A_{.1}$	A	10	12	13	35=$A_{.1}$
C	10	12	15	37=R_1	C	10	12	15	37=R_1

表 21–10　$O_{.1}$ 的所有可能配置和相应的超几何概率

配置	y_1	P（$Y_1=y_1$）
0, 0, 2	4	0.15766
0, 2, 0	2	0.09910
2, 0, 0	0	0.06757
0, 1, 1	3	0.27027
1, 0, 1	2	0.22523
1, 1, 0	1	0.18018

为解释 y_1 的计算和 P（$Y_1=y_1$），参考最后一行。此处，$y_1= D_{0x}1 + D_{1x}1 + D_{2x}0 = 0 \times 1 + 1 \times 1 + 2 \times 0 = 1$，并且

$$P(Y_1=1) = \left[\binom{10}{1}\binom{12}{1} \cdots \binom{15}{0} \right] \Big/ \binom{37}{2} = 0.18018$$

表 21–11 中给出了从观测到的子表 2 中获级的配置和概率。

注意：表 21–8 中的第一个配置（0,0,2）与观测到的子表 1 中，
y_1=（0×0）+（2×2）=4 值概率 0.15766 相对应，同时表 21–8 中的
第二个配置（0,1,0）与观测到的子表 2 中，y_2=（0×0）+（1×1）+
（0×0）=1 值和概率 0.33333 相对应。因此，观测到的 y 值 $y =$
$y_1+y_2 = 4+1=5$。精准 P 值（右侧）可由以下公式计算得到：

$$P（Y=Y_1+Y_2>=5）=P（Y_1=4,Y_2=1）+P（Y_1=4,Y_2=2）+P（Y_1=3,Y_2=2）$$
$$=0.17142$$

表 21-11　$O_{.2}$ 的所有可能配置和相应的超几何概率

配置	y_1	$P（Y_1=y_1）$
0, 0, 1	2	0.27778
0, 1, 0	1	0.33333
1, 0, 0	0	0.38889

为了比较，应该注意：上述实例中数据集的正态近似 P 值为 .0927。

（四）无死因信息且无多重死亡的数据统计分析

根据上文所述，在肿瘤数据的分析中，重要的是确定并调整治疗组间并发致死率的可能差异，以消除或减少所述差异引起的偏差。适当考察肿瘤致死性的分析是十分必要的。根据前面部分所述，分别用于分析偶发性、致死性和非致死性肿瘤时广泛使用的发病率方法、死亡率方法和初期发病率方法均依赖于获得的肿瘤致死性和死因的有价值信息。存在下述情况，即申报者在其统计分析和电子数据集中未包括相关肿瘤致死性和死因的信息。在这种情况下，CDER 的统计评审员或将所有肿瘤视为偶发性处理或取决于评审中心药理学家和毒理学对死因的评估。存在误判肿瘤有致死性或不在存活率的调整统计试验范畴内的情况发生。发病率方法拒绝如下假设，即随着肿瘤致死性的增强（Peto 等人，1980；Dinse 1994）。没有阳性趋势会比它应该增强的少。这将增加不能检测真正致癌物的可能性。

推荐将 Bailer-Portier poly-3 和 poly-6（一般为 poly-k）检测法（Bailer 和 Portier；1988；Dinse；1994）用于检测肿瘤发生率的线性趋势。所述检测法是存活率未调整的 Cochran-Armitage 检

测法的基本修改版（Cochran；1954；Armitage；1955，1971），该检测法用于检测肿瘤发生率的线性趋势。如果将完整研究期视为一个阶段，特定肿瘤类型的数据采取表 21-12 的形式。用于解释上述检测的表 21-12 中的符号与表 21-7 中的相同，除了现在第 k 个阶段就是整个研究期。第 k 个阶段从标注符号中去除第二个脚标 k。

表 21-12　将整个研究期作为一个阶段的数据

组	0	1	i	r	
剂量	D_0	D_1	D_i	D_r	总计
#w 肿瘤	O_0	O_1	O_i	O_r	O
#w/o 肿瘤	A_0	A_1	A_i	A_r	A
总计	C_{0k}	C_{1k}	C_i	C_r	R

将用于肿瘤发生率线性趋势的 Cochran-Armitage 检验统计量定义为（Armitage 1955）：

$$\chi CA^2 = \frac{R\{R\Sigma O_i D_i - O\Sigma C_i D_i\}^2}{O(R-O)\{R\Sigma C_i D_i^2 - \{\Sigma C_i D_i\}^2\}} \quad \text{or}$$

$$= \frac{\{\Sigma D_i(O_i - E_i D_i)\}}{\{\Sigma E_i D_i^2 - (\Sigma E_i D_i)^2 / O\}}$$

其中　　　　$O = \Sigma O_i$，$A = \Sigma A_i$，$R = \Sigma C_i$，$E_i = OC_i/R$.

基于一个自由度，检验统计量 χCA^2 近似分布为 χ^2。

Cochran-Armitage 线性趋势检测基于二项假设，即相同治疗组的所有动物在研究期内具有相同的患肿瘤风险。然而如前所述，动物患肿瘤的风险随时间的延长而增加。如果一些动物比其他动物更早死去，上述假设不再有效。说明只要整个研究组的死亡模式类似，即使 Cochran-Armitage 检测相比存活率调整检测有效性降低，但 Cochran-Armitage 检测仍然有效（Dinse，1994）。然而，如果整个治疗组的死亡模式不同，Cochran-Armitage 检测则会给出误导性结果。

在 Cochran-Armitage 检测中，通过修改计算整体肿瘤发生率时分母中的有患癌风险的动物数来调整 Bailer-Portier poly-3 检测中治疗组间致死率的差异，以反应"少于总动物数对降低生存率有贡献"（Bailer 和 Portier，1988）。该修改是通过为各治疗组定义新的有患癌风险的动物数而进行的。

将第 i 治疗组中有患癌风险的动物数 C^*_i 定义为

$$C^*_i = \Sigma\, w_{ij}$$

其中，w_{ij} 是第 i 治疗组第 j 个动物的权重，且总数超过该组内所有的动物。

Bailer 和 Portier（1988）提出的权重 w_{ij} 如下：

$w_{ij} = 1$，针对死于肿瘤的动物，并且

$w_{ij} = (t_{ij} / t_{sacr})^3$，针对死于非肿瘤疾病的动物

其中，t_{ij} 是第 i 治疗组第 j 个动物的死亡时间，且 t_{sacr} 是末期死亡时间。

加权中使用的 3 次方来自于下述观察，即可将肿瘤发生率建模为 3 次多项式。类似地，当肿瘤发生率接近于 6 次（或 k 次）多项式时，将 poly-6 检测（或者通用的 poly-k 检测）分配权重 $w_{ij} = (t_{ij} / t_{sacr})^6$ [或 $w_{ij} = (t_{ij} / t_{sacr})^k$] 至死于非肿瘤疾病的动物中。

在上述 Cochran-Armitage 检测统计量的计算中，通过用新的有患癌风险的动物数 $C_{*i' s}$ 替换 $C_{i' s}$，进行 Bailer-Portier poly-k 类检测。

Bailer-Portier poly-k 类检测调整生存率的差异，不需要死因信息，仅需（末期）死亡率。Bailer 和 Portier（1988），以及 Dinse（1994）模拟研究的结果显示在许多条件下进行的测试完成良好。该方法对肿瘤致死率检测相对稳定（不受到大的影响）。

Bieler 和 Williams（1993）指出因为动物为存活时间通常不是一个定量，调整的量如响应估算的分子和分母

$$p_i^* = O_i / C_i^*$$

都会随机变化。

Bieler 和 Williams（1993）提出了一种称为比率趋势检测法（也称为 Bieler-Williams poly-3 检测法），是对 Cochran-Armitage 线性趋势检测法的另一种修改。该检测法采用了 Bailer 和 Portier（1988）计算调整后的量子响应率以及在调整后的量子响应率 $p_i^* = O_i / C_i^*$ 方差评估中用的 δ 方法（Woodruff，1971）。

Bieler-Williams 比率趋势（修改的 C-A）检测统计量的计算公式如下：

$$\chi^2_{BW} = \frac{\Sigma m_i p^*_i D_i - (\Sigma m_i D_i)(\Sigma m_i p^*_i)/m_i}{\{c[\Sigma m_i D_i{}^2 - (\Sigma m_i D_i)^2/\Sigma m_i]\}^{1/2}}$$

其中

$$c = \Sigma\Sigma r_{ij} - r_{i.}2/[R - (r+1)]$$

$$m_i = (C_i^*)^2/C_i$$

$$m_{ij} = y_{ij} - p^* w_{ij}$$

$$r_{i.} = \Sigma r_{ij}/C_i$$

y_{ij} = 第 i 组第 j 个动物的肿瘤响应指标（0 = 无死亡，1 = 出现死亡）。Bieler 和 Williams（1993）指出当肿瘤发生率低而治疗毒性高时，Bailer-Portier poly-3 趋势检测是反保守的。他们的研究还显示对于具有低背景比率的肿瘤，比率趋势检测（Bieler-Williams poly-3 检验）产生接近于所用标定水平的 I 型实际误差，并且在对肿瘤发生率函数的形状和治疗毒性强度的错误识别中，比率趋势检测比 Bailer-Portier poly-3 趋势检测的灵敏度低。

近期，Chen、Lin、Juque 和 Arani（2000）的模拟研究结果提示了 Bailer-Portier poly-3 和比率趋势检测（Bieler-William poly-3 检测）的特性。对不同类型的且并行发生率在 2%~20% 范围内的肿瘤，上述两种趋势检测产生了围绕额定水平的 I 型误差（5% 和 1%）。当肿瘤并行发生率低于所述范围时，两种检测变得保守（即更不可能显示统计中显著结果）。对大于 20%~60% 并行发生率（模拟中所用的较高比率）的肿瘤，比率趋势检测仍然维持接近于额定水平的 I 型误差比率，但随着该误差比率地增加，Bailer-Portier poly-3 检测变得更加保守。肿瘤间具有相关对称结构的复合物的引入（尽管不是特别明智的结构）一定程度上校正了 Bailer-Portier poly-3 检测的保守问题，但是保守模式持续存在。

比率趋势检测（Bieler–William poly-3 检测）如 Bailer–Portier poly-3，可调整存活率的差异，不需要死因信息，且仅以（末期）死亡为结局。模拟研究的结果（Bieler 和 Williams，1993；Chen，Lin，Huque 和 Arani，2000）表明在一些模拟条件下，检测完成良好。该结果也表明比率趋势检测法对肿瘤致死率以比对肿瘤发生率函数形状和治疗毒性强度错误识别的检测相对稳健（不会受到大的影响）。当信息难以获得时，常用比率趋势检测（Bieler–William poly-3 检验）替换渐近检测，因渐近检测需要肿瘤致死率和死因的相关信息。

理论上，应发展各种精准版检测法对少量荷瘤动物进行检测研究，研究中可将检测程序应用于产生结果的所有可述被改变的配置中。然而精准检测以各治疗组中所有动物的风险设定为基准，所以将会涉及大量的精密检测计算。因此，目前将少量荷瘤动物的研究视为偶发性肿瘤对待且精密置换趋势检测应用应继续发展。

（五）双控研究数据的统计分析

存在两类具有双控组的研究。第一类通常由利用无治疗对照组和空白对照组的研究构成（A 类）。其他非一致处理的变化及非药物治疗对照组仍偶尔使用，并属于 A 类范畴。第二类（B 类）包括使用两个相同对照组的研究（毒理学学会，1982；Haseman，Winbush 和 O'Donnell，1986）。

A 类研究中使用两个不同治疗对照组，通常一个是未治疗对照组，另一个是对照组，其主要目的是为测定溶剂受试动物的肿瘤发生率和方式、体重级摄食量（在膳食研究中）是否有影响，并确保对照组动物与药物治疗组动物经受相同的影响（如填喂或注射），以便所有动物经受同等的生理反应和应激（从其他可能的影响中分离治疗效果）（Gart 等人 1986；Dayan，1988）。

在一个研究中使用两个完全相同的对照组（B 类），既有人同意又有人反对。对此设计的争论在于来自两个完全相同对照组的结果既可用作识别控制变异程度的机制，又可用作协助评价治疗组中肿瘤发生率增加的生物学意义（即真正增加对对噪音）。从生物学方面，双控数据被视为等同于当代具有历史意义的数据。在这种情况下，如果同时期两个对照组的结果不同，则应参考适当的历史对照组数据。然而，如下所述，对该类设计研究的数据统计分析存在一定的困难。

统计学家和药理学家 / 毒理学家应共同决定两个对照组中哪一个适合于 A 类研究的数据分析。通常，对空白对照组和治疗组进行的数据分析是最有意义的评价药效的方法。然而，即使在这样情况下，未治疗的数据能提供相关自发变异性的相关信息。也存在其他对比情况：对照组 1 对治疗组，对照组 2 对治疗组以及对照 1 组加对照组 2 对治疗组。除了未治疗组之外加入空白对照组，其原因为溶剂对受试动物可有影响，同时可通过两个对照组对比死亡率、肿瘤发生率、体重以及摄食量（膳食研究中）。

数据统计分析时，双重一致对照组的数据可以合并，也可以不合并。在 B 类研究中，若对照组在致死率和肿瘤发生率方面没有明显不同，两个对照组的数据通常可合并，形成一个单一对照组用于随后的分析（Haseman 等人，1990）。若在两个一致对照组中存在死亡率或肿瘤发生率数据不同的情况，则对于每种肿瘤 / 器官组合，需再完成三种检测即对照组 1 对治疗组，对照组 2 对治疗组以及对照组 1 加对照组 2 对治疗组。

另一个问题是如何解释 B 类研究中来自于双方面的数据结果。首先，若肿瘤发生率的趋势或差异对两对照组均十分重要，那么只需要考虑该趋势和差异两个方面。该结论是基于此研究结果可重现。或者，只要三个检测组中的一个，无论是单一对比还是混合对比出现显著结果（即假定大多数致癌性研究相对不足），不同对照组间需重点考虑肿瘤发生率的趋势或差异。第一种方法相对传统，从这一方面而言多数被接受。而第二种方法可导致假阳性概率增加。

如何调整上述两种方法的显著水平（审评中心采用）以使出现假阳性的概率维持在 10%，目前没有很好的调控方法。一般将该检测结果视为仅提供了发现阳性的模糊数据，除非三个检测结果完全一致（所有统计学显著或非所有统计学显著）（Haseman 等人，1990）。在这种情况下，从生物学角度来看，将对照组与相关历史对照组数据对比评价是十分重要的。

五、研究结果说明

解释说明致癌性试验结果是一个复杂过程，并存在假阴性和假阳性结果的风险。受试动物样本量少和肿瘤发生率低均导致检测药物致癌性试验失败（即假阴性结果）。

由于涉及大量的数据比较（通常包括 2 个物种、2 种性别和 30 种或超过 30 种的组织检查），还是有机会发现统计学显著的阳性趋势或安慰剂治疗的差异（即假阳性）。因此，一个药物潜在致癌性的整体评估需考虑针对趋势和成对比较的显著性统计试验的多样性。该评估也需基于相关历史信息和其他生物相关性信息 [如：在其他性别和（或）其他物种的相同位点出现的阳性结果，以及

在靶器官 / 组织中增加癌前病变的证据]。

（一）多次检测效果的调整（控制假阳性错误）

众所周知，对于多分组研究（例如 3 个剂量和安慰剂），趋势检测比成对比较检测更有力（更可能检测出效果）。因此，评估药物使肿瘤发生率增加的主要检测方法是趋势检测而不是对照组和高剂量组之间两两比较的检测。为控制整体假阳性出现的概率，存在统计和非统计的方法。上述某方法可在 Lin 和 Ali（1994）以及 Fairweather 等（1998）文献中找到。在本指导文件中，只讨论审评中心用于解释致癌性研究最终结果的趋势试验和成对试验中涉及的控制假阳性出现的概率相关的统计决策规则。该决策规则基于 CD 大鼠和 CD 小鼠的历史对照数据（菌株，研究中应用最广泛的药物）来实现控制以下两种检测试验出现的假阳性概率在 10% 左右，一种试验为一个未能包含 2 个物种，2 种性别的体内研究；第二种为包含可替代的 ICH 单一物种、2 种性别的体内研究。

过去，CDER 的统计学专家在检测肿瘤发生率趋势的显著性试验中，使用了 Haseman（1983）描述的统计决策规则。该决策规则最初是为了用于对照组与高剂量组间肿瘤发生率成对比较检测而发展起来的，是根据现行的国家毒理学规划处致癌性研究结果衍生而来。在 NTP 的研究中使用的是 Fischer 344 大鼠和 B6C3F1 小鼠株。与大多数药物研究一样，在 NTP 研究中采用 4 个治疗组 / 性别组，每组 50 只动物。所有的 NTP 试验持续了 2 年时间。决策规则检测了具有 0.05 级罕见肿瘤和 0.01 级常见肿瘤水平的对照组和剂量组之间肿瘤发生率的显著性差异。Haseman 将百分之一或更低背景率的肿瘤归类为罕见型；多发性的肿瘤归类为常见型。Haseman 早期研究以及最近具备较高肿瘤发生率的二次研究结果表明在对照组与高剂量组比较组检测中该决策规则会导致假阳性出现的概率分别为 7%~8%、10%~11%（PlaDeman 1983,1984a，1991）。

将 Haseman（1983）的决策规则应用于趋势检测的分析中，会导致过高的总假阳性错误率，原因为检测中使用了所有治疗组的数据，而且相当低的肿瘤发生率也会产生十分错误的结果。FDA 内部和外部近期研究结果表明对上述情况的担忧定必要的。基于 CDER 和 NTP 进行的研究发现，使用上述决策规则解释趋势检测所导致的总假阳性误差大约是高成对比检测的两倍。基于 Charles River 实验室 CD 小鼠和 CD 大鼠的真实历史对照数据的近期研究、内部进行的模拟实验以及与 NTP 合作，发展了一个用于肿瘤发生率阳性趋势检测分析的决策规则。这个新的决策规则分别用于检测在 0.025 和 0.005 水平、具有显著性差异的罕见和常见肿瘤发病率的阳性趋势。新的决策规则实现了在一个标准的 2 个物种和 2 个性别研究中约 10% 左右的总假阳性概率（Lin 1995，1997；Lin 和 Rahman，1998a，1998b）。在 CDER 统计员看来这 10% 的总假阳性概率对于新药监管设置中是恰当的。

常规的统计文献都强调了用于检测肿瘤发生率阳性趋势的方法（Lin 1988，2000；Lin 和 Ali 1994；Chen 和 Gaylor 1986；Dinse 和 Haseman 1986；Dinse 和 Lagokos 1983）。在某些情况下，在对比组和单个治疗组之间，成对比较检测比趋势检测更为恰当，因为趋势检测法假定致癌效果与剂量或全身暴露量或排序相关。这种假定对于那种简单的直接起作用的致癌物且在研究中没有被过量毒性复杂化的检测可能是正确的。但是，很多情况会出现药物代谢物，该代谢物通过一个受体（或酶）介导，即使在低剂量下也可能被饱和，使剂量相关的毒性增强，或因其他非线性效应而变得复杂。在这种情况下，成对比较检测法应该是适当的，Haseman（1983）的决策规则应用来解释成对比较检测的结果。

申报者应既要进行趋势检测又要进行比较检测，并将两种检测结果形成如表 21–15 形式。近来使用趋势检测的难题在于申报者选择不做所有治疗组的病理评价。虽然利用该设计的研究已经通过了 CDER 的评估，但通常不推荐这种做法。

需要花费高额成本（在 1 百万 ~2 百万美元之间）和大量时间（至少 3 年）来进行一个标准长期的、体内致癌研究并通过在分子生物等方面的提高来增强对致癌机制的洞察，可产生替代体内评估致癌性的方法。国际协调会议（ICH）已经制定了在美国和在其他地区使用 S1B 进行药物致癌性测试的指导原则（1998）。

本指导原则列出了评估潜在致癌性的试验方法，可以避免常规使用两种啮齿类动物的长期致癌性研究的需要，并允许进行一项可替代的致癌性研究方法，即长期啮齿类动物致癌性研究结合一个短期或中期的啮齿类动物致癌性的研究。短期或中期啮齿类动物检测体系包括在啮齿类动物、转基因啮齿类动物或新生啮齿类动物中进行引发 – 促进研究，可提供体内致癌物终点的快速观测。该研究通常不会产生假阳性结果，因其肿瘤背景比率非常低。因此，假阳性结果主要来自 2 岁啮齿类动物的研究。根据 CD 大鼠和 CD 小鼠（Lin 1997；Lin 和 Rahman 1998b）的历史对照数据，机构研究结果显示将 0.05 和 0.01 的显著性水平分别用于罕见肿瘤和常见肿瘤发生率的阳性趋势检测中，研究中产生的总假阳性比率约为 10%，其中只进行了 2 岁啮齿类动物的生物学测定（加上更短期的啮齿类动物研究）。

表 21-13 中总结了使用标准研究方法（2 个种属、2 种性别）研究
发病率时，对照组与单个治疗组间使用决策规则检测的阳性趋势
或差异、根据 ICH 指导原则进行的研究以及仅使用一个 2 岁啮齿
类动物的生物测定。

成对比较中，用于检测阳性趋势和差异性的决策规则是基于如下
命题，即如果用于检测一个或多个肿瘤模型的四个物种 / 性别组
试验中（或在可替代 ICH 研究中的 2 个实验中），若任何一个试
验在肿瘤发生率上表现出显著差异（或一个或多个肿瘤类型在肿
瘤发生率上表现出显著不同时，最后的解释会使用对照 – 高剂量
成对比较组的结果都会认为该药的致癌效果呈阳性。该决策规则
假定 2 年研究的标准设计为 2 个物种及 2 种性别（或 1 个物种及
2 种性别），且 4 个治疗 / 性别组中每组各 50 只动物。

表 21-13　在药物致癌性研究中，控制与阳性趋势检测相关的或
在研究肿瘤发生率时对照 – 高剂量成对对比相关的总假阳性比率
在 10% 左右的统计决策规则

	阳性趋势检测	对照 – 高剂量成对比较
使用两个物种和两个性别的标准 2 年研究	分别以 0.005 和 0.025 的显著水平检测常见和罕见肿瘤	分别以 0.01 和 0.05 的显著水平检测常见和罕见肿瘤
替代 ICH 研究（包含一个物种和一项短期或中期研究、两种性别的 2 年研究）	分别以 0.01 和 0.05 的显著水平检测常见和罕见肿瘤	正在研究且还不可用

（二）控制假阴性误差
为确保假阳性比率不超标，评审药理学家、病理学家和医疗人员
评估对照组和治疗组的总检测量和组织学检测是否足够，剂量选
择是否足够，受测动物正常生命期相关的持续时间，以及研究中

动物的存活率。

（三）历史对照数据的应用

在致癌性试验中，受试药物是否增加肿瘤发生率，并行对照组是最合适且重要的。如果适当使用历史对照数据对研究结果的最终解释将十分有价值。研究之间的巨大差异可能来自命名法、病理学家读取载玻片信息、所用的具体动物品种和实验室条件的差异。因此，从与当前研究相匹配的研究中选择历史对照数据是非常重要的，通常选择相同实验室使用同啮齿类动物的最近研究结果。

历史对照数据在将肿瘤划分为罕见型的或常见型时十分有用。罕见肿瘤的统计学显著增加是不太可能发生的，所以决定肿瘤是否为罕见型十分关键。通常，用较为不严格的统计决策原则检测罕见肿瘤（表 21-13）。通过评价并行对照组自发性肿瘤发生率的合理性（Haseman 1984b；Haseman, Huff 和 Boorman 1984），还可将历史对照数据用作致癌性试验的质量控制机制，或者用于评估双重并行对照中不一致的问题。

对于常见肿瘤，在发展趋势或差异微弱的情况下，历史对照数据可帮助检测者决定阳性结果的真假。在罕见肿瘤中，由于缺乏统计学试验中常用的检测功效，因此历史对照数据可帮助检测者决定无足轻重的研究结果呈阴性的真假。试验中，判断治疗组肿瘤发生率的一个常用但非正式的方法是让肿瘤发生率值位于可靠的历史对照数据范围内。对常见肿瘤而言，若肿瘤发生率位于上述范围内且无重大研究发现，该结果可被忽略，因这些结果来自于随机发生的情况且并发控制率低。类似地，若治疗组肿瘤发生率位于上述范围内，对罕见肿瘤而言，肿瘤发生率升高不显著可以认为属于真阴性结果。

将上述非正式方法历史对照数据用于解释统计检验结果令人不尽
满意，是因为历史对照的肿瘤发生率范围通常很宽。大多数肿瘤
发生率的历史研究数据集中的区域，该区域数据真实可靠，但也
有少许其他的研究数据远离上述数据集中区域。若历史对照数值
集中，该对照数据的范围可简单通过历史最高对照肿瘤发生率与
历史最低对照肿瘤发生率的差进行计算。此范围无需考虑肿瘤发
生率的分布形状。用 Louis（1981）、Blyth（1986）、Vollset（1993）、
Jovanovic 和 Viana（1996），以及 Jovanovic 和 Levy（1997）所述方
法构建的二项式比例的置信区间可代替上述非正式方法中的历史
对照数据范围。

为了在检测肿瘤发生率趋势时允许纳入适当的历史对照数据，
除了上述使用历史对照数据解释统计检测结果外，更多正式的
统计方法被提出。例如，Tarone（1982）、Hoel（1983）、Hoel 和
Yanagawa（1986）、Tamura 和 Young（1986, 1987），以及 Prentice
等人（1992）提出了一些经验方法，其使用 β - 二项式分布模拟
历史对照肿瘤发生率并推导近似精准的趋势检测。所述研究结果
表明，历史对照数据的引入提高了检测能力。该检测在罕见肿瘤
的检测中提高最大。Dempster 等人（1983）提出了 Bayesian 方法，
将历史对照数据引入统计分析中。该方法使用了历史对照肿瘤发
生率的分对数为正态分布的假设。

上述正式的统计方法适合在历史对照数据来自于相对大的对照组
的大量研究情况下使用，可提供评估可靠的试验分布参考数据。
然而实验参数的最大可能性评估（MLEs）被证明是不稳定的，且
该 MLEs 偏右分布（例如，分布主区域高于平均值，而区域的长
尾巴处低于平均值）。若倾斜严重，该情况下只有少对照组的历
史数据是有效可用的。

MLEs 的倾斜检测的 I 型误差增加。当然也可以发展一些方法，将历史对照数据引入用于检测肿瘤发生率线性趋势的 Cochran-Armitage 检测方法。Cochran-Armitage 是一种无法调节存活率的检测方法，该方法不适用于治疗组间存活率差异重大的研究中。最近，Ibrahim 和 Ryan（1996）发展了一种检测方法，将历史对照信息引入用于检测肿瘤发生率趋势的可调节存活率的试验中。使用该检测法时，需将整个研究期间划分成几个阶段。在每个阶段应将多项式分布用于模拟观察到的死于肿瘤疾病的动物数，且 Dirichlet 分布可作为历史对照肿瘤发生率试验分布使用。该方法适用对象为致命性肿瘤。

（四）阴性研究设计的有效性评估

对阴性或模棱两可的研究结果，无论是申报者还是 FDA 统计学者均未检测到统计学显著阳性趋势或显著肿瘤发生率差异，统计评审员仍会进一步设计评估药物有效性的试验，来确定是够量的动物暴露于化合物中时间是否足够且是否有形成晚期肿瘤的风险。同时评审员也想评估对受试动物所使用的剂量是否为肿瘤发生的合理剂量（Haseman 1985）。

根据经验，在一个 2 年 80~90 周的研究中，任何一个治疗组的初始动物数为 50 只，若在该研究时间段内有 50% 存活率，即可认为该治疗组中受试动物数充足且暴露时间暴露量合适。若每个治疗组 / 性别组中受试动物数比 50 只多或少，但在规定研究时间段内存活了 20~30 只动物，其存活率的比值相较 50% 或低或高。

药理学家和 CDER 致癌性评价委员会（CAC）根据前面所述 ICH 方法以及长期致癌性试验结果，评估在长期致癌性试验中药物剂量选择的合理性及动物肿瘤发生数量的充足性。为了辅助上述评

估的需要，CDER 统计评审员通常被要求提供体重和致死率差异
的分析，并偶尔被要求提供治疗组和对照组的其他差异。

六、结果说明和数据提交

为方便统计评审员审评需要，申报者应该按以下方式提交研究结
果和研究数据，即可以使 FDA 统计评审员核实申报者提交的计算
结果，确定审核的统计方法以及通过对原始数据的总结和分析追
溯申报者提交的结论（FDA 1987）。

在申报者提交的报告中，除了包括动物个体的研究数据，还需包
括一个统计学分析部分，该部分需涵盖研究数据的统计汇总、数
据统计分析结果、研究结果以及本研究的主要结论。在统计分析
部分，申报者需提供使用的统计方法及相关参考文献。若申报者
决定使用自己设计方案、分析方法及解释说明（非本指导原则中
推荐的），则提交统计方法及参考文献就尤为重要。

表 21-14、21-15 和表 21-16 以示例形式展示了对存活率和肿瘤
数据分析的结果和总结。对每个种属 / 性别组合的数据总结和分
析结果均需说明。描述性统计数据如平均值、标准偏差和范围，
在描述研究特色特征十分重要，也需在种属 / 性别组合的报告中
体现。图表是展现研究结果的一个有用且信息丰富的方法，应应
用于展示汇总数据尤其是概述一段时间内的统计数据方面。

以前，生物统计学办公室计量生物学部门使用地两套通用版格式
和说明书。即：①用于提交动物致癌性研究数据的计量生物学
部门的版式和说明书；②提交人毒理学统一数据信息交换标准
（STUDIES）。在使用 STUDIES 版本填写相关数据时，申报者容易

出现错误，现生物计量学办公室推荐申报者在生物剂量学版印刷式和说明书的简化版上提交数据集,该版本中 Lin 于 1998 年提出,其中也收录了在此版本基础上发起来烦人统计分析讨论。

将上述生物计量学部门的版式和说明书文件中的数据集分成 A 和 B 两组，这取决于是否将数据立即用于致癌性研究的统计学评审和评估中。A 组中包括对致癌性研究统计评审和评估时被统计学家使用的数据集。B 组包括医学主管、药理学家、毒理学家和统计员在对研究结果作最终说明时可用的数据集。鼓励申报者提交上述两组数据集及其原始的、最初提交的 NDA 或 IND 拷贝数据。然而在一些特殊情况下，若申报者不能一起提交两组数据集，则应首先提交 A 组数据集。

1999 年 FDA 颁布了一则指导文件，鼓励和帮助药品申报者提交新药申请（NDAs）的电子存档副本，其包括修改和补充的条文。FDA 致力于鼓励申报者提交的电子版申请，属于建立机构电子记录及电子签名管理的一部分（电子记录、电子签名、联邦注册办公室，1997 年 3 月 20 日）。上述提交给统计学家的致癌性研究数据应为电子版 NDA 申请数据的一部分。上述讨论的版式和说明书中的信息已收录至机构对电子申请的监管提交指导原则中（FDA 1999）。在准备和提交电子致癌性研究数据时，药品申报者应遵守上述指导和推荐原则，包括非临床药理学和毒理学部分。

表 21-14　体现雄性小鼠死亡和处死概况的示例性版式

周	对照组					低剂量组					中剂量组					高剂量组				
	E	D	S	N	NP	E	D	S	N	NP	E	D	S	N	NP	E	D	S	N	NP
34	70	—	—	—	—	70	—	—	—	—	70	—	—	—	—	70	—	—	—	—
35	70	1	1	1	1	70	—	—	—	—	70	—	—	—	—	70	—	—	—	—
36	68	—	—	—	—	70	1	—	—	1	70	—	—	—	—	70	—	—	—	—
39	68	—	—	—	—	69	—	—	—	—	70	—	—	—	—	70	1	—	1	—

（续表）

周	对照组					低剂量组					中剂量组					高剂量组				
	E	D	S	N	NP	E	D	S	N	NP	E	D	S	N	NP	E	D	S	N	NP
41	68	—	—	—	—	69	—	—	—	—	70	1	—	—	1	69	—	—	—	—
43	68	—	—	—	—	69	—	—	—	—	69	1	—	1	—	69	—	—	—	—
49	68	—	—	—	—	69	—	—	—	—	68	—	—	—	—	69	1	—	—	—
52*	68	—	10	10	—	69	—	10	10	—	68	—	10	10	—	68	—	10	10	—
53	58	1	—	1	—	59	—	—	—	—	58	—	—	—	—	58	—	—	—	—
58	57	—	—	—	—	58	—	—	—	—	58	—	—	—	—	58	—	—	—	—
62	57	1	—	1	—	59	—	—	—	—	55	—	—	—	—	58	1	—	1	—
65	56	—	—	—	—	59	—	—	—	—	55	—	—	—	—	57	1	—	1	—
70	56	—	—	—	—	59	—	—	—	—	55	3	—	3	—	56	1	—	1	—
71	56	—	1	1	—	59	1	1	2	—	52	1	—	1	—	55	—	—	—	—
（持续至研究末期）																				
Term*	41	2	39	41	—	40	—	40	40	—	36	—	36	—	—	38	1	37	36	2
平均存活率	668					680					650					632				

注：E = 进入周期的动物数；D = 死亡；S = 被处死的垂死动物数；N = 显微镜下至少检测到一个组织；NP = 显微镜下未检测到组织；★ = 设定时间处死和末期处死。

表 25-15　体现雄性小鼠体内肿瘤发生率概况和肿瘤病变统计学检测（P- 值）结果的示例性版式

器官 / 组织和肿瘤	对照组	低剂量组	中剂量组	高剂量组
开始的动物数	50	50	50	50
肝脏	（40）	（45）	（50）	（43）
肝细胞性腺瘤（观察的肿瘤内容）#	4	5	7	10
未调整的 P- 值 ##：				
精密检测	P=	P=	P=	P=
渐近检测	P=	P=	P=	P=
肝细胞性腺瘤（观察的肿瘤内容）#	2	2	5	3
未调整的 P- 值 ##：				
精密检测	P=	P=	P=	P=
渐近检测	P=	P=	P=	P=
血管瘤（观察的肿瘤内容）#	0	1	1	2
未调整的 P- 值 ##：				

（续表）

器官/组织和肿瘤	对照组	低剂量组	中剂量组	高剂量组
精密检测	P=	P=	P=	P=
渐近检测	P=	P=	P=	P=
肝细胞瘤				
（观察的肿瘤内容）#	0	1	1	2
未调整的 P- 值 ## ：				
精密检测	P=	P=	P=	P=
渐近检测	P=	P=	P=	P=

参见 21-5 的脚注。

表 21-15 续　体现雄性小鼠体内肿瘤发生率概况和肿瘤病变统计学检测（P- 值）结果的示例性版式

器官/组织和肿瘤	对照组	低剂量组	中剂量组	高剂量组
肺	（45）	（47）	（49）	（45）
细支气管/肺泡腺瘤				
（观察的肿瘤内容）#	2	1	4	8
未调整的 P- 值 ## ：				
精密检测	P=	P=	P=	P=
渐近检测	P=	P=	P=	P=
细支气管/肺泡腺瘤				
（观察的肿瘤内容）#	2	2	5	4
未调整的 P- 值 ## ：				
精密检测	P=	P=	P=	P=
渐近检测	P=	P=	P=	P=
（列出检测组织的动物数，总的肿瘤发生率，以及用于所有器官/组织和肿瘤趋势检测和配对比较的 P- 值。）				

注：括号中的数值是用显微镜检测到组织的动物数。

对照组的 P- 值来自趋势检测。

各给药组的 P- 值来自给药组和对照组的配对比较。

如果信息可获得，观察的肿瘤内容应为以下四种可能性之一：致命性、偶发性、死亡无关的，以及致命性和偶发性并存的情况。N.A. 表示信息未获得。

未调整的 P- 值是未经调整的多个检测效果的 P- 值。

表 21-16　体现历史对照数据（用雄性大鼠）的示例性版式

历史对照数据以 1995~2000 年间 XYZ 实验室进行的致癌性研究为
基础。

种属：小鼠，性别：雄性，品种 Crl ： CD-1 小鼠

研究	历史对照发病率			
	肿瘤类型 1	肿瘤类型 2	…	肿瘤类型 T
研究 #1 （1992）	1/49	4/49	…	8/50
研究 #2 （1992）	1/50	3/50	…	4/50
.	.	.	…	.
.	.	.	…	.
.	.	.	…	.
研究 #n （1996）	0/50	2/50	…	5/50
总计	2/347	23/347	…	34/347
标准偏差	1.0%	3.2%	…	4.0%
范围	0%~2%	0%~10%	…	3%~17%

参考文献

[1] Ahn, H., and R.L. Kodell（1995）, "Estimation and Testing of
Tumor Incidence Rates in Experiments Lacking Cause-of-Death Data,"
Biometrical Journal, 37, 745-763.

[2] Ahn, H., and R.L. Kodell, and H. Moon（2000）, "Attribution of
Tumor Lethality and Estimation of Time to Onset of Occult Tumors in
the Absence of Cause-of-Death Information," Applied Statistics, 49,
157-169.

[3] Ali, M.W.（1990）"Exact Versus Asymptotic Tests of Trend of Tumor

Prevalence in Tumorigenicity Experiments: A Comparison of P-values for Small Frequency of Tumors," Drug Information Journal, 24, 727-737.

[4] Armitage, P. (1955) , "Tests for Linear Trends in Proportions and Frequencies," Biometrics, 11, 375-386.

[5] Armitage, P. (1971) , Statistical Methods in Medical Research, John Wiley, New York.

[6] Bailer, A., and C. Portier (1988) , "Effects of Treatment-Induced Mortality on Tests forCarcinogenicity in Small Samples," Biometrics, 44, 417-431.

[7] Bannasch, P., R.A. Griesemer, F. Anders, B. Becker, J.R. Cabral, G.D. Porta, V.J. Feron, D. Henschler, N. Ito, R. Kroes, P.N. Magee, B. McKnight, U. Mohr, R. Montesano, N.P. Napalkov, S. Nesnow, A.E. Pegg, G.N. Rao, V.S. Turusov, J. Wahrdrendorf, and J. Wilbourn (1986), "Long-Term Assays for Carcinogenicity in Animals," in Long-Term and Short-Term Assays for Carcinogens: A Critical Appraisal, Editors, R. Montesano, H. Bartsch, H. Vainio, J. Wilbourn, and H. Yamasaki, IARC Scientific Publications No. 83, Lyon, France.

[8] Berlin, B., J. Brodsky, and P. Clifford (1979) , "Testing Disease Dependence in Survival Experiments with Serial Sacrifice," Journal of American Statistical Association, 74, 5-14.

[9] Bieler, G.S., and R.L. Williams (1993) , "Ratio Estimates, the Delta

Method, and Quantal Response Tests for Increased Carcinogenicity,"
Biometrics, 49, 793–801.

[10] Blyth, C.R.（1986）, "Approximate Binomial Confidence Limits,"
Journal of American Statistical Association, 81, 843–855.

[11] Breslow, N. （1970）, "A Generalized Kruskal–Wallis Test for
Comparing K Samples Subject to Unequal Patterns of Censorship,"
Biometrics, 57, 579–594.

[12] Chen, J.J., K.K. Lin, M.F. Huque, and R.B. Arani（2000）,
"Weighted P–Value for Animal Carcinogenicity Trend Test," Biometrics,
56, 586–592.

[13] Chen, J.J., and D.W. Gaylor（1986）, "The Upper Percentiles of
the Distribution of the Logrank Statistics for Small Numbers of Tumors,"
Communications in Statistics – Simulation and Computation, 15, 991–
1002.

[14] Chu, K.C., C. Cueto, and J.M. Ward（1981）, "Factors in the
Evaluation of 200 National Cancer Institute Carcinogen Bioassays,"
Journal of Toxicology and Environmental Health, 8, 251–280.

[15] Cochran, W.（1954）, "Some Methods for Strengthening the
Common χ^2 Tests," Biometrics, 10, 417–451.

[16] Cox, D.R. （1959）, "The Analysis of Exponentially Distributed
Life–times with Two Types of Failures," Journal of Royal Statistical

Society, Series B, 21, 4121–421.

[17] Cox, D.R. （1972）, "Regression Models and Life Tables（with discussion）," Journal of Royal Statistical Society, Series B, 34, 187–220.

[18] Dayan, A.D.（1988）, "Biological Assumptions in Analysis of the Bioassay," in Carcinogenicity, The Design, Analysis and Interpretation of Long–Term Animal Studies, an International Life Sciences Institute（ILSI）monograph, edited by H,C. Grice and J.L. Ciminera, Springer–Verlag, New York.

[19] Dempster, A.P., M.R. Selwyn, and B.J. Weeks（1983）, "Combining Historical and Randomized Controls for Assessing Trends in Proportions," Journal of the American Statistical Association, 78, 221–227.

[20] Dewanji, Anup and J.D. Kalbfleisch（1986）, "Nonparametric Methods for Survival/Sacrifice Experiments," Biometrics, 42, 325–341.

[21] Dinse. G.E.（1988）, "Estimating Tumor Incidence Rates in Animal Carcinogenicity Experiments," Biometrics, 44, 405–415.

[22] Dinse, G.E.（1991）, "Constant Risk Differences in the Analysis of Animal Tumorigenicity Data," Biometrics, 47, 681–700.

[23] Dinse, G.E. （1994）, "A Comparison of Tumor Incidence Analyses Applicable in Single–Sacrifice Animal Experiments," Statistics in

Medicine, 13, 689–708.

[24] Dinse, G.E., and J.K. Haseman（1986）, "Logistic Regression Analysis of Incidental–Tumor Data from Animal Carcinogenicity Experiments," Fundamental and Applied Toxicology, 6, 751–770.

[25] Dinse, G.E., and S.W. Lagokos（1983）, "Regression Analysis of Tumor Prevalence Data," The Journal of the Royal Statistical Society, Series C, 32, 236–248.

[26] Fairweather, W.R., A. Bhattacharyya, P.P. Ceuppens, G. Heimann, L.A. Hothorn, R.L. Kodell, K.K. Lin, H. Mager, B.J. Middleton, W. Slob, K.A. Soper, N. Stallard, J. Ventre, and J. Wright（1998）, "Biostatistical Methodology in Carcinogenicity Studies," Drug Information Journal, 32, 401–421.

[27] Food and Drug Administration（FDA）,（1987）, Guideline for the Format and Content of the Nonclinical/Pharmacology/Toxicology Section of An Application.

[28] FDA（1997）, Formats and Specifications for Submission of Animal Carcinogenicity Study Data, Divisions of Biometrics I, II, III, and IV, Center for Drug Evaluation and Research. Rockville, Maryland; March 12, 1997.

[29] FDA（1999）, Guidance for Industry, Providing Regulatory Submissions in Electronic Formats –––NDAs, Center for Drug Evaluation and Research.

[30] Gart, J.J., D. Krewski, P.N. Lee, R.E. Tarone, and J. Wahrendorf (1986), Statistical Methods in Cancer Research, Volume III – The Design and Analysis of Lo ng–Term Animal Experiments, International Agency for Research on Cancer, World Health Organization.

[31]Gehan, E.A.(1965), "A Generalized Wilcoxon Test for Comparing K Samples Subject to Unequal Patterns of Censorship," Biometrika, 52, 203–223.

[32] Goldberg, K.M.(1985), "An Algorithm for Computing An Exact Trend Test for Multiple 2 x K Contingency Tables," a paper presented at Symposium On Long–Term Animal Carcinogenicity Studies.

[33] Haseman, J.K.(1983), "A Reexamination of False–Positive Rates for Carcinogenesis Studies," Fundamental and Applied Toxicology, 3, 334–339.

[34] Haseman, J.K.(1984a), "Statistical Issues in the Design, Analysis and Interpretation of Animal Carcinogenicity Studies," Environmental Health Perspective, 58, 385–392.

[35] Haseman, J.K. (1984b), "Use of Historical Control Data in Carcinogenicity Studies in Rodents," Toxicologic Pathology, 12, 126–135.

[36] Haseman, J.K.(1985), "Issues in Carcinogenicity Testing: Dose Selection," Fundamental and Applied Toxicology, 5, 66–78.

[37] Haseman, J.K.（1991）, a personal communication to Robert Temple, M.D., CDER, FDA.

[38] Haseman, J.K., J. Huff, and G.A. Boorman（1984）, "Use of Historical Control Data in Carcinogenicity Studies in Rodents," Toxicologic Pathology, 12, 126–135.

[39] Haseman, J.K., J.S. Winbush, and M.W. O'Donnell（1986）, "Use of Dual Control Groups to Estimate False Positive Rates in Laboratory Animal Carcinogenicity Studies," Fundamental and Applied Toxicology, 7, 573–584.

[40] Haseman, J.K., G. Hajian, K.S. Crump, M.R. Selwyn, and K.E. Peace（1990）, "Dual Control Groups in Rodent Carcinogenicity Studies," in Statistical Issues in Drug Research and Development, K. E. Peace, Editor, Marcel Dekker, New York.

[41] Haseman, J.K.（1999）, personal communication to the author.

[42] Hoel, D.G.（1983）, "Conditional Two Sample Tests with Historical Controls," in Contributions to Statistics, P.K. Sen, Editor, North–Holland Publishing Company.

[43] Hoel, D.G., and T. Yanagawa（1986）, "Incorporating Historical Controls in Testing for a Trend in Proportions," Journal of the American Statistical Association, 81, 1095–1099.

[44] Hoel, D., and H. Walburg（1972）, "Statistical Analysis of Survival

Experiments," Journal of the National Cancer Institute, 49, 361–372.

[45] Iatropoulos, M.J. (1988) , "Society of Toxicologic Pathologists Position Paper: "Blinded" Microscopic Examination of Tissues from Toxicologic or Oncogenic Studies," in Carcinogenicity, The Design, Analysis, and Interpretation of Tong–Term Animal Studies, edited by H.C. Grice and J.L. Ciminera, ILSI Monographs, Spring–Verlag, New York.

[46] ICH (1995) , S1C Dose Selection for Carcinogenicity Studies of Pharmaceuticals, ICH – S1C.

[47] ICH (1998) , S1B Testing for Carcinogenicity of Pharmaceuticals, ICH – S1B, Federal Register, vol. 63, 8983–8986, 1998.

[48] Ibrahim, J.G., and L.M. Ryan (1996) , "Use of Historical Controls in Time–Adjusted Trend Tests for Carcinogenicity," Biometrics, 52, 1478–1485.

[49] Jovanovic, B.D. and M.A.G. Viana (1996) , "Upper Confidence Bounds for Binomial Probability in Safety Evaluation," American Statistical Association 1996 Proceedings of the Biopharmaceutical Section, 140–144.

[50] Jovanovic, B.D. and P.S. Levy (1997) , "A Look at the Rule of Three," The American Statistician, 51, No.2, 137–139.

[51] Kodell, R.L., and H. Ahn (1996) , "Nonparametric Trend Test for

the Cumulative Tumor Incidence Rates," Communications in Statistics –
Theory and Methods, 25, 1677– 1692.

[52] Kodell, R.L., and H. Ahn（1997）, "An Age–Adjusted Trend Test
for the Tumor Incidence Rate," Biometrics, 53, 1467–1474.

[53] Kodell, R.L., B.A. Pearce, A. Turturro, and H. Ahn（1997）, "An
Age–Adjusted Trend Test for the Tumor Incidence Rate for Single–
Sacrifice Experiments," Drug Information Journal, 31, 471–487.

[54] Kodell, R.L., K.K. Lin, B.T. Thorn, and J.J. Chen（2000）,
"Bioassays of Shortened Duration for Drugs: Statistical Implications,"
Toxicological Sciences, 55, 415–432.

[55] Lin, K.K.（1988）, "Peto Prevalence Method Versus
Regression Methods in Analyzing Incidental Tumor Data from
Animal Carcinogenicity Experiments: An Empirical Study," in the
1988 American Statistical Association Annual Meeting Proceedings
（Biopharmaceutical Section）, New Orleans, Louisiana.

[56] Lin, K.K.（1995）, "A Regulatory Perspective on Statistical
Methods for Analyzing New Drug Carcinogenicity Study Data," Bio/
Pharam Quarterly, Vol. 1, Issue 2, 18–20.

[57] Lin, K.K.（1997）, "Control of Overall False Positive Rates in
Animal Carcinogenicity Studies of Pharmaceuticals," presented at 1997
FDA Forum on Regulatory Sciences, December 8–9, 1997,Bethesda,
Maryland.

[58] Lin, K.K. (2000) , "Carcinogenicity Studies of Pharmaceuticals," in Encyclopedia of Biopharmaceutical Statistics, edited by S.C. Chow, Marcel Dekker, New York, 88–103.

[59]Lin, K.K., and M.W. Ali (1994) , "Statistical Review and Evaluation of Animal Tumorigenicity Studies," in Statistics in the Pharmaceutical Industry, Second Edition, Revised and Expanded, edited by C.R. Buncher and J.Y. Tsay, Marcel Dekker, Inc., New York.

[60] Lin, K. K. and M. A. Rahman (1998a) , "Overall False Positive Rates in Tests for Linear Trend in Tumor Incidence in Animal Carcinogenicity Studies of New Drugs," Journal of Pharmaceutical Statistics, with discussions, 8 (1) , 1–22.

[61] Lin, K. K. and M. A. Rahman (1998b) , "False Positive Rates in Tests for Trend and Differences in Tumor incidence in Animal Carcinogenicity Studies of Pharmaceuticals under ICH Guidance S1B," unpublished report, Division of Biometrics 2, Center for Drug Evaluation and Research, Food and Drug Administration.

[62] Lin, K.K. (1998) , "CDER/FDA Formats for Submission of Animal Carcinogenicity Study Data," Drug Information Journal, 32, 43–52.

[63] Lindsey, J., and L. Ryan (1993) , "A Three–State Multiplicative Model for Rodent Tumorigenicity Experiments," Journal of Royal Statistical Society, Series C, 42, 283–300.

[64] Lindsey, J., and L. Ryan (1994) , "A Comparison of Continuous–

and Discrete-Time Three-State Models for Rodent Tumorigenicity Experiments," Environmental Health Perspectives, 102（Suppl. 1），9-17.

[65] Louis, T.A.（1981），"Confidence Intervals for a Binomial Parameter After Observing No Success," The American Statistician, 35, No. 3, 154-154.

[66] Malani, H.M., and J. Van Ryzin（1988），"Comparison of Two Treatments in Animal Carcinogenicity Experiments," Journal of American Statistical Association, 83, 1171-1177.

[67] Mantel, N., and W. Haenszel（1959），"Statistical Aspects of the Analysis of Data from Retrospective Studies of Disease," Journal of National Cancer Research, 22, 719-748.

[68] Malani, H.M., and Y. Lu（1993），"Animal Carcinogenicity Experiments with and without Series Sacrifices," Communications in Statistics - Theory and Methods, 22, 1557-1584.

[69] McKnight, B., and J. Crowley（1984），"Tests for Differences in Tumor Incidence Based on Animal Carcinogenesis Experiments," Journal of American Statistical Association, 79, 639-648.

[70] Moon, H., H. Ahn, and R.L. Kodell（2000），"Testing Incidence of Occult Tumors by Attributing Tumor Lethality in the Absence of Cause-of-Death Information," submitted to Biometrics.

[71] OFR（Office of the Federal Register），（1985），"Chemical Carcinogens; A Review of the Science and Its Associated Principles," in Part II, Office of Science and Technology Policy, Federal Register, March 14, 1985, 47-58.

[72] OFR,（1995），"Dose Selection for Carcinogenicity Studies of Pharmaceuticals," in Part III, Department of Health and Human Services, Food and Drug Administration, Federal Register, March 1, 1995, Vol. 60, No. 40, 11278-11281.

[73] OFR,（1997），"Electronic Records; Electronic Signatures," Federal Register, March 20, 1997.

[74] Peto, R., M.C. Pike, N.E. Day, R.G. Gray, P.N. Lee, S. Parish, J. Peto, S. Richards, and J. Wahrendorf（1980），"Guidelines for Simple, Sensitive Significance Tests for Carcinogenic Effects in Long-term Animal Experiments," in Long-term and Short-term Screening Assays for Carcinogens: An Critical Appraisal, World Health Organization.

[75] Portier, C.J., and G.E. Dinse（1987），"Semiparametric Analysis of Tumor Incidence Rates in Survival/Sacrifice Experiments," Biometrics, 43, 107-114.

[76] Prasse, K.（1986），"Letter to the Editor（on blinded microscopic evaluation of slides from toxicity and carcinogenicity studies），" Toxicology and Applied Pharmacology, 83, 184-185.

[77] Prentice, R.L., R.T. Smythe, D.Krewski, and M.Mason（1992），

"On the Use of Historical Control Data to Estimate Dose Response Trends in Quantal Bioassay," Biometrics, 48, 459–478.

[78] Society for Toxicology（1982）, "Animal Data in Harzard Evaluation: Paths and Pitfalls," Fundamental and Applied Toxicology, 2,101–107.

[79] Sontag, J.A., N.P. Page, and U. Saffiotti（1976）, Guidelines for Carcinogen Bioassay in Small Rodents, Carcinogenesis Technical Report, DHEW Publication（NIH）, 76–801.

[80] Tamura, R.N, and S.S. Young（1986）, "The Incorporation of Historical Information in Tests of Proportions: Simulation Study of Tarone's Procedure," Biometrics, 42, 343–349.

[81] Tamura, R.N, and S.S. Young（1987）, "A Stabilized Moment Estimator for the Beta–Binomial Distribution," Biometrics, 43, 813–824.

[82] Tarone, R.E.（1975）, "Tests for Trend in Life Table Analysis," Biometrika, 62, 679–682.

[83] Tarone, R.E.（1982）, "The Use of Historical Control Information in Testing for a Trend in Proportions." Biometrics, 38, 215–220.

[84] Temple, R.T., W.R. Fairweather, V.C. Glocklin, and R.T. O'Neill（1988）"The Case for Blinded Slide Reading," Comments on Toxicology, 2:99–109.

[85] Thomas, D.G., N. Breslow, and J.J. Gart (1977) , "Trend and Homogeneity Analyses of Proportions and Life Table Data," Computer and Biomedical Research, 10, 373–381.

[86] U.S. Interagency Staff Group on Carcinogens (1986) , "Chemical Carcinogens; A Review of the Science and Its Associated Principles,"Environmental Health Perspectives, 67, 201–282.

[87] Vollset, S.E. (1993) , "Confidence Intervals for Binomial Proportion," Statistics in Medicine, 12, 809–824.

[88] Williams, P.L., and C.J. Portier (1992) , "Analytic Expressions for Maximum Likelihood Estimation in a Nonparametric Model of Tumor Incidence and Death," Communications in Statistics – Theory and Methods, 21, 711–732.

[89] Woodruff, R.S. (1971) , "A Simple Method for Approximating the Variance of a Complicated Estimate," Journal of the American Statistical Association, 66, 411–414.

第二十二章 | 药物内分泌毒性非临床评价指导原则[1]

本指导原则代表美国食品药品管理局（FDA 或审评机构）对该主题目前的观点。它不会赋予任何人任何权利，也不会约束FDA 或公众。如果有替代方法能够满足法令法规的要求，您可以采用该替代方法。如果您想要讨论该替代方法，请联系原文标题页中所列的 FDA 负责执行本指导原则的工作人员。

一、前言

本指导原则为向药物审评与研究中心（CDER）提出新药临床申请、新药申请以及生物许可申请的申报者对拟确定药物所致内分泌相关毒性的可能性展开的非临床试验提供建议。[2]

---

[1] 本指导原则由美国食品药品管理局药物审评与研究中心新药办公室起草。
[2] 本指导原则的目的，除非另有说明，药物一词均包含人用药品和治疗用生物制品。

本指导原则的目的是：
● 描述如何用非临床试验标准组合评价药物内分泌相关毒性。
● 确定为更全面描述药物内分泌相关毒性特点而增加额外研究的情况。

本指导原则关注为评价药物所致偶然的、不良的内分泌反应的可能性而展开的非临床试验。本指导原则不为预防或治疗特殊疾病或状态而干扰内分泌系统的药物的开发提供建议，并且不为考察不良内分泌相关活性而开展的临床试验提供详细的建议。本指导原则不涵盖环境评估问题。

通常，FDA 指导原则文件不具有法律强制性。相反，该指导原则描述了监管机构对某一主题当时的看法，应当被视为一种建议，除非是引用了特定的法律法规要求。在 FDA 指南中使用应当（Should）一词，是指建议或者推荐，并不是必须要求。

二、背景

一些化合物可以干扰机体或其子代的内分泌系统，导致一个或多个敏感组织的不良反应。化合物可通过多种机制造成这种影响，其中①包括模拟或增强内源性激素的作用；②阻断激素受体，从而阻止内源性激素的作用；③影响内源性激素的合成、转运、代谢或排泄。这些效应可能是预期的（如口服避孕药），也可能是非预期的副作用。要产生生物学上显著的效应，化合物在靶点的暴露要足够多而且该化合物还要有足够的效能。请注意，并不是所有的内分泌系统紊乱都是不利的。对药物来说，只有在临床相关暴露看到的反应值得关注。

影响内分泌系统的受试药品包括而不限于：改变性激素（如雌激素和雄激素）、下丘脑 – 垂体 – 肾上腺激素、甲状腺激素、参与内分泌系统反馈调节的激素（如促性腺激素释放激素、促肾上腺皮质激素）。内分泌系统的紊乱可导致对发育广泛的多种不良反应。在不同发育阶段，适当的激素暴露是正常发育的关键。但在不合适的时间，增加或减少雌激素或雄激素活性，终末器官结构和（或）功能便可能发生短暂的或永久性的改变。如动物研究表明，在特定的围产期暴露于抗雄激素药物的雄性动物可丧失形态、生理和行为的雄性特征。

内分泌活性化合物也可通过神经内分泌细胞或神经细胞上表达的受体而影响神经系统。以啮齿类动物为例，早期发育暴露于雌二醇或睾酮，可建立永久性的性依赖脑组织形态。也可通过控制类固醇生成的酶（如可将睾酮转化为雌二醇的 P450 芳香化酶 CYP19A1）调节脑中类固醇激素代谢，而控制性分化。如改变芳香化酶活性的化合物可使啮齿类动物性激素失衡，并导致性行为改变。

评估开发人用药物激素系统潜在影响十分重要。非临床试验对这种评估是合适的，因为脊椎动物内分泌系统相似，而且多种脊椎动物对激素敏感性相似。根据开发的人用药物（包括作用于内分泌系统的药物）的最近文献和经验，有可能确定没有内分泌活性的药物对内分泌的可能影响。标准的临床试验组合已成功地预测药物对患者群内分泌的影响。在特定情况下可能需要的其他试验，本文第 3 节将进行讨论。

三、非临床评价概述

作为人用药物安全性评价的一部分，CDER 推荐拟确定潜在毒性研究设计的毒性试验标准组合 [参见 ICH M3（R2）药品上市许可及人体临床研究时展开的非临床安全性试验以及 S6（R1）生物技术药品的临床前安全性评价指导原则 Nonclinical Safety Studies for the Conduct of Human Clinical Trials and Marketing Authorization for Pharmaceuticals and S6（R1）Preclinical Safety Evaluation of Biotechnology-Derived Pharmaceuticals]。[1] 用推荐范例实施的良好设计的非临床试验程序，将检测到正在开发的药物造成内分泌紊乱相关的明确不良反应。如果内分泌的不良反应被确定，其他因素，如适应证、目标人群、给药途径、给药持续时间和与预期临床暴露相关的暴露水平，将决定如何继续进行试验（如进一步的非临床试验或临床监测是合适还是不必要）。

下面讨论了药物开发期间开展的典型的非临床试验，重点是这些研究能够提供的潜在的内分泌相关毒性的资料。

（一）受体结合试验
内分泌受体结合试验可用作初筛。没有与受体结合并不能排除潜在的内分泌作用（例如不与受体结合的药物仍可能影响激素的合成或代谢，从而导致间接的不良内分泌作用）。同样，如果确实

---

[1] 见 ICH 指导原则 M3（R2）药品上市许可及人体临床研究时展开的非临床安全性试验和 S6（R1）生物技术药品的临床前安全性评价指导原则 [M3（R2）Nonclinical Safety Studies for the Conduct of Human Clinical Trials and Marketing Authorization for Pharmaceuticals and S6（R1）Preclinical Safety Evaluation of Biotechnology- Derived Pharmaceuticals]。

与受体结合，也不能为相互作用将导致显著的生物学的改变提供确凿的证据。如果药物与内分泌受体结合，那么额外试验，包括体外研究和非临床体内功能试验，可用于描述相互作用的特征。

酶学试验也可通过改变某些酶的活性筛查药物干扰内分泌系统的可能。如某些细胞色素 P450 同工酶参与类固醇激素合成代谢和分解代谢。这些酶包括 CYP11A1、11B1、11B2、17A1 和 21A1，它们在类固醇生物合成中发挥作用。同样，肝脏中的尿苷二磷酸葡萄糖醛酸转移酶代谢循环的甲状腺激素。

（二）药理学研究

申报者通常进行非临床研究评估预期的药理作用，包括药物对体外和体内疾病模型作用的研究。在某些情况下，预期的药物药理作用靶点，可能在内分泌相关途径内。药理学研究有助于描述这种内分泌活性的特点。

（三）重复给药毒性研究

大多数新药非临床安全性评估包括两种动物种属重复给药的毒理学研究。[1] 预期长期使用的药物，通常要在两种动物，用受试药物广泛的剂量范围，进行 6 个月（啮齿动物）或 9 个月（非啮齿类）的研究。这些研究一般包括可识别不良的内分泌相关活性的各种终点。器官质量变化、整体器官病理学、临床化学和组织病理学都可显示特定的内分泌反应。

大体病理学和组织病理学评估通常收集的器官包括内分泌敏感器

---

[1] 见 ICH 指导原则 S5 药物对生殖发育的毒性的检验（S5 Detection of Toxicity to Reproduction for Medicinal Products）。

官，如甲状腺、肾上腺、生殖器官和垂体。所观察到的变化可能显示潜在的不良内分泌反应。如雌激素类药物可产生下列影响：增加卵巢和子宫质量、子宫内膜刺激、乳腺刺激、降低胸腺质量和退化以及增加骨密度。其他激素活性可引起靶组织的特征性的组织学变化。有时，精心选择的激素分析可提供临床监测和风险评估的生物标志物。

（四）发育和生殖毒性研究

对于大多数药物来讲，申报者经常进行组合试验，确定药物是否可能损害生育力或是否影响胚胎/胎儿和新生儿的发育。某些发育阶段（如妊娠期间、新生期、围青春期）对内分泌反应特别敏感。敏感终点可包括阴道通畅、包皮分离和肛门生殖器距离；对雄性子代，敏感终点可包括乳头保留。子代生殖能力对发现神经内分泌的影响也很重要。标准的发育和生殖毒性研究一般可有效地捕捉妊娠期间的发育时间点，但可能不足以评价对出生后发育的影响，除非哺乳期就给新生儿药物。

（五）致癌性研究

在大鼠和小鼠进行的致癌性研究是长期使用药物影响的另一种重要的信息来源。虽然这些研究的目的是评价药物的致癌的可能，然而通过组织病理学评价的器官变化，也可提供潜在的内分泌作用的信息。如垂体、肾上腺/性腺/甲状腺轴的持续紊乱可导致多种肿瘤。综合评价的组织学、器官质量、临床化学或血液学的数据，可形成与肿瘤形成前激素作用相关变化的公认模式。通常情况下，可获得的数据足以确定参与的激素轴。

四、当需要对不良内分泌相关反应进行额外评价

按照 CDER 推荐的规范进行的标准非临床试验项目，通常足以检测药物是否可能干扰内分泌系统。作为整体评价的一部分，有具体的因素可提示需要增加研究。

在决定上面讨论的标准非临床试验评价结果是否足以评价药物不良内分泌相关反应以及是否有需要增加评估时，申报者应该考虑下列因素。

●是否有化合物相关数据表明药物或相关化合物可能存在内分泌相关不良反应？

●拟用于人群中的药物是否已在标准毒性研究中进行过验证？

●药物临床系统暴露量是否接近或高于动物中内分泌反应的未观察到不良反应剂量（NOAEL）下的暴露量？

这些问题会在下文进一步解释。

（一）是否有数据显示有不良内分泌活性

如果数据（如类别效应、受体结合）表明有潜在的不良内分泌相关影响，申报者应考虑是否有必要增加研究。如果根据该药类别的主要药理学预料有内分泌反应并且已充分表明有这些类别效应特点，可能没有必要增加内分泌特殊的研究。然而，如果尚不清楚在使用条件下内分泌相关的发现是否与人类有关，有时可能有必要增加研究。

（二）在人群中应用的药物是否在标准毒性试验中验证过

标准的非临床研究适用于检测宫内暴露和暴露于成人后的不良反应，但可能不适于检测产后早期暴露后效应。当哺乳期没有充分暴露时，在产后早期应进行直接给药研究，以确保产后期暴露。幼年动物所经历的内分泌变化可能有远期后果，而仅在成年动物进行研究不能充分证实这种变化的后果。如果只有成年动物试验，专门设计评价幼年动物毒性的附加研究可能很重要。

（三）药物临床全身暴露是否接近或高于动物内分泌反应的未观察到不良反应剂量（NOAEL）暴露

申报者应该评估标准的非临床安全性研究确认的任何潜在的内分泌活性的暴露 – 反应关系。那些超过人体暴露（如超过 50 倍）在动物身上才出现的内分泌活性，通常不需要附加研究。附加评估可能仅适用于人的暴露相当于（或超过）标准的非临床安全性研究中观察到的内分泌相关活性的暴露水平并且和人类相关性尚不清楚的情况。注意，对人体暴露的评估应考虑到可能暴露于含有相同活性成分（如非处方药的活性成分）的多种药物或暴露于具有类似内分泌效应的多种药物。与单一药物相比，这可能增加风险。

五、进一步评估不良内分泌相关活性的附加研究

正如前面所讨论的，FDA 已得出结论，新药非临床安全性试验标准组合几乎可在所有情况下检测有关的内分泌相关不良反应。根据非临床安全性试验标准组合的全部数据和本文第 3 节确定的因素的全面评估，申报者应确定不良内分泌相关活性的评估是否充分或是否应进行附加研究，进一步了解潜在的内分泌反应。申报者应考虑是否可预测临床暴露的不良内分泌相关活性的风险。在

有大的暴露范围情况下，附加研究可能是不必要的。如果需要进一步研究，申报者可考虑下列 3 方面附加评估。

1. 机制研究
显示有不良内分泌效应证据的非临床安全性试验标准组合的研究结果可能产生，有关作用机制涉及的作用方式和人的相关性问题。如果在非临床安全性试验标准组合研究中显示有内分泌组织学变化，可能需要研究细胞色素 P450 同工酶的诱导或抑制作用，因为这种抑制或诱导在动物可能是药物改变激素水平的机制。然而这些机制在人体可能与药物并不相关。如果内分泌信号与人有相关性，将对监管机构的决定有重要影响，申报者可考虑其他动物模型的机制研究是否可提供更多信息。

2. 非临床幼年动物研究
不能根据成年动物充分预测，给予新生儿或儿科患者那些药物的急性或持续暴露的长期内分泌反应。幼年动物研究可能有助于阐明这些长期内分泌反应。

3. 临床研究
临床内分泌终点（如激素水平）研究，对阐明在非临床研究中确认的不良内分泌活性的相关性很重要。这种临床研究可替代内分泌毒性补充非临床评估，也可作为内分泌毒性补充非临床评估基础上增加的研究。

总的来说，非临床综合试验标准组合一般足以确定内分泌相关毒性。根据非临床安全性试验标准组合结果来增加非临床研究，对更充分地描述药物内分泌相关的潜在毒性可能是必要的。对于特殊情况，应与审评部门联系获得进一步的指导原则。

第二十三章 | 研究性酶替代疗法产品：非临床评价指导原则[1]

本指导原则草案最终定稿时,仅代表美国食品药品管理局（FDA或审评机构）对该主题目前的观点。它不会赋予任何人任何权利，也不会约束 FDA 或公众。如果有替代方法能够满足法令法规的要求，您可以采用该替代方法。如果您想要讨论该替代方法，请联系原文标题页中所列的 FDA 负责执行本指导原则的工作人员。

一、前言

本指导原则旨在帮助申报者在研究性酶替代疗法（ERT）产品的开发过程中设计和实施非临床试验。具体而言，本指导原则阐明了食品药品管理局（FDA）当前对于支持研究性 ERT 产品的临床试验启动、临床开发进行以及上市审批所需要的物料和非临床信息的观点。

---

[1] 该指导原则由美国食品药品管理局药品审评与研究中心（CDER），胃肠病和先天缺陷产品处起草。

本指导原则意为以下三个 ICH 工业指导原则的增补：M3（R2）
人体临床试验实施和药品上市许可的非临床安全性研究 [M3（R2）
Nonclinical Safety Studies for the Conduct of Human Clinical Trials
and Marketing Authorization for Pharmaceuticals]、M3（R2）人体临
床试验实施和药品上市许可的非临床安全性研究——问答文件
[M3（R2）Nonclinical Safety Studies for the Conduct of Human Clinical
Trials and Marketing Authorization for Pharmaceuticals —— Questions
and Answers] 和 S6（R1）生物工程类药物的非临床安全性评
价 [S6（R1）Preclinical Safety Evaluation of Biotechnology–Derived
Pharmaceuticals]。[1] 这些 ICH 指导原则提供了对于用以支持传统
小分子和生物工程类药品进行人体临床试验和申请上市许可的非
临床安全性研究的一般性建议。同时在 ICH M3(R2)也指出了，"对
于用来治疗当前没有特效药的致命疾病或严重疾病 [如晚期癌症、
耐药性人体免疫缺陷病毒（HIV）感染、先天性酶缺乏症] 的在
研药品，在毒理学评价和临床开发上允许具体问题具体分析，以
优化和加快药品开发的进程。"

本指导原则提供了对于 ERT 产品非临床安全性评价的具体建议，
并帮助申报者设计能合理支持药品临床试验和上市申请递交的非
临床项目。

历史上，除了极个别例外，开发过的 ERT 产品均用于治疗溶酶
体贮积症。本指导原则中的建议适用于用以治疗溶酶体贮积症
或其他先天性代谢缺陷相关疾病的 ERT 产品。然而，本指导原

---

[1] 我们定期更新指导原则。为确保您下载的是最新版的指导原则，请访
问 FDA 药物指导原则网站 http://www.fda.gov/Drugs/GuidanceComplianceR
egulatoryInformation/Guidances/default.htm

则不适用于胰腺酶制品的开发 [见行业指导原则胰腺外分泌功能不全的药品——NDAs 提交（Exocrine Pancreatic Insufficiency Drug Products —Submitting NDAs）]。

通常，FDA 的指导原则文件不建立法律强制性的责任。相反，指导原则描述了审评机构对某一问题的当前观点，应当仅视其为建议，除非引用了具体的法令法规要求。应当（Should）一词在审评机构指导原则中的意思是建议或推荐，而不是必须。

二、背景

ERT 产品用于治疗各种各样由于基因缺陷遗传而导致的代谢失调的罕见先天性缺陷 [例如，戈谢病、Fabry 病、庞贝氏症、黏多糖 I、II、III 和 B、IV A 和 VI]，这些疾病一般在生命的早期表现出来。各个疾病的发病史各不相同。一种疾病可能存在多种表型，其表型的范围可包括从不活跃的、渐进的退行性疾病，到在很短的时间内导致死亡或严重的不可逆后遗症的迅速进展的疾病。疾病的治疗通常是外源性供给缺失的或有缺陷的蛋白质。

替代内源性蛋白的治疗方式有可能伴随着毒性，这种毒性主要是过敏反应；然而，药物传输的方式并不总是模拟内源性蛋白产生的途径。因此，可能还存在除了过敏反应外的其他安全问题（例如由于过量的酶浓度导致的直接或间接的毒性反应或 ERT 药物在非靶组织可能产生的毒性）。鉴于临床适应证、发病史以及产品类型多种多样，没有一个单一的非临床方案能设计为适用于所有 ERT 产品。

三、非临床试验考虑

（一）非临床试验目标

用于支持 ERT 产品临床试验而开展的非临床试验，应该达到这些
目标：

●药效学特征，包括概念验证（POC）研究，应阐明生物学的合
理性并确定生物活性剂量水平。

●安全性评估，包括毒理学研究，应该声明安全起始剂量选择、
剂量递增过程和给药频率；阐明研究性药品拟采用的临床给药途
径（ROA）的可行性和安全性；并确定能指导人体临床安全监测
的安全参数。

（二）一般非临床试验设计的建议

计划非临床开发项目时，申报者应该考虑以下可能影响启动临
床试验所需的支持性非临床试验的时间安排、持续时间和类型
等问题：

●临床拟用适应证和人群，例如是在儿童还是成人中进行研究，
以及在这些人群中疾病进展到死亡或不可逆转的病况的速度。在
风险评估中应该考虑到的、能提示直接受益预期的药效学数据，
是支持包含儿科患者的首次人体试验的关键。

●与具体 ERT 产品（或类似产品）相关的、现有的临床或非临床
安全性和药理学信息的可用性。含有该产品拟采用的临床给药设
备或给药程序或任何相关设备或程序的现有安全性相关信息的可
用性。

●正常的或是酶缺乏的合适的动物物种的可用性，用以测试研究性 ERT 产品的、包括与目标患者人群相关的疾病的病理生理学在内的预期生物反应。

1. 用于非临床试验的研究性 ERT 产品

在关键非临床试验（即确定人体安全剂量的研究）中，应采用患者人群服用的研究性 ERT 产品进行研究。每批用于非临床试验的研究性 ERT 产品应根据既定标准进行表征，应与产品开发的阶段相一致。原料药和拟用于非临床试验和临床试验的药品之间的异同点，包括辅料差异，应在新药临床申请（IND）中加以强调并讨论。所有成分的安全性应能够支持临床应用。

2. 动物种属的选择

应在相关动物种属中进行非临床评价。在确定相关动物种属的评价因素时，必须要考虑具体的 ERT 产品和临床适应证。在确定测试 ERT 产品应采用的最相关种属时，还应考虑一些额外的因素，包括：①分子属性的相似性，包括酶的种间同源性和介导人体循环系统对 ERT 产品吸收的细胞表面受体；②与人体相比，原生酶和（或）ERT 产品在动物体内的分布；③对 ERT 产品的免疫耐受性；④拟采用的临床给药系统或程序的可行性。申报者应证明每一种动物种属的合理性。

3. 疾病动物模型

在被替代的内源性酶水平正常的动物体内，可能很难或不可能检测到 ERT 的药理活性。例如，内源性酶水平正常的动物给予 ERT 产品后，可能导致酶过量和在拟用患者人群体中不可能发生的毒性。因此，在评价 ERT 产品的药效活性以及某些情况下的毒理学方面，在靶标酶缺乏的疾病动物模型中开展的研究要优于采用健康动物的研究。疾病动物模型中展开的非临床试验也可能为了解种属的相关性和剂量活性关系提供新视角。此外，使用疾病动物模型有助于鉴别适用于临床试验监测的生物标志物。

应该认识到疾病动物模型的潜在局限性。Morgan 等人（2013 年）发表的文章详细讨论了在安全性研究中使用的疾病动物模型的技术挑战和考虑。[1] 当研究中使用疾病动物模型来支持 ERT 产品的临床应用和安全性时，IND 应该包括支持该模型模拟目标患者人群以及评价研究性 ERT 产品安全性的应用和（或）可能性的信息，应考虑下列各方面：

● 在疾病动物模型和患者之间的病理生理学异同点。
● 与健康动物对比，疾病动物模型对研究性 ERT 产品的反应更敏感。
● 在研究性 ERT 作用下，可能加重现有的疾病状态或诱发毒性。

4. 概念验证研究
鼓励在疾病动物模型中开展 ERT 产品的非临床 POC 研究。这些 POC 研究可以在人体首次应用之前达到建立生物学合理性的目标。这些研究如果设计得当，也能够在临床试验中用来评价毒性和支持安全性（见 III.B.5 部分）。这些研究也能有助于确定生物活性剂量的水平，并声明一个合适的剂量递增过程和给药频率。所选的评价动物模型应证明研究性 ERT 产品的生物学反应与预期的人体对该药的反应相似，因此可以为临床试验提供支持。靶标

---

[1] 3 Morgan, SJ, Elangbam, CS, Berens, S, Janovitz, E, Vitsky, A, Zabka, T, Conour, L, 2013, Use of Animal Models of Human Disease for Nonclinical Safety Assessment of Novel Pharmaceuticals, Toxicol Pathol, 41:508-515.

酶缺乏的动物通过 ERT 治疗后，测量其组织底物水平，可证明其药理活性。此外，在循环系统中酶反应产物的检测也可作为药物活性的证据。

用于评价研究性 ERT 产品生物活性方面的体外非临床试验，可以提供支持 POC 的信息。体外研究有助于说明药效活性（例如底物清除）或评估 ERT 在溶酶体贮积症细胞内的半衰期。然而，单凭体外试验不足以可靠地预测在体内给予该产品后的生理学和生物学活性结果。因此，非临床试验项目应包括体外和体内两种方法，从而了解拟用患者人群使用的研究性 ERT 产品的生物学的合理性。

应鼓励申报者在 POC 研究中纳入安全性终点，并且在启动研究前，申报者应该与审查部门讨论研究设计的合理性（例如使用的动物数和广泛的组织采集和评价）。

5. 毒理学研究

应开展合适的非临床安全性评价来支持拟定的临床开发项目。传统毒理学研究标准试验系统应选用健康动物进行。对于支持 ERT 产品临床试验的研究，申报者可以考虑采用包含评价研究性 ERT 产品的潜在毒性的重要安全性参数的疾病动物模型的研究设计。在相应的疾病动物模型中开展的、可预评价毒理学终点的 POC 研究（包括组织的显微镜检查在内）可支持人体临床试验的启动。使用疾病动物模型进行毒性试验，也能检测到药物和疾病的相互作用所造成的、在健康的动物中不会观察到的毒性。申报者应在研究启动之前与审查部门讨论该研究设计，以获得对其的认可。

无论是在健康动物还是疾病动物模型中进行的非临床安全性评价，都应该能够充分全面的鉴别、表征和量化潜在的局部和全身毒性、发病（即急性或延迟）、产品剂量水平对毒性结果的影响以及任何毒性逆转的可能性（如果有必要的话）。

非临床试验的总体设计应支持拟采用的临床试验的安全性。如适用，非临床毒理研究的设计应包括以下内容：

●每一种性别都具有足够数量的动物恰当地随机分配到各组中。所需动物数根据研究性 ERT 产品现有的安全性、种属、模型和给药系统可能不同。如果来自 POC 研究的安全数据可支持临床试验，申报者应该考虑采用充足的动物用于这些研究。在研究启动之前，建议申报者就这些研究设计向审评部门进行咨询。

●年龄和发育情况与临床试验拟用人群相适应的动物。当 ERT 产品的首次人体试验将会纳入儿科患者时，应在临床试验启动前开展采用幼年动物的毒性研究。主要问题是对幼年儿科患者发育器官系统（例如中枢神经系统、生殖道、免疫系统和骨骼系统）潜在的不良反应。ICH M3（R2）和儿科药品的非临床安全性评价指导原则（Nonclinical Safety Evaluation of Pediatric Drug Products）为是否需要进行幼年动物研究的提供建议。申报者可以在开展该项研究前，将幼年动物的毒理学研究方案提交给审查部门，以征得同意。当①临床开发从成人患者开始；②成年动物和成年患者的研究中无特定的安全问题；③在治疗期间，毒性靶器官未发育，则幼年动物的毒性研究可以豁免。

●合适的对照组。ERT 产品的所有毒理学研究均应包含一个对照组。一个合适的对照组实例包括年龄相匹配的、仅给予制剂溶媒的动物。当必需与抗组胺药（如苯海拉明）联合用药来控制 ERT 产品的过敏反应时，研究应包括溶剂对照组和溶剂加抗组胺药对照组。特定对照组的选择应提供合理性验证。

●合适剂量水平。POC 研究结果应指导非临床安全性评价和临床开发的目标剂量选择。ICH M3（R2）和随后的问答文件为一般毒性研究最高剂量的选择提供了考虑因素。通常，ERT 产品的最高检测剂量至少应达到拟采用的最高临床给药剂量的暴露量的数倍。非临床试验中使用的最高剂量水平可能会受到动物的大小、组织体积或大小、ROA 或产品制造能力的限制。特定剂量水平的选择应提供合理性验证以及支持性数据。

●尽可能反映预期的临床暴露的给药过程。

●充分的给药持续时间。用来支持 ERT 产品首次人体给药的非临床试验的给药持续时间取决于两个关键问题：①若先天性代谢缺陷引起的疾病的治疗预期为长期治疗，当没有可用疗法时，在首次人体试验中进行短期有限的治疗是不允许的；②若疾病进展迅速导致死亡或不可逆损伤，则可认为有更大的不确定性风险。由于这些原因，非临床试验方案的设计应支持参加首次人体试验患者的长期给药，同时也应将试验患者的疾病表型纳入考虑。

如果纳入标准界定某一表型预计在 1 年以上可迅速进展为死亡或实质性的不可逆的损伤，那么，啮齿类和非啮齿类动物 1 个月的重复给药毒理学研究，可足以启动临床试验。在疾病动物模型中进行适当持续时间的 POC 研究以及充分的毒理学评价可支持这些患者的初次给药。需要开展单一种属 3 个月的毒性研究以支持用于治疗快速进展的疾病表型的 ERT 产品的批准。若啮齿类和非啮齿类动物 1 个月毒理学研究的结果不相似，则需要在两种动物种属中进行 3 个月的毒性研究。3 个月毒性研究应与首次人体试验同时展开。

如果临床试验纳入标准界定某个表型预计疾病进展将较为缓慢，那么，需要开展啮齿类动物和非啮齿类动物至少 3 个月的毒理学研究来启动首次人体试验；这是因为，鉴于这些罕见疾病的属于慢性疾病，以及无法满足的医疗需求，预计首次人体暴露的开始将采用长期给药。

如 ICH M3（R2）中讨论的，若建议采用短期临床给药（例如小于 1 个月）并考虑得当，较短周期的毒理研究也是可接受的。但应完成更长周期的毒理学研究，以支持上文讨论的长期临床给药。

● ROA 应尽可能地模拟临床拟用给药路径。只要有可能，正式毒理学研究中研究性 ERT 产品应采用临床试验中拟采用的给药设备给药。如在动物模型中无法复制临床 ROA，那么建议采用替代给药途径或方法，同时对该给药途径或方法进行科学的验证并作为非临床开发计划的一部分。

●捕捉潜在毒性的安全终点。评价的标准参数包括死亡率（尽可能确定死因）、临床观察、体重、体检、食物消耗或食欲、水的消耗（如适用）、临床病理学（血清化学、血液学、凝血、尿液分析）、器官重量、大体病理学和组织病理学。在开展幼年动物研究时，采用额外发育终点可能比较适合。

●抗药物抗体（ADA）对 ERT 药物暴露和反应的影响评价。需要以上信息来评价 ADA 的形成对毒理学研究结果阐述的影响。

这些非临床数据有助于指导临床试验设计。例如，毒理学研究中产生的数据可建立一个未观察到不良反应剂量，该剂量可以帮助确定临床试验中起始剂量的选择和随后的剂量递增方案。此外，这些信息可以预防或减轻患者的显著毒性。

6. 药品非临床试验质量管理规范

根据 21CFR 312.23，每个主要用于支持临床试验安全性的毒理学研究均应符合 21CFR 58 规定的药物非临床试验质量管理规范（GLP）。然而，一些毒理学评价可能不完全符合 GLP 规范。例如，研究性 ERT 产品的毒理学数据有时通过 POC 研究收集，可能 POC 研究使用的疾病动物模型需要独特的动物保健措施和专业技术，无法在 GLP 试验设施中实现。如果研究不是在符合 GLP 的条件下进行，在最终研究报告 [21CFR 312.23（a）（8）（iii）] 中应简要说明不符合 GLP 的原因。此外，申办方方需要证明所提交的用于支持 ERT 安全性的非 GLP 研究是严谨的和充分受控的以保证了良好的均匀性、一致性、可靠性、可重复性、质量和完整性。

所有的非临床试验（包括安全参数的研究设计）应采用前瞻性设计的研究方案。来自这些研究的结果应该具有高质量和良好的完整性，以支持计划的临床试验。非临床试验报告中应对前瞻性设计研究方案的所有偏差进行汇总，并说明这些偏差对研究完整性和研究结果的影响。

7. 后期临床试验和上市申请的产品开发

当研究性 ERT 产品开发进入后期阶段的临床试验，应考虑开展额外的非临床试验来解决任何悬而未决的问题。例如，如果生产或处方发生变化，那么后期阶段的 ERT 产品与早期临床试验的产品之间的可比性是不确定的，因此可能需要附加的体外和（或）体内非临床试验来桥接这两种产品。这样的桥接研究允许收集早期

的产品数据来支持后期开发或许可。如果 ROA 或患者人群与早期
临床试验相比发生明显改变，则可能需要进行额外的非临床试验。

为期 3 个月的毒性研究一般应足以支持 ERT 产品的上市申
请。然而，如果 3 个月的毒性研究结果提示有安全性担心，那
么，建议进行长达 6 个月的毒性研究来解决任何悬而未决的问
题。一般来说，建议进行生殖毒性试验组合，如 ICH S5（R2）
药品的生殖毒性检测和雄性生育力毒性 [Detection of Toxicity to
Reproduction for Medicinal Products & Toxicity to Male Fertility] 所
述 [参见 ICH M3（R2）中关于这些研究的时间安排]。然而，在
某些情况下，需要足够的理由来证明特定研究时间或要求的灵活
性。根据治疗患者人群，某些研究可以豁免或推迟到上市许可或
批准后展开。遗传毒性研究不适用于 ERT 产品，因此不建议开展。
一般不需要评价潜在致癌性以支持上市申请。然而，化学修饰后
的 ERT 产品（例如人重组酶偶联化学链接物）可能需要评估潜
在的遗传毒性和（或）致癌性。

8. 非临床试验报告

应提交每个体外和体内非临床试验报告，来证明研究性 ERT 产
品的安全性。对于 IND 申请，一般不需要完整的药理学和 POC
研究报告；然而，如果使用 POC 研究提供的安全性数据来支持
临床试验，则需要提交完整的研究报告。每个完整的研究报告
应该包括但不限于以下内容：①预计的设计方案和所有方案修
订清单；②研究设计的详细描述（例如使用的测试系统、动物
种属或应用模型、对照和研究性药物方式、剂量水平、详细的
给药程序、所有研究方案参数的收集）；③对所有评估参数设置
的完整数据，包括个体动物数据和表格 / 汇总数据；④所获得结
果的分析和解释。

9. 与 CDER 药理学 / 毒理学工作人员的沟通

建议在研究性 ERT 产品开发项目的早期，即通过部门项目管理人员，与药品审评与研究中心（CDER）相关审查部门的药理学 / 毒理学的工作人员进行沟通。ERT 产品的非临床试验方案经常需要高度个性化；因此，应与审核部门讨论，了解 CDER 对特定产品的和适应证的预期。如果主办方计划利用从 POC 研究获得的毒理学资料来支持首次人体试验，那么在研究开始前与审查部门开展一个预 IND 会议讨论 POC 的研究设计，可以增加这些研究数据充分支持首次人体试验的可能性。这种相互作用可促使患者更快速得到治疗。

第二十四章 | 药物雄性介导发育风险评估指导原则[1]

本指导原则草案最终定稿时,仅代表美国食品药品管理局(FDA 或审评机构)对该主题目前的观点。它不会赋予任何人任何权利,也不会约束 FDA 或公众。如果有替代方法能够满足法令法规的要求,您可以采用该替代方法。如果您想要讨论该替代方法,请联系原文标题页中所列的 FDA 负责执行本指导原则的工作人员。

一、前言

本指导原则为申报者提供了一些建议,用来评估关于研究性药物活性成分(API)[2]给予雄性动物后导致的胚胎 / 胎儿发育的风险,包括对雄性生殖细胞的影响,或当给予雄性动物具有遗传毒性的 API 或强效发育毒物[3]后经精液转移至妊娠动物或人造成的影响。

---

[1] 本指导原则由美国食品药品管理局药品审评与研究中心(CDER)药理学和毒理学小组委员会起草。
[2] API 指的是化学药物和生物制品中的活性成分。
[3] 强效发育毒物定义为达到或接近临床暴露量时产生的不良胎儿毒性密切相关的药物或尚未确立未观察到不良反应剂量的药物。

本指导原则阐述了 FDA 对评估男性患者使用药物相关下列潜在风险的目前所使用方法的概述：

● 雄性介导发育风险包含了 API 对生殖细胞的影响。
● API 经精液转移至妊娠伴侣体内产生的发育毒性。

本指导原则也适用于风险尚未评估的新分子实体。

具体而言，基于以下考虑，本指导原则讨论了雄性 API 暴露可能对子代发育造成不良影响的建议：

● 关于作用机制、遗传毒性、生殖毒性[1] 和发育毒性研究的评估。
● API 或药物对动物或人体的已知作用。
● 分泌进入精液的生殖或发育毒性药物[2] 经过转移、阴道吸收导致潜在胚胎 – 胎儿暴露的评估。

本指导原则也涵盖了对评估雄性介导发育风险的综合考虑，包括在雄性体内对新的 API 进行试验时研究者应该考虑的因素以及关于风险降低的建议（例如预期到会有风险时，采取措施防止妊娠或者通过精液转移到妊娠性伴侣体内）。

本指导原则未对伴侣暴露于服用药物雄性的精液转移来的 API 时，产生的潜在风险进行论述，也未对除精液转移外经由任何途径，暴露于妊娠妇女导致的潜在的胚胎 – 胎儿发育影响进行讨论。本

---

[1] 雄性生殖毒性是指对性成熟雄性生育能力的不良影响，包含对雄性生殖细胞造成遗传和非遗传性损伤。
[2] 鉴于本指导原则的目的，发育毒物定义为任何在受孕前或子宫中暴露造成发育组织的存活、结构、生长和功能产生不良影响的药物。

指导原则也未具体论述对治疗人群或伴侣的受孕能力的潜在影响。

在适合的非临床指导原则中可以获得关于评估遗传毒性和生殖与
发育风险的一般指导原则。[1]

通常，FDA 的指导原则文件不具有法律强制性。相反，指导原则
代表 FDA 当前对该主题的认识，可被认为仅仅是一种建议，除非
要求引用特定的法律或法规要求。指导原则描述了机构针对该主
题目前的看法，可被仅仅当作一种建议，除非引用特定的法律法
规要求。"应该"一词在 FDA 指导原则中的意思应被理解为建议
或推荐，而不是强制要求。

二、背景

目前法规指导原则要求在妊娠女性和具有生殖潜力的女性用药之

---

[1] 关于遗传毒性，见 ICH 指导原则 S2（R1）人用药物的遗传毒性试
验和结果分析（Genotoxicity Testing and Data Interpretation for
Pharmaceuticals Intended for Human use）。关于生殖与发育风险，
见指导原则生殖与发育毒性－研究结果综合评价相关性（Reproductive
and Developmental Toxicities—Integrating Study Results to Assess
Concerns），以及 ICH 指导原则 S5A 药品的生殖毒性检测（Detection
of Toxicity to Reproduction for Medicinal Products）、S5B 药品的
生殖毒性检测：雄性生育力毒性补充条款（Detection of Toxicity to
Reproduction for Medicinal Products:Addendum on Toxicity to Male
Fertility）。[2005 年 11 月,ICH 合并了 S5A 和 S5B 指导原则并命名合
并文件为 S5（R2）药品的生殖毒性检测及雄性生育力毒性（Detection
of Toxicity to Reproduction for Medicinal Products & Toxicity to
Male Fertility），内容没有进行修订]。我们会定期更新指导原则，保
证您获得最新版本，查阅 FDA 药品指导原则网页，网址是：
http://www.fda.gov/Drugs/GuidanceComplianceRegulatoryInformation/
Guidances/default.htm.

前，评估药物遗传毒性和胚胎－胎儿潜在发育毒性。[1] 然而，关于男性的性伴侣给予 API 后的妊娠风险的评估，临床试验方案设计缺乏一致性（例如避孕建议和入选／排除标准）。女性性伴侣孕体的发育风险可能与受孕前后雄性 API 暴露量有关。这样的雄性介导发育毒性可能由受孕前 API 作用于雄性生殖细胞导致，或者 API 经受孕伴侣精液转移至孕体并经孕体阴道吸收导致（Davis，Friedler，等人，1992；79 Trasler and Doerksen，1999；Hales and Robaire，2012）。

当对研究性药品进行临床试验设计时，关于子代男性生殖或发育潜在风险的唯一信息很可能来自非临床研究。当试验涉及到潜在生殖或发育毒物暴露量时，需要着重考虑风险鉴定、知情同意和避孕选择问题。研究者设计包含男性受试者临床试验时，需要考虑对处于妊娠期或计划妊娠性伴侣孕体的潜在副作用。由于缺乏临床信息，非临床数据将会用于风险评估，并且告知临床试验中需要采取适当预防措施的决定。

三、评估男性介导发育风险的考虑和建议

评估男性介导发育风险以告知风险降低策略，这取决于临床和非临床有效的相关信息。当评估潜在发育毒性（包含已知）需要考虑以下的重要因素：

● 药物或相关化合物的生殖和发育毒性。

---

[1] 见 ICH 指导原则 M3（R2）人体试验前非临床安全研究以及药物上市许可指导原则（Nonclinical Safety Studies for the Conduct of Human Clinical Trials and Marketing Authorization for Pharmaceuticals）。

●药物的细胞或者是基因毒性特性。
●药理学特性提示的风险（例如作用于化合物靶点或直接影响发育信号传导通路、快速分裂细胞或内分泌功能）。
●药物的吸收、分布、代谢和排泄（ADME）特性（例如分布和积累在男性生殖组织中或进入精液中）。

FDA 的目的在于考虑到由申报者提供的所有证据，以支持关于在试验设计时需要男性避孕的建议，并支持药品审批时说明书建议。

除非现有数据表明仅仅受到生殖细胞影响，FDA 建议避孕药使用不仅适用于有生殖能力也适用于切除输精管的男性，因为实施输精管切除术的男性也可能存在药物或生物制剂经由精液传送的相关风险。

以下建议是基于本信息的考虑。

（一）未知基因毒性、生殖或发育潜在风险

直到 API 的基因毒性、生殖和潜在发育风险在非临床试验中得到了充分描述，临床试验中的男性受试者在药物暴露期间和之后应该采取预防措施，防止伴侣妊娠或孕体暴露。

（二）非临床研究中已知基因毒性、生殖和发育影响

1. 基因毒性药物

雄性介导发育毒性机制，包括基于受孕前诱导雄性生殖细胞基因损伤和突变（Olshan 和 136 Faustman，1993；Harrouk，Codrington，等人，2000；Robaire 和 Hales，2003）。精液中存在的基因毒性药物也可能直接影响到孕体。已经报道了父代暴露于

已知基因毒素后动物中的各种不良发育结局，包含胚胎 - 胎仔死亡率、结构缺陷、生长缺陷和行为异常，流行病学研究也报道了在父代基因毒素暴露和人体中不良妊娠结局增加之间的关系（Brinkworth 2000；142 Anderson，Schmid，等人，2014）。除基因毒性机制外，遗传精液损伤其他形式（例如表观遗传修饰）可能涉及父代发育毒性（Doerksen，Benoits 等人，2000；Barton，Robaire，等人，2005）。

FDA 基于非临床数据的综合评估，提出了使用任何鉴定有基因毒性的 API 男性适当避孕方法。

2. 生殖毒物

雄性生殖毒性研究可以确定关于潜在雄性介导发育毒性评估一系列影响，包含对精子质量、着床和早期胚胎的影响（Safarinejad 2008; Lewis 和 Aitken，2005）。API 潜在影响雄性生殖，基于作用机制或通过已确定的动物毒性（例如在重复剂量毒性研究或评估生育能力中），应该考虑适当的避孕方法直到对发育风险的可能影响进行了评估。

3. 发育毒物

发育毒性药物精液转移可能直接导致对孕体的副作用。已经报道了精液中存在一些发育毒物受到该机制的影响会产生动物不良妊娠结局。例如，经过治疗的雄兔后代，精液中沙利度胺与发育毒性证据有关，包含胎仔畸形（Lutwak-Mann，Schmid，等人，1967），经过环磷酰胺治疗的雄性大鼠与未经治疗的雌性大鼠交配增加了着床前丢失，这归因为药物存在于精液中（Hales，Smith，等人，1986）。沙利度胺口服给药后可以在人精液中测得，精液和血浆水平之间存在明显的相关性（Teo，170 Harden，等人，

2001）。

因此，在非临床研究中已经证实了重大意义的发育风险，妊娠女性服药时，伴侣经过治疗，直到男性介导潜在作用已经完全得到评估，应该考虑采取防止妊娠或孕体暴露的措施。

四、动物中药物诱导的雄性介导发育效应评估相关的非临床研究

（一）体外研究
有关潜在雄性介导发育毒性评估，包括标准基因毒性测定 [ICH S2（R1）] 和药物对精子影响的各种研究 [例如杀精试验和精子遗传完整性或孕体的多种试验（例如全胚胎培养）] 的非临床体外研究（Sawyer，Hillman，等人，1998；Liu，Hales，等人，2014）。基于体外信号的强度，可能有必要将生育结局作为父代介导的影响的更加明确的指标，采取预防措施或开展后续体内研究。

（二）体内研究
体内非临床研究关注于评估雄性介导潜在发育毒性，包括一般毒性研究和成年雄性中的适当组织病理学和（或）精液分析，以及生殖与发育毒性标准研究（Chaterjee，Haines，等人，2000；Doerksen，Benoit，等人，2000）。当母体介导发育毒性已在非临床研究中得到确认时，应进行风险评估以评价通过精囊传送和引导吸收暴露于胚胎的可能性，特别是高度危险的发育毒物。

对于大多数药品，用于评价潜在父代介导的生育影响的唯一标准体内研究，是生育力和早期胚胎发育研究，仅对雄性给药时，评价直接作用。如果在这些研究（例如着床前胚胎丢失或结构性异

常的早期体征）中观察到该作用，申报者应进行适当的研究，每对仅有一个性别给药，单独确定给药的雄性和（或）雌性的作用。由于标准生育力和早期胚胎发育研究可能不适用于确定雄性介导潜在发育影响的全部范围，如果给药的雄性与未给药的雌性交配后有生育毒性的信号，应考虑开展随访妊娠至足月的其他研究。

（三）ADME 信息

对于动物或人体内高度危险的生育毒物，应考虑确定射精材料的 API 水平，以努力量化可达到孕体的潜在水平。该评价应包括对分泌到精液的药物或生物制品总量的临床检测或采用药代动力学（PK）模型开展（Picini，Zuccaro，等人，1994）。通过以下假设模拟胎儿暴露量。

● 对于小分子物质

● 射精量 = 5 毫升（ml）

● 精液浓度 = 血浆 C_{max}

● 100% 阴道吸收

● 雌性血容量 = 5000 ml

● 100 % 胎盘转运

示例：在大鼠和家兔中化合物 421 是一种极强的致畸原。母体 C_{max} 浓度为 7mg（μg）/ml 以及在 50 μg/ml 处完全吸收时观察到了延迟发育。发育未见毒性反应剂量（NOAEL）确定为 0.5 μg/ml。

男性血浆 C_{max} = 10 μg/ml

计算：10 μg/ml × 5ml = 50 μg ÷ 5000 ml = 0.01 μg/ml（循环）

一个更详细的选项：

男性精液中化合物 421 总量 = 10 μg/ml × 5ml = 50 μg

输送至女性后，血药浓度 = 50 μg ÷ 5000ml = 0.01 μg/ml

根据该模型，与 NOAEL 之间的暴露量相差 50 倍，与最低可见有害作用水平（LOAEL）之间的暴露量相差 700 倍。将不需要对化合物 421 进行精液 PK 研究

对于单克隆抗体和 Fc 共轭药物

● 射精量 = 5ml

● 精液浓度 = 血浆 C_{max} 的 1%

● 10% 阴道吸收

● 雌性血容量 = 5000ml

● 10 % 胎盘转运（妊娠早期）

● 100 % 胎盘转运（足月妊娠）

示例：化合物 M 是一种 IgG4 单克隆抗体。在猴体内是一种较强的致畸原，作用于重要发育通道。在家兔中，母体 C_{max} 浓度为 450 μg/ml 时可观察到畸形。发育 NOAEL 确定为 10 μg/ml。

男性血浆 C_{max} = 500 μg/ml

计算：500 μg/ml × 5 = 2500 μg ÷ 5000 ml = 0.5 μg/ml（循环）根据该模型，与 NOAEL 之间的暴露量相差 20 倍，与最低可见有害作用水平（LOAEL）之间的暴露量相差 900 倍。将不推荐对化合物 M 进行精液 PK 研究。

采用本模型，在胎儿对 API 的潜在暴露量低于动物生殖和发育研究中确定的 NOAEL 十倍以上时，建议不进行进一步的评价。然而，根据上述计算，存在对胎儿的潜在风险，应考虑风险规避策略，直至该风险能够通过确定分泌至人体精液中的实际水平得以进一步明确。

五、结论

尽管这一机制尚未完全明确，男性介导发育毒性可能是由妊娠前药物对男性生殖细胞的作用或发育毒物通过精液输送至妊娠伴侣引起的。各种体外和体内非临床数据可为男性介导的发育毒性风险评估和暴露于药物的男性是否需避孕的决定或建议提供信息。这些数据包括标准基因毒性、重复给药毒性、生殖毒性和发育毒性研究的结果以及药理学和 ADME 信息。当综合所有表明对人体存在潜在风险的相关非临床信息时，应考虑避免暴露或妊娠的相应预防措施。

如果该风险不能确定，或已确定存在男性介导的发育毒性风险，应给予男性受试者或患者有关避孕方式 [即避孕套和（或）女性伴侣的可靠避孕方法] 和性伴侣需要避免怀孕或暴露于孕体的时间间期的建议。[1] 告知受试者或患者在研究药物停用一段时间后，研究 API 可能对伴侣妊娠结局产生严重的不利影响是非常重要的。告知切除输精管的男性这些建议是否适用于他们也是十分重要的，因为这些个体可能认为避孕建议是不相关的。

对于大多数小分子物质，暴露于药物后相当于 5 半衰期 +90 天（一个男性精子发生周期和未射出精子的驻留时间）的时间段的男性避孕应当足以避免对女性伴侣孕体的风险。然而，其他考虑包括药效学活性和药代动力学可能会影响停止治疗，特别是生物制品后避孕措施的持续时间（Peou，Moinard，等人，304 2009）。

参考文献

[1] Anderson. D. Sclmiid TE. and Baumgartner A. 2014. Male–Mediated Developmental Toxicity. Asian J Androl. 16:81–S8, 2014.

[2] Baiiliolzer. ML. Buergin. H. Wandel. C. Sclmiitt. G. Gocke. E. Peck. R. Singer. T. Reynolds. T Mannino, M. Dcutsch. J. and Docsscggcr. L. 2012, Clinical Trial Considerations on Male Contraception and Collection of Pregnancy Iiifonnation From Female Partners. Journal of Translational Medicine. 10:129.

---

[1] 根据 ICH 指导原则 E8 药品临床试验一般基准（General Considerations for Clinical Trials），"对于男性受试者，应考虑试验中药物暴露于其性伴侣或后代的潜在风险。如果存在指征（例如试验用药品对生殖系统存在潜在致突变或毒性），应在试验中纳入适当的生育控制规定。

[3] Barton. TS. Robairc B. and Hales BF. 2005. Epigenetic Programming in the Prcimplantation R Embryo Is Dismpted by Cluonic Paternal Cyclophosphamide Exposure. Proc Natl Acad Sci USA. 102(22):7865–70.

[4] Biink\worth. MH, 2000. Paternal Transmission of Genetic Damage: Fhidhigs hi A Hiunam. Lit J AiidioL 23（3）:123–35.

[5] Chattcijcc. R. Haines GA. Pcrcra DMD. Goldstonc A, and Moixis ID, 2000, Testicular and Spenn DNA Damage After Treatment With fludarabine for Clironic Lymphocytic Leukaemia, Hiunan Reproduction. 15:762–66.

[6] Davis. DL. Fricdlcr G. Mattison D. and Morris R. 1992, Male–Mediated Tcratogcncsis and Oth Reproductive Effects: Biologic and Epidemiologic Findings and a Plea for Clinical Reseaich. Reproductive Toxicology. 6:289–92.

[7] Doeiksen. T. Benoit G. and Trasler JM. 2000. Deoxyribonucleic Acid Hypomethylation of Mai Genu Cells by Mitotic and Meiotic Exposure to 5–Azacytidiiie Is Associated With Altered Testicular Histology, Endocrinology. 141（9）:3235–44.

[8] Hales. BF and Robaiie B. 2012. Paternally–Mediated Effects on Development, in: Developmental and Reproductive Toxicology. A Practical Approach. R.D. Hood, cd., Infonna Healthcare. New York. NY. pp. 76–92.

[9] Hales. BF. Smith S. and Robaiie B. 1986. Cyclophosphamide iii the

Seminal Fluid of Treated Males: Transmission to Females by Mating and Effects on Progeny Outcome. Toxicol Appl Pharmacol. 84:423

[10] Harrouk. W, Codrington A. Vinson R. Robairc B. and Hales BF. 2000. Paternal Exposiuc to cyclophosphamide Induces DNA Damage and Alters the Expression of DNA Repair Genes iii the Rat Preimplantation Embiyo. Mutat Res.. 46:229–41.

[11] Lewis. SEM and Aitkcn RJ. 2005, DNA Damage to Spcnnatozoa Has Impacts on Fertilization and Pregnancy. Cell Tissue Res, 322:33–41.

[12] Liu M, Hales BF. and Robaire B. 2014. Effects of Four Chemotherapeutic Agents, bleomycin, etoposide. cisplatiii. and cyclophosphamide, on DXA Damage and Telomeres in a Mouse Spennatogonial Cell Line. Biol Reprod, in press. Lunvak–Mami. C, Sclunid K. and Keberle H. 1967. Thalidomide in Rabbit Semen. Natiue. 214:1018–1020.

[13] Olshan. AF and Faustman EM. 1993, Male–Mediated Developmental Toxicity. Aim Rev Public Health. 14:159–81.

[14] Peou, S. Moinard N. Walschacrts M. Pasquicr C. Daudin M, and Bujan L, 2009. Ribavirin and Pegylated Interferon Treatment for Hepatitis C Was Associated not Only With Semen Alterations but Also With Spenn Deoxyribonucleic Acid Fragmentation iii Hiunans. Fertility am Sterility. 91:17–22.

[15] Pichiiii. S. Zuccaro P, and Pacifici R. 1994. Dnigs in Semen. Cliii

Phannacokinetics. 26:356– 373.

[16] Robaire. B and Hales BF. 1994, Post–Testicular Mechanisms of Male–Mediated Developmental Toxicity, in: Olshan AF. Manison DR, eds.. Male–Mediated Developmental Toxicity. New York. Plenum Press. 93.

[17] Robaire B and Hales BF. 2003, Mechanisms of Action of cyclophosphamide as a Male–Mediate Developmental Toxicant, Adv Exp Med Biol, 518:169–80.

[18] Safarincjad. M. 2008, Spenn DNA Damage and Semen Quality Impaimicnt After Treatment With Selective Serotonin Reuptakc Iiiliibitoi*s Detected Using Semen Analysis and Sperm Cliromatin Structure Assay. The Journal of Urology. 180:2124–128.

[19] Sawyer. DE. Hillman GR. Uchida T. and Brown DB. 1998, Altered Nuclear Activation Parameters of Rat Sperm Treated In Vitro With Cliromatin–Damaging Agents, Toxicol Sci.. 44:52–62.

[20] Tco. SK. Harden   儿 .Burke AB. Xoormohamcd FH, Youle M. Johnson MA, Peters BS. Stirling DI, and Tliomas SD. 2001, Thalidomide Is Distributed Into Hiunan Semen After Oral Dosing, Drug Mctab Dispos, 29:1355–7.

[21] Traslcr. JM and Doerkscn T. 1999. Teratogen Update: Paternal Exposure – Reproductive Risks. Teratology. 60:161–172.

第二十五章 | 药物开发过程中睾丸毒性评价指导原则草案[1]

本指导原则草案最终定稿时,仅代表美国食品药品管理局(FDA
或监管机构)对该主题目前的看法。本指导原则不会为任何人
创造任何权利也不会约束 FDA 或公众。您可以采用替代方法,
如果该方法能够满足相应法律法规的要求。如果您想要讨论该
替代方法,请联系原文题页所列负责执行本指导原则的 FDA 相
关工作人员。

一、前言

本指导原则的目的是为根据非临床试验结果发现可能对睾丸产
生潜在不良反应(即睾丸毒性)的药物的申报者提供帮助。[2] 本
指导原则下面讨论的主题是关于能对睾丸产生潜在的不良反应的
药品:

---

[1] 本指导原则由美国食品药品管理局药品审评与研究中心(CDER)骨骼、
生殖系统和泌尿系统药品部起草。
[2] 在本指导原则中,除非另有说明,所有提到的药物和药品包括人用药
物和治疗用生物制品。

●可能引发对雄性睾丸造成损伤的担忧的非临床结果以及如何衡量非临床结果相关性的一般方法。

●用于验证可能对动物睾丸产生不良结果的相关性的常用的非临床方法。

●人体初次给药时展开的临床监测。

●主要用于评价药物相关睾丸毒性的临床试验的设计。

当需要进行睾丸毒性的临床试验时，本指导原则提供一般考虑，但不涵盖能够促进该试验的所有可能的方案。本指导原则也不会讨论基于临床试验的结果所考虑的监管行为。

通常，FDA 的指导原则文件不建立法律强制性的责任。相反，指导原则描述了审评机构对某一问题的当前观点，应当仅视其为建议，除非引用了具体的法令法规要求。应当（Should）一词在审评机构指导原则中的意思是建议或推荐，而不是必须。

二、评价人体睾丸的毒性难度

要全面评价药物对人体睾丸的毒性难度较大，原因主要包括三个方面：

●只有少数临床标记物能可靠监测药物在暴露的同时还能表明人体睾丸功能的潜在改变；睾丸功能的测定案例包括精液分析、血清睾酮浓度、血清促性腺激素浓度。

●实时监测人体睾丸毒性是十分困难的，因为生精小管损伤时间和最常用的精液分析试验检出损伤的时间之间有数个月的潜伏期。

●解释之前提到的睾丸功能测定的基线变化及其与雄性生育力关系的能力尚不足。

由于开展试验通过妊娠率来评价雄性生育力既不实际也不可行，临床试验结果的主要衡量指标是精子参数。本指导原则为设计和展开该试验提供信息。

归属国际注册技术要求协调会（ICH）S9 抗癌药物非临床评价指导原则（S9 Nonclinical Evaluation for AnticancerPharmaceuticals）下抗癌药物的申报者在开始评价睾丸毒性的随访研究开始之前应向血液和肿瘤学产品办公室咨询。[1]

三、非临床评价

（一）简介

雄性生殖系统损伤的非临床评价是药物开发期间的一项非临床安全性评价的标准组成部分。是否有必要评价药物对雄性睾丸的毒性取决于药物对雄性动物生殖系统的毒性结果的证据权重，特别是适合动物种属的累积证据。睾丸毒性的常规评估方法有：

---

[1] 我们实时更新指导原则。为确保您获得最新版的指导原则，请访问 FDA 药物指导原则网站：http://www.fda.gov/Drugs/GuidanceComplianceRegulatoryInformation/Guidances/default.htm.

● 两种动物至少周药物暴露的重复给药毒性研究；

● 啮齿类动物雄性生育力评估；

● 动物和人药动学比较评价。[1]

胚胎 – 胎儿生殖发育毒性研究以及暴露后的出生前、新生儿或青少年生育力评估等能够提供额外信息。

（二）非临床研究设计应考虑的问题

应提供非临床研究剂量、药物暴露时间和动物种属选择（研究雄性生殖毒性）的基本依据。所有研究应包含一个动物对照组以记录背景发生率、毒性严重程度以及与治疗和结果之间的可能关系。由于幼年动物的组织学发现可能错误提示生育力受损，因此不推荐急性和亚慢性毒性研究使用性未成熟动物，除非研究旨在支持儿童患者用药。

生殖器官的组织学评价被认为是评价动物睾丸损伤的最敏感终点。毒理学研究应包括睾丸、精囊、附睾和前列腺的组织病理学

---

[1] 见 ICH 指导原则 M3（R2）支持药品人体临床试验实施的非临床安全性研究（M3（R2）Nonclinical Safety Studies for the Conduct of Human Clinical Trials for Pharmaceuticals），S5A 药品生殖毒性检验（S5A Detection of Toxicity to Reproduction for Medicinal Products）和 S5B 药品生殖毒性检验：雄性生育力毒性增编（Detection of Toxicity to Reproduction for Medicinal Products: Addendum on Toxicity to Male Fertility）。2005 年 11 月，ICH 将 S5A 和 S5B 两部指导原则合并，并命名为 S5（R2）药品生殖毒性及雄性生育力毒性检测（S5（R2）Detection of Toxicity to Reproduction for Medicinal Products & Toxicity to Male Fertility）。其中的内容并未修改。

检查，需采用合适的睾丸固定和染色法。[1]若在重复给药毒性研究中观察到性腺组织毒性结果，建议进一步做非临床雄性生育力研究的生殖组织病理学评估。评估重复给药毒理学和雄性生育研究停药后，对生殖系统不良影响的持续性与可逆性是风险评估考虑的重要问题。

（三）提示关注雄性生育力毒性的非临床研究

通常，增加对生育力受损关注度的雄性动物生殖毒性研究结果通常包括但不限于（提示生殖功能受损的）睾丸萎缩、生精小管变性、坏死或其他病理改变。

应关注毒理学和生育力研究的不良结果。以下结果更需关注：结果的发生率和（或）严重性随着治疗剂量和（或）持续时间加大／加长而增加；结果发生在多种动物和（或）双侧组织；不良的组织病理学与对生殖器官重量的影响相关；在最终给药后的一个精子发生周期，结果仍未消失；不良结果发生在所有评价剂量；不良结果所在的药动学暴露与临床暴露相比，未提供安全范围。

虽然组织学是检测睾丸和精子质量毒性的最敏感方法，但是雄性生育力研究中生育率下降、交配行为损害和交配能力下降则可能与雄性生育力有关。若重复给药毒性研究支持这些研究结果，则

[1] Chapin RE, 1988, Morphologic Evaluation of Seminiferous Epithelium of the Testis, in: Physiology and Toxicology of Male Reproduction, JC Lamb and PMD Foster (eds), Academic Press, San Diego, California, pp. 155-178; Hess RA and Moore BJ, 1993, Histological Methods for Evaluation of the Testes, in: Methods in Toxicology, Vol. 3, Pt. A. Male Reproductive Toxicology, RE Chapin and JJ Heindel (eds), Academic Press, San Diego, California, pp. 52-85.

更应重视。若生殖毒性在生命多阶段（胎儿、围产期/出生后、青少年和/或成年阶段）暴露后出现，应更加重视。内分泌紊乱也应重视，因为内分泌紊乱可能对雄性（和雌性）生殖生理和能力不利，如药物引起的内分泌功能变化可影响睾丸重量、配子成熟和释放、精子数和（或）生育力。

表 25-1 概述了可能增加对生育力损伤的担忧的非临床研究结果。

表 25-1　雄性生育力风险评估中一般非临床结果的考虑

应增加雄性不孕症关注度的非临床研究结果包括
发现剂量依赖性
多种动物的相似发现
随着暴露时间增加，毒性持续或加重
停药后特别是停药期是整个精子生成周期，毒性持续存在
双侧组织均出现毒性
毒性在健康未用药的动物中罕见
无不良结果的最大剂量与临床暴露量相关
生殖器官重量变化（增加或减少）与组织学毒性相关
降低雄性生育力和损害交配行为
对精子质量产生不利影响（计数、活力或形态）
在生命多阶段对生殖组织和功能的不良影响（成年动物的重复给药研究和生育力评估、围产期药物暴露对成年期的影响、发育期间暴露对生殖组织的毒性）
抗雄激素体征：体重降低、雄性性器官重量降低和不成熟、攻击性减少的临床体征（如嗜睡或交配行为减少）
雄激素体征 – 雌性动物雄性化（生育能力下降、雌性性器官发生病理变化或发情周期变化）、睾丸变小、精子生成障碍
混淆问题
哺乳动物的使用
导致体重减轻的药物：在某些情况下，仅在体重减轻的动物观察到的结果很难归咎于药物暴露，因为仅仅体重减轻可能会对雄性生育力产生不良影响，其与药物暴露无关的。同时，体重减轻可能继发生产明显毒性并且与临床不相关
损害交配行为或神经肌肉功能的药物
不合适的动物模型：药物在该种属中不具有活性，或具有不同的代谢特征，组织分布或消除程度

（四）混淆因素

许多因素可明显的混淆雄性生殖毒性。使用未成熟动物或可降低体重或损害神经肌肉／神经功能的药物，可导致与生殖功能受损的相似反应。当睾丸组织病理学检测到精子缺乏或精子减少时，对证明非临床模型的生殖年龄很重要。若动物在给药开始时不成熟但在研究结束时应成熟，此时重要的是确定该药是否对睾丸发育和精子发生有短暂或持久的影响。影响体重、神经肌肉功能和（或）情绪的药物也可能影响交配和生育力。生殖功能下降并伴有组织病理学损害时可，只考虑对直接作用睾丸的毒物进行睾丸功能临床评价。

（五）随访研究

描述已观察到雄性生殖毒性特征的其他非临床研究应具体问题具体分析，应做跟踪研究：

●停药后毒性的可逆性评价；

●生殖激素分析，尽管不同动物之间和不同时间激素浓度可能不同；

●确定靶细胞类型（生殖细胞、睾丸间质细胞或支持细胞）；

●精子质量评价（数量、活力和形态），以进一步揭示毒性特点。

有时需在重复给药毒性研究或生育力研究中进行生育力和（或）精子质量评估。为覆盖整个生精周期（大鼠为 63 天），可延长雄性生育力研究的交配前给药时间，以确定预期的或在此前研究中观察到的毒性程度。若怀疑结果有动物种属依赖性，可能需要开展第二种动物的验证性研究。

（六）结论

并不要求全面讨论这些非临床研究结果，这只是睾丸损伤风险评估的起点。若非临床研究确认在雄性生殖器官、精液分析和（或）生育力评估中发生药物相关毒性，则须评估人用风险。为预测临床暴露和适应证，评估应考虑作用机制、暴露途径、治疗持续时间和暴露倍数。最终应确定是否建议临床试验中评估精液参数。

四、临床试验期间的睾丸监测

若根据药物非临床研究结果，预测其临床相关暴露可能引起人睾丸毒性，则应在临床开发早期即考虑将人睾丸损伤风险降到最低并制订监测计划。该计划可作为新药临床试验申请（IND）前会议的一部分，与审评部门讨论或由申报者制订并包括在原始 IND 中。

无法给出针对所有睾丸毒性的药物风险最小化和监测计划模板。每个计划应依据下列因素而个性化：具体的非临床研究结果、提出的临床试验、预计的临床试验暴露、目标人群和适应证，以及风险与受益评估。

减少风险包括限制受试人群，如最初仅在女性受试者、输精管结扎的雄性受试者、对今后生育不感兴趣的雄性受试者开展研究。虽无法获得与睾丸毒性有关的任何临床数据，但可初步评价药动学、安全性和有效性特点。

若受试者包含可能希望将来有生育力的雄性，则应在知情同意书中说明潜在的睾丸损害风险，并在临床试验中采集对睾丸影响的数据，可依据受试者暴露的具体情况。一般应包括精液分析的基线、给予受试药一个生精周期的精液分析；若在给药 13 周后发现明显毒性，在暴露受试药后的一个生精周期应评估精液参数变化的恢复。

受试者应在每次采集精液前至少 48 天避免射精。对于基线和用药过程中的任一评价时间点，精液分析应采用相隔数天采集的两个精液标本的均数。应评估睾丸损伤的生物标志物 [如睾酮、卵泡刺激素（FSH）、黄体生成素（LH）和抑制素 B] 的血清浓度。

五、评价药物对睾丸影响的临床试验

应根据非临床研究发现、最初的人体试验结果与拟用适应证，进行以评价药物对睾丸功能影响为主要目的的专门临床安全性试验，应考虑以下基本问题。

（一）受试者的选择

受试者应该是精液参数反映有正常潜在生育力的雄性受试者。若可行，受试者应是该药物拟用人群的代表。精液参数范围正常可作为受试者选择的标准。

建议受试者精液参数应等于或大于世界卫生组织的参考值，后者 2010 年的发布值是：[1]

精液量：1.5 ml；

---

[1] Cooper TG, Noonan E, von Eckardstein S, et al., 2010, World Health Organization Reference Values for Human Semen Characteristics, Human Reproduction Update, Vol. 15, No. 3 pp. 231-245.

射精的精子总数：39 百万 / 次；

精子浓度：15 百万 / ml；

精子前向运动：32%；

正常精子形态：4%（使用严格的方法）。

该数值应该等于或大于在采集完基线样本之后相隔数天采集的至少两次精液样品的值。受试者在采集精液前至少 48 小时内应避免射。对于已纳入的受试者，两次采集的精液样品的平均值即被视为基线水平。如果可能，受试者应能够代表药物的拟用人群。

（二）试验设计

推荐随机、双盲、安慰剂对照、平行组试验设计。建议采用随机试验，约 200 人，以 1 ：1 接受受试药和安慰剂。需足够样本量以评估累积分布曲线和产生主要终点的 95% 置信区间宽度。

受试药应采用临床拟用剂量和频率给药。通常，拟长期使用的药物应至少给药两个人生精周期（26 周）。拟短期或间歇性重复给药的药物，应根据拟用的最长持续时间给药；申报者需要与审评部门讨论受试药实际的给药持续时间。

长期给药的药物应在基线、第一个 13 周末和 26 周末给药区间获得精液分析数据。拟短期或间歇重复给药的药物，申报者应在基线和给药后 13 周进行精液分析。受试者应在采集精液前至少 48 小时内避免射精。对于任一评价时间点，两次精液样本采集时间应间隔数天。在试验中所有精液样品采集和处理方法应规范化。

应由单一的中心实验室处理和分析所有精液样品，以保证一致性和质量。

试验的主要终点为与基线相比给予受试药 13 周（ 短期或间歇重复给药的药物 ）或 26 周后（ 长期用药 ），每组中精子浓度下降 50% 或更低受试者的比例（ 可视为有临床意义 ）。精子浓度是目前公认最可靠的可量化雄性生育力信息的精液参数。值得注意的是，由于没有单一的精液参数可预测生育力因此需考虑精液分析的所有参数，因此，相对基线的精子浓度、射精量、每次射精的精子总数、活力和形态的改变应作为次要研究终点。基线和给药过程中精液参数应代表相隔数天的两次精液采集的平均值。

一旦怀疑精液参数改变可能与激素紊乱相关，应开展激素（如睾酮、FSH 和 LH ）评价。另外，这些激素评价（包括血清抑制素 B ）可有助于了解药物对睾丸功能的影响。

精子浓度下降 50% 或更低的受试者，应在至少 13 周清洗期后进行再评价，以评估药物暴露后的恢复性。对于半衰期特别长的药物，需评价更长的清洗期后的恢复情况。对于这些受试者，应采用在停药间隔后，隔数天采集的至少两次精液分析的平均数，确定精液参数相对基线的变化和从最后处理后的变化。

（三）结果描述

根据所有受试者的基线和至少一个基线后的精液样品，做初步分析并预先设定缺失数据的处理方法。为了解给药组和安慰剂组之间的差异，应计算精子浓度下降至少 50% 的受试者比例，同时计算 95% 置信区间。

应对每个处理组做主要终点累积分布图（图25-1）。Y轴表示精子浓度在主要时间点相对基线降低的变化，范围从降低100%（即–100%或无精子）到最大观测值，X轴表示时间。

如图25-1所示。该图表明，大约50%的受试者在治疗过程中，无论是治疗药物还是安慰剂，精子浓度均降至基线以下。同时也表明，约50%的使用治疗药物或安慰剂的受试者才会发生精子浓度降幅大于50%的情况。

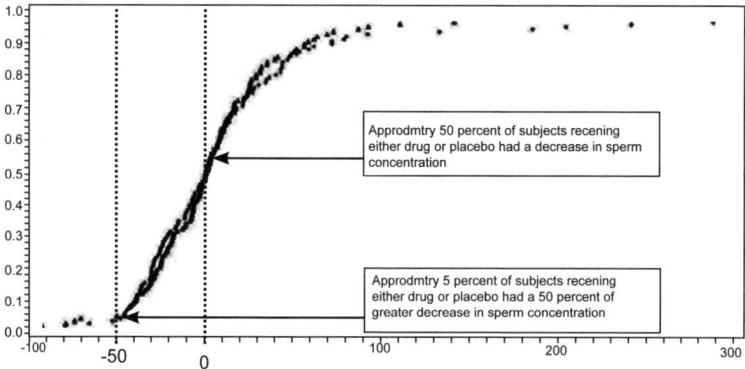

图 25-1　累计分布曲线实例

对每个次要终点，应计算精子浓度相对基线变化的中位数，并对每个处理组显示该数据。对所有终点指标，应计算给药组和安慰剂组之间差值的95%置信区间。

应显示每个处理组在处理周期结束时，个体次要精液参数在正常参考范围内的受试者百分比，以及个体的所有次要精液终点在正常范围内的受试者百分比。

FDA建议应包括每个处理组的每个主要和次要终点从基线到13

周（或26周）的位移分析表。每份表需包括从基线参考范围内到
13周（或26周）超过参考范围的位移分析，以及从基线参考范
围内到在这些时间点低于参考范围的位移分析。

NDA报告中应讨论在停药随访期的可逆性情况。

（四）结果评价

精液临床试验的目的是根据引起关注的睾丸毒性非临床研究结
果来评价人的睾丸功能，并不直接评价药物对人类雄性生育力
的影响。

通常，不可能制定解释这些结果的指导原则，并先验给出解决睾
丸毒性重要问题的答案。需对每个药物和本指导原则中概述的
精液试验结果进行分别评估。最后，药物对睾丸功能不良影响
的可接受性，应以具体药物和拟用适应证的整体风险－受益评
估为依据。

名词术语总表

A

ADUFA: Animal Drug User Fee Act,《兽药使用者付费法案》

AGDUFA: Animal Generic Drug User Fee Act,《动物仿制药使用者付费法案》

AMQP: Animal Model Qualification Program, 动物模型认证项目

ANDA: Abbreviated New Drug Application, 仿制药申请

APEC: Asia-Pacific Economic Cooperation, 亚太经合组织

API: Active Pharmaceutical Ingredient, 药用活性成分, 原料药

B

BARDA: the Biomedical Advanced Research and Development Authority,
生物医学高级研究和发展管理局

BE Test: Biological Equivalence Test, 生物等效性试验

BIMO: Bioresearch Monitoring, 生物研究监测

BLA: Biologics License Applications, 生物制品上市许可申请

BPCA: Best Pharmaceuticals for Children Act,《最佳儿童药品法案》

BPD: Biosimilar Biological Product Development, 生物类似物产品开发

BsUFA: Biosimilar User Fee Act,《生物类似物使用者付费法案》

C

CBER: Center for Biologics Evaluation and Research,
生物制品审评与研究中心

CDC: Centers for Disease Control and Prevention, 疾病控制与预防中心

CDER: Center for Drug Evaluation and Research, 药品审评与研究中心

CDRH: Center for Devices and Radiological Health, 器械与放射卫生中心

CDTL: Cross Discipline Team Leader, 跨学科审查组长

CEO: Chief Executive Officer, 首席执行官

CFDA: China Food and Drug Administration, 国家食品药品监督管理总局

CFR: Code of Federal Regulation,《美国联邦法规汇编》

CFSAN: Center for Food Safety and Applied Nutrition,
食品安全和应用营养中心

COTR: Contracting Officer's Technical Representative,
合同缔约人员技术代表

CPI: Consumer Price Index, 消费价格指数

CPMS : Chief Project Management Staff, 首席项目管理人员

CR: Complete Response Letter, 完整回复函

CTECS: Counter-Terrorism and Emergency Coordination Staff,
反恐和紧急协调人员

CVM: Center for Veterinary Medicine, 兽药中心

D

DACCM: Division of Advisory Committee and Consultant Management,
咨询委员会和顾问管理部门

DARRTS: Document Archiving, Reporting and Regulatory Tracking System,
文件归档、报告和管理跟踪系统

DCCE: Division of Clinical Compliance Evaluation, 临床依从性评价部

DD: Division Director, 部门主任

DDI: Division of Drug Information, 药品信息部门

DECRS: the Drug Establishment Current Registration Site,
当前药品登记地点

DEPS: Division of Enforcement and Post-marketing Safety,
药品上市后安全与执行部门

DHC: Division of Health Communications, 卫生通讯部门

DMF : Drug Master File, 药品主文件

DMPQ: Division of Manufacturing and Product Quality, 生产及产品质量部

DNP: Division of Neurological Products, 神经类产品部门

DNPDHF: Division of Non-Prescription Drugs and Health Fraud,
非处方药及反卫生欺诈部门

DOC: Division of Online Communications, 在线通讯事业部

DoD: the Department of Defense, 美国国防部

DPD: Division of Prescription Drugs, 处方药部门

DRISK: Division of Risk Management, 风险管理部门

DSB: Drug Safety Oversight Board, 药品安全监督委员会

DSS: Drug Shortage Staff, 药品短缺工作人员

DTL: Discipline Team Leader, 专业组组长

DVA: Department of Veterans Affairs, 退伍军人事务部

E

eCTD: Electronic Common Technical Document, 电子通用技术文件

EDR: Electronic Document Room, 电子文档室

eDRLS: electronic Drug Registration and Listing,
药品电子注册和上市系统

EMA: European Medicines Agency , 欧洲药品管理局

EON IMS: Emergency Operations Network Incident Management System,
紧急行动网络事件管理系统

EOP Ⅰ Meeting：End-of-Phase Ⅰ Meeting，Ⅰ期临床试验结束后会议

EOP Ⅱ Meeting：End-of-Phase Ⅱ Meeting，Ⅱ期临床试验结束后会议

EUA：Emergency Use Authorization，紧急使用授权

F

FDA：Food and Drug Administration，美国食品药品监督管理局

FDAA：Food and Drug Administration Act，《食品药品管理法案》

FDAAA：Food and Drug Administration Amendments，
《食品药品管理法修正案》

FDAMA：Food and Drug Administration Modernization Act，
《食品药品管理现代化法案》

FDASIA：Food and Drug Administration Safety and Innovation Act，
《FDA 安全及创新法案》

FD&C Act：Federal Food, Drug and Cosmetic Act，
《联邦食品药品和化妆品法案》

FDF：Finished Dosage Form，最终剂型

FSA：Federal Security Agency，美国联邦安全署

FSMA：Food Safety Modernization Act，《食品安全现代化法案》

FTE：Full-Time Employee/Full-Time Equivalence，全职雇员

FY：Fiscal Year，财政年度，会计年度

G

GCP：Good Clinical Practice，药物临床试验质量管理规范

GDUFA：Generic Drug User Fee Act，《仿制药使用者付费法案》

GLP：Good Laboratory Practice，药物非临床研究质量管理规范

GMP：Good Manufacturing Practice，药品生产质量管理规范

GO：Office of Global Regulatory Operations and Policy，
全球监管运营及政策司

GRP：Good Review Practice，药品审评质量管理规范

GSP：Good Supply Practice，药品经营质量管理规范

H

HEW：Department of Health, Education, and Welfare，
美国卫生、教育和福利部，HHS 前身

HHS：Department of Health & Human Services，美国卫生及公共服务部

HPUS：Homoeopathic Pharmacopoeia of the United States，
美国顺势疗法药典

HSP：Human Subject Protection，人体受试者保护

HUDP：the Humanitarian Use Device Program，人道主义器械使用计划

I

IHGT：Institute of Human Gene Therapy，人类基因治疗研究所

IND：Investigational New Drug，新药临床研究，试验性新药

IRB：Institutional Review Boards，伦理审查委员会

IRs：Information Requests，信息请求

M

MAPPs：Manual of Policies and Procedures，政策及程序指南

MCM：Medical countermeasures，医疗措施

MDUFMA：Medical Device User Fee and Modernization Act，
《医疗器械使用者付费和现代化法案》

N

NCE：New Chemical Entity, 新化学实体

NCTR：National Center for Toxicological Research, 国家毒理研究中心

NDA：New Drug Application, 新药上市申请

NDC：the National Drug Code, 美国国家药品代码

NF：National Formulary, 美国国家处方集

NIH：National Institutes of Health, 美国国立卫生研究院

NIMS：the National Incident Management System,
美国国家突发事件管理系统

NME：New Molecular Entity, 新分子实体

NLEA：Nutrition Labeling And Education Act,《营养标识和教育法案》

O

OC：Office of Compliance, 合规办公室

OCC：Office of the Chief Counsel, 首席顾问办公室

OCC：Office of Counselor to the Commissioner, 局长顾问办公室

OCET：Office of Counterterrorism and Emerging Threats,
反恐怖和新威胁办公室

OCM：Office of Crisis Management, 危机管理办公室

OCOMM：Office of Communication, 通讯办公室

OCP：Office of Combination Products, 组合产品办公室

OCS：Office of the Chief Scientist, 首席科学家办公室

OD：Office Director, 办公室主任

ODSIR：Office of Drug Security, Integrity, and Response,
药品安全、完整和响应办公室

OEA: Office of External Affairs, 对外事务办公室

OES: Office of Executive Secretariat, 行政秘书处办公室

OFBA: Office of Finance, Budget and Acquisitions,
财政、预算和采购办公室

OFEMSS: Office of Facilities, Engineering and Mission Support Services,
设备、工程和任务支持服务办公室

OFVM: Office of Food and Veterinary Medicine, 食品及兽药监管司

OGCP: Office of Good Clinical Practice, GCP 办公室

OGD: Office of Generic Drug, 仿制药办公室

OHR: Office of Human Resources, 人力资源办公室

OIP: Office of International Programs, 国际项目办公室

OMB: Office of Management and Budget, 美国行政管理与预算局

OMH: Office of Minority Health, 少数族裔卫生办公室

OMPQ: Office of Manufacturing and Product Quality,
生产及产品质量办公室

OMPT: Office of Medical Products and Tobacco, 医疗产品及烟草监管司

OMQ: Office of Manufacturing Quality, 生产质量办公室

OO: Office of Operation, 运营司

OOPD: Office of Orphan Products Development, 孤儿药开发办公室

OPDP: Office of Prescription Drug Promotion, 处方药推广办公室

OPPLA: Office of Policy, Planning, Legislation and Analysis,
政策、规划、立法及分析司

OPRO: Office of Program and Regulatory Operations,
计划和监管运营办公室

OPT: Office of Pediatric Therapeutics, 儿科治疗学办公室

ORA：Office of Regulatory Affair，监管事务办公室

ORSI：Office of Regulatory Science and Innovation，
监管科学和创新办公室

OSE：Office of Surveillance and Epidemiology，
药品监测及流行病学办公室

OSI：Office of Scientific Investigations，科学调查办公室

OSPD：Office of Scientific Professional Development，
科学专业发展办公室

OSSI：Office of Security and Strategic Information，
安全和战略情报办公室

OUDLC：Office of Unapproved Drugs and Labeling Compliance，
未批准药品和标签合规办公室

OWH：Office of Women's Health，妇女健康办公室

P

PASE：Professional Affairs and Stakeholder Engagement，
专业事务和利益相关者参与

PASs：Prior Approval Supplements，事先批准补充申请

PC&B：Personal Compensation and Benefits，个人薪酬及福利

PDP：Product Development Protocol，产品开发方案

PDUFA：Prescription Drug User Fee Act,《处方药使用者付费法案》

PMA：Premarket Approval Application，上市前批准申请

PMDA：Pharmaceuticals and Medical Devices Agency，
日本药品及医疗器械综合机构

PMR：Premarket Report，上市前报告

PR: Priority Review，优先审评

PR: Primary Reviewer，主审评员

PRA: the Paperwork Reduction Act，文书削减法案

PREA: Pediatric Research Equity Act,《儿科研究公平法案》

R

REMS: Risk Evaluation and Mitigation Strategies，风险评估及缓解策略

RLD: Reference Listed Drug，参比制剂

RPM: Regulatory Project Manager，法规项目经理

S

SEC: The Securities and Exchange Commission，美国证券交易委员会

SPA: Special Protocol Assessments，特殊方案评估

SR: Standard Review，标准审评

T

TL: Team Leader，审评组长

U

USP: U.S. Pharmacopeia,《美国药典》

V

VP: Vice President，副总裁

W

WTO: World Trade Organization，世界贸易组织